KB061851

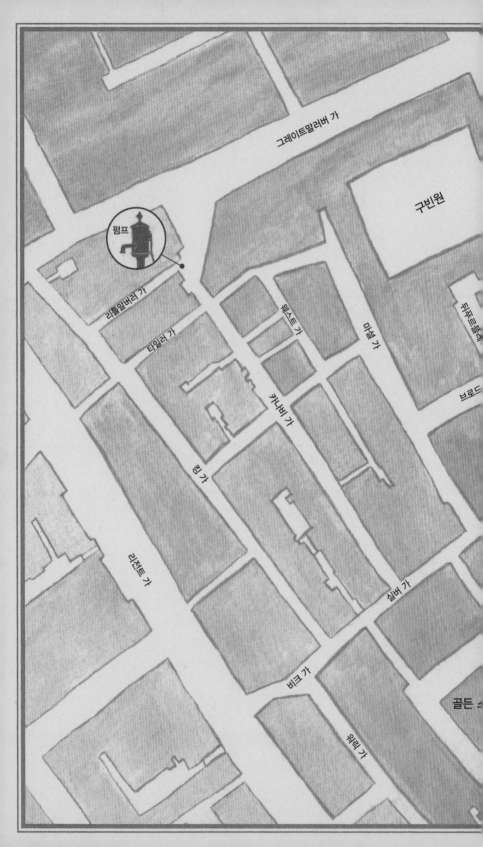

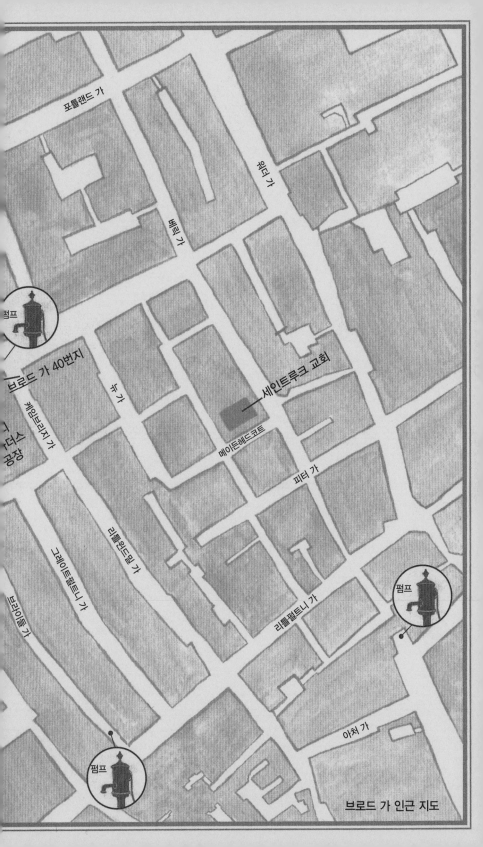

포틀랜드 가

워터 가

뻬릭 가

펌프

브로드 가 40번지

캐임브리지 가

뉴 가

세인트루크 교회

더스
공장

메이드헤드코트

피터 가

리틀윈드밀 가

그레이트펄트니 가

브리이들 가

펌프

리틀펄트니 가

아처 가

펌프

브로드 가 인근 지도

감염 도시

감염 도시

1판 1쇄 발행 2020. 4. 10.
1판 5쇄 발행 2021. 9. 26.

지은이 스티븐 존슨
옮긴이 김명남

발행인 고세규
편집 강영특 디자인 조명이 마케팅 윤준원 홍보 박은경
발행처 김영사
등록 1979년 5월 17일 (제406-2003-036호)
주소 경기도 파주시 문발로 197(문발동) 우편번호 10881
전화 마케팅부 031)955-3100, 편집부 031)955-3200 | 팩스 031)955-3111

값은 뒤표지에 있습니다.
ISBN 978-89-349-9236-3 03510

홈페이지 www.gimmyoung.com   블로그 blog.naver.com/gybook
인스타그램 instagram.com/gimmyoung   이메일 bestbook@gimmyoung.com

좋은 독자가 좋은 책을 만듭니다.
김영사는 독자 여러분의 의견에 항상 귀 기울이고 있습니다.

이 도서의 국립중앙도서관 출판시도서목록(CIP)은 서지정보유통지원시스템 홈페이지
(http://seoji.nl.go.kr)와 국가자료공동목록시스템(http://www.nl.go.kr/kolisnet)에서
이용하실 수 있습니다.(CIP제어번호 : CIP2020013128)

감염

The Ghost Map

도시

스티븐 존슨 | 김명남 옮김

김영사

황승식(서울대학교 보건대학원 교수)

존 스노John Snow라는 평범한 이름의 의사가 있다. 인기 드라마 〈왕좌의 게임〉 주인공 존 스노Jon Snow와는 철자 하나만 다르다. 스노는 19세기 빅토리아 시기 영국의 다른 의료계 명망가와 달리 요크셔 노동자 가정의 장남으로 태어났다. 런던 대학에서 의학사 및 의학박사 학위를 받고 외과의사로 개업했지만 에테르와 클로로포름을 이용한 마취 실력으로 더욱 유명했다. 1853년 봄에는 여덟째 아이를 출산한 빅토리아 여왕의 클로로포름 마취를 담당해 최고의 명의로 신분 상승을 이뤘다.

스노는 마취와 관련된 업적만으로도 의학의 역사에 당당히 이름을 남기기에 부족함이 없지만 그의 지적 탐색 능력이 최고로 발휘되어 뚜렷한 족적을 남긴 분야는 역학과 공중보건학이다. 1840년대 말 영국은 콜레라가 심각한 상황이었다. 당시는 콜레라의 원인에 대해 각종 이론이 난무했다. 콜레라가 사람에서 사람으로 옮겨지는 과정에 감기처럼 매개체가 있을 것이라는 감염론과 비위생적인 공간에 가득 찬 독기miasma 때문이라는 독기론이 맞섰다. 에드윈 채드윅이나 윌리엄 파와 같은 공중보건 전문가조차 미신과도 같은 독기론을 지지했다.

스노는 1848년 콜레라 자료에서 뚜렷한 특징을 발견하고 정체 모를 매개체를 통해 옮는다고 생각했다. 1854년 런던에 콜레라가 재유행하자 감염론을 입증하기 위해 스노는 콜레라가 발생한 빈민촌을 꼼꼼히 조사해 증거를 모았고 런던에 식수를 제공하는 회사의 자료를 모았다. 두 자료를 취합해 감염지도를 작성한 후 스노는 특정 상수회사의 상수도가 오염돼 콜레라 발생이 높다는 가설을 세웠다. 헨리 화이트헤드 목사의 도움으로 교구 이사회를 설득해 콜레라가 유행한 브로드 가의 펌프를 제거한 순간은 인간 대 콜레라균의 싸움에서 역사적 반환점이었다. 스티븐 존슨의《감염 도시》는 1854년 8월 28일부터 9월 8일까지 있었던 콜레라 유행의 확산과 억제를 생생한 다큐멘터리처럼 보여준다.

150년 전 런던이 직면했던 상황처럼 깨끗한 물을 구하기 어려운 도시 빈민가도 여전히 많다. 안전한 마실 물이 없는 인구가 11억 명이 넘고, 상하수도와 같은 공중위생 서비스를 못 받는 사람이 전 세계 인구의 절반인 약 30억 명이다. 콜레라와 같은 감염성 질환으로 사망하는 어린이만 해도 매년 200만 명이다. 새로운 지적 탐색에 열정적이었던 스노가 오래 살았다면 콜레라가 아닌 다른 문제를 해결하기 위해 노력했겠지만 스노의 업적으로 공중위생 운동은 전기를 맞았다. 생전 스노의 감염론을 격하게 반대했던 채드윅의 공중위생 개선 주장은 역설적이게도 스노의 업적 이후 한층 강화된 제도로 안착했다.

2020년 초 중국 우한에서 최초로 확인된 코로나19 감염병이 전 세계로 급속하게 확산되고 있다. 스노가 브로드 가에서 집집마다 확인하여 작성한 감염지도를 지금은 스마트폰에 내장된 범지구위치결정시스템GPS 수신기 위치 정보를 컴퓨터의 지리정보시스템GIS에 결합하여 실시간으로 그려낼 수 있다. 불확실성과의 싸움일 수밖에 없는 신종 감염병 대처에서 질병 정보의 시각화는 역학 조사의 핵심 요소이고, 빠른 방역 조치 결정에 중추적인 역할을 하고 있다. 대규모 감염병 유행이라는 도전에 직면한 현대 도시 문명의 과거와 미래를 고민하는 독자에게 스티븐 존슨의《감염 도시》는 최적의 안내서다. 2030년 미래 도시에 발생한 신종 감염병 역학 조사를 맡은 조앤 스노Joan Snow는 아마도 의학·보건학 전공자가 아니라 프로그래밍에 능숙한 데이터 과학자일 것이다.

| 일러두기 |

◆ 이 책은 과거 《바이러스 도시》(2008년 4월) 《감염 지도》(2008년 6월)로 출간된 바 있다. 본문 내용
  은 동일하며, 추천사를 보태고 디자인을 새롭게 했다.
◆ 본문의 소제목, 인명 옆에 병기한 생몰연대와 간단한 소개글은 한국어판에서 추가한 것이다.

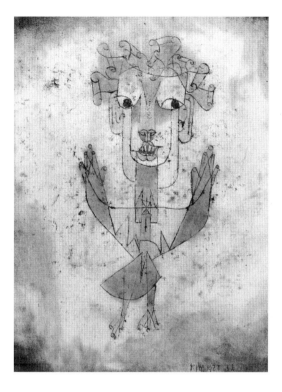

파울 클레의 그림 가운데 '앙겔루스 노부스(신천사)'라는 것이 있다. 한 천사의 그림이다. 천사는 뚫어질 듯이 바라보는 무언가로부터 자꾸 멀어져가는 모습이다. 천사의 눈은 뎅그렇고, 입은 벌어졌으며, 날개는 펼쳐져 있다. 역사의 천사가 있다면 이런 모습일 것이다. 천사의 얼굴은 과거를 향해 있다. 우리가 일련의 사건들로 바라보는 과거를 천사는 단 하나의 파국, 즉 끊임없이 잔해를 쌓아가며 그 잔해를 천사의 발밑으로 내던지는 파국으로 본다. 천사는 그 자리에 머무르며 죽은 자들을 깨우고, 산산조각 난 것들을 온전하게 만들고 싶은 모양이다. 하지만 폭풍 같은 한줄기 바람이 파라다이스에서 불어온다. 바람이 거세게 천사의 날개에 부딪쳐 천사는 도저히 날개를 접을 수 없다. 바람은 불가항력의 힘으로 천사를 떼밀어 천사가 등을 돌린 미래로 밀어붙이려고 하는데, 천사의 눈앞에서 폐허는 하늘을 찌를 듯이 점점 심해진다. 그 폭풍을 우리는 진보라고 부른다.

_ 발터 벤야민,《역사철학 테제》

차례

The Ghost Map

여기 네 주인공, 즉 치명적인 박테리아, 거대한 도시, 탁월한 능력이 있지만 서로 닮은 데라곤 없는 두 남자가 펼치는 이야기가 있다. 네 주인공은 150년 전 어느 음울했던 일주일, 엄청난 공포와 고통이 사람들을 짓누르던 때, 런던 소호 서쪽 끄트머리 브로드 가에서 만났다.

이 책은 그 만남에 대한 이야기이다. 그들을 만날 수 있게 한 요인을 다양한 차원에서 공평하게 살펴보려는 시도이다. 눈에 보이지 않는 박테리아들의 미시적 세계로부터 인간들의 삶이 엮어낸 비극과 용기와 동료애, 아이디어와 이데올로기라는 문화적 영역, 나아가 괴물처럼 뻗어가던 수도 런던의 이야기까지 여러 차원을 다룰 것이다. 이것은 서로 다른 방향으로 움직이던 세력들이 교차하는 지점에서 탄생한 한 지도, 인간의 이해를 넘어서는 경험을 어떻게든 파악해보고자 하는 과정에서 탄생한 한 지도에 관한 이야기이다. 이것은 인간 사회가 어떤 방식으로 변화하는지 살펴보는 사례 연구이기도 하다. 그릇되거나 무효한 아이디어가 더 나은 아이디어로 교체되어가는 역동적 과정에 관한 연구이다. 그리고 무엇보다도 그 참혹했던 일주일이 사실은 현대적 삶을 이루어낸 결정적인 순간이었다고 주장하려는 이야기이다.

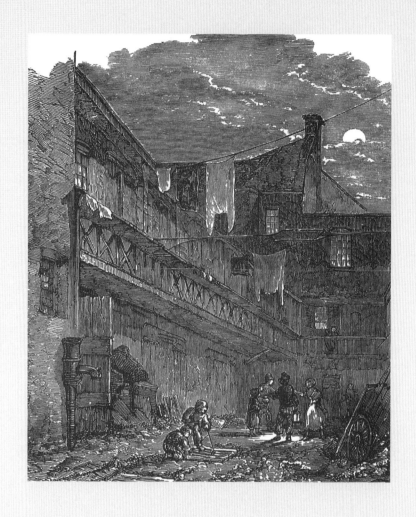

19세기 중반 런던 슬럼가 풍경

분뇨 수거인

런던의 청소부

1854년 8월, 런던은 청소부들의 도시였다. 청소부의 종류도 여러 가지였으니, 이름을 나열해보면 이국적인 동물 이름을 늘어놓은 것처럼 생소하다. 뼈 수거인, 넝마주이, 개똥 수거인, 선상 청소부, 개펄 수색꾼, 하수관 수색꾼, 석탄재 수거인, 분뇨 수거인, 여자 넝마주이, 강물 수색꾼, 선창 청소부…. 이들은 런던의 최하층 계급으로, 그 수가 최소 10만 명에 달했다.

청소부들이 런던을 나와 그들만의 도시를 만들었다면 당시 영국에서 다섯 번째로 큰 도시가 되었을 것이다. 그런데 그저 인원이 많다는 것보다 그들이 몹시 다양하고 정교하게 분업을 이루고 있다는 점이 훨씬 놀라웠다. 아침 일찍 일어나 템스 강가를 산책하노라면 썰물이 빠져나간 진창을 허위허위 휘젓고 다니는 강물 수색꾼들을 볼 수 있었다. 축 늘어진 무명 벨벳 코트를 걸친 그들의 모습은 우스꽝스러웠다. 커다란 코트 호주머니에는 물에서 건져낸 고철 조각들이 빵빵하게 담겨 있었다. 새벽녘의 어스름을 누비기 위해 가슴에 등불을 매달고, 발 앞의 땅을 확인하거나 수렁에 빠졌을 때 몸을 건지기 위해 2.5미터 길이의 장대를 손에 들고 있었다. 등불 빛이 으스스하게 옷자락을 비추는 데다 장대까지 들고 있으니, 영락없이 마법의 금화를 찾아 강가를 헤매는 남루한 마법사들 같았다. 강물 수색꾼 뒤를 따라 활개치며 다니는 것은 개펄 수색꾼이었다.[1] 주로 어린 아이들이었다. 넝마를 걸친 아이들은 강물 수색꾼들의 눈에 차지 않아 방치된 쓰레기를 걷어내는 데 만족했다.

강 위, 도시의 거리에는 개똥을 수집해 생계를 이어가는 개똥 수거인이 있었고,[2] 종류를 불문하고 죽은 동물의 몸뚱아리를 헤집고 다니는 뼈 수거인이 있었다. 땅 밑, 런던 거리 아래에는 복잡하게 얽힌 하수관 터널들이 점점 더 넓게 뻗어갔고, 그 속에는 대도시의 액체 쓰레기 속을 터벅터벅 누비는 하수관 수색꾼이 있었다. 몇 달에 한 번씩 그들 중 누군가의 등유 램프에서 짙은 메탄가스 덩어리가 폭발하곤 했다. 지하 6미터 땅속, 더러운 하수의 강에서 그렇게 또 불운한 한 영혼이 불에 타 숨졌다.

청소부들은 한마디로 배설물과 죽음으로 이루어진 세상을 살았다. 찰스 디킨스(1812~1870)의 마지막 소설《우리 모두의 친구》첫 대목을 보면, 템스강에 떠가는 시체를 발견한 부녀 강물 수색꾼이 조용히 시체 주머니를 뒤져 돈을 챙긴다. 지켜보던 다른 수색꾼이 시체 강탈을 비아냥거리자 아버지 수색꾼이 입심 좋게 말을 던진다. "죽은 사람의 자리는 어디지? 저 세상이라고. 하지만 돈이 쓰이는 곳은? 이 세상이란 말씀이야."³ 주변인들의 공간에는 죽은 자와 산 자의 세상이 당연한 듯이 공존했다. 디킨스가 암묵적으로 보여주고 자 한 것이 그 점이다. 도시는 통상 발달로 융성했지만 그 그늘에는 유령 계급이 존재했다. 물질세계의 지위 구분과 이해타산을 저 나름 대로 흉내 내며 살아가는 하층민들이었다. 이들에 대해서는 헨리 메이휴(1812~1887, 영국의 언론인)가 1844년 출간한 선구적 저서《런던 의 노동자 계급과 빈민》에서 잘 묘사돼 있다.

뼈 수거인이 정해진 청소 구역을 다 도는 데는 하루에 6시간에서 9시간 정도 걸린다. 그는 12.5킬로그램에서 25.5킬로그램 무게의 등짐을 지고 32킬로미터에서 48킬로미터 거리를 걷는다. 여름에는 11시쯤, 겨울에 는 1시나 2시쯤 집에 돌아온다. 그들은 귀가하자마자 자루에 수거한 내 용물을 분류하기 시작한다. 우선 넝마와 뼛조각을 갈라놓고, 운이 좋아 고철이 있으면 골라낸다. 넝마는 흰 천이냐 색깔 있는 천이냐에 따라 몇 뭉치로 나눈다. 캔버스 천이나 삼베 조각 같은 게 있으면 별도의 꾸러미 로 가른다. 분류한 후에는 여러 뭉치의 짐을 헌 옷 가게나 중고 선박용 품점에 가져가 얼마간의 돈으로 교환한다. 흰 천이면 1파운드당 2페니 에서 3페니 정도 받을 수 있는데, 깨끗하냐 더러우냐에 따라 다르다. 하 지만 흰 넝마는 거의 없고 대부분 엄청나게 더러운 천이기 때문에 색깔 있는 천에 묶어 5파운드당 2페니 정도로 넘기는 게 보통이다.⁴

오늘날의 산업화된 도시에도 끈질기게 노숙자들이 존재하지만, 이들로부터 그 옛날 뼈 수거인이라는 임시변통적 직업이 자랑했던 프로다운 면모는 찾아볼 수 없다. 이유는 크게 두 가지다.

첫째, 요즘은 최저 임금이나 정부 보조금의 규모가 상당하기 때문에 길거리 청소부로 생계를 이어가는 게 그다지 경제적인 대안이 못된다. [임금 수준이 형편없는 곳에서는 아직도 자발적 청소 일이 요긴한 돈벌이가 된다. 멕시코시티의 '페페나도르pepenador'(쓰레기 하치장을 뒤져 살아가는 사람들을 가리키는 말로 멕시코에서만 쓴다_옮긴이)들을 보라.]

뼈 수거인이라는 직종이 하향세를 맞은 두 번째 이유는 대부분의 현대 도시가 정교한 시스템을 통해 시민들의 쓰레기를 관리하게 되었기 때문이다. (현대 미국에서 빅토리아 시대의 청소부들과 가장 가까운 처지의 사람을 찾으려면 슈퍼마켓 밖을 맴도는 알루미늄 캔 수거자들을 꼽을 수 있는데, 정확하게 말하면 이들조차 정부의 쓰레기 관리 시스템에 의존하여 수거물을 현금화한다.) 하지만 1854년의 런던은 엘리자베스 여왕 시대의 공공 하부구조 위에서 빅토리아 시대의 수도로서 팽창하는 도시였다. 48킬로미터 경계선 내에 250만 명이 몰려 살았으니 요즘의 기준으로 보아도 실로 거대한 도시였다. 하지만 그만한 인구 밀도를 관리하려면 당연히 뒤따라야 할 것 같은 기술들, 가령 재활용 센터나 공중보건 부처, 안전한 하수 시설 등은 하나도 생겨나지 않은 상태였다.

그 대신 시민들의 자발적 반응이 일어났다. 무계획적이고 유기적이지만 한편으로 공동체의 쓰레기 제거 욕구를 정확히 반영하는 반응이었다. 쓰레기와 배설물이 넘쳐나자 폐품을 취급하는 물밑 시장이 형성되었고 다른 직종들도 이에 관심을 보였다. 또한 공식 시장에 해당하는 장소로 성실하게 물건을 나르는 전문가들이 등장했다.

뼈 수거인은 뼈 삶는 사람들에게 수거물을 날랐고, 개똥 수거인은 무두장이들에게 개똥을 팔았다. 무두 공정 중에는 몇 주 동안 석회에 가죽을 담가 털을 뽑아내는 단계가 있었는데, 그 후 가죽에서 석회를 제거하는 데에 개똥이 쓰였다. (한 무두장이의 말마따나 이 작업은 "세상 모든 제조 공정 가운데 최고로 역겨운 것"[5]으로 자타가 공인하는 일이었다.)

우리가 이 청소부들의 상황을 참혹하게 여기는 것은 당연한 일이다. 수천 명의 인간이 쓰레기를 뒤져 생계를 잇도록 방치해둔 사회 체제에 대해 자연히 비난을 가하게 되는데, 여러 면에서 올바른 반응이다. (당시의 위대한 개혁가들, 가령 디킨스나 메이휴 등의 반응도 그랬다.) 하지만 사회적 분노를 표출하는 한편, 어느 정도는 놀라움과 존경도 표해야 마땅할 것이다. 대중의 행동을 조율하는 중앙 계획가도 아무런 교육 체계도 없이, 떠돌이 하층 계급 사람들이 자발적으로 나서서 100만 인구가 양산하는 쓰레기를 처리하고 분류하는 체계를 갖춘 것이다. 《런던의 노동자 계급과 빈민》이 각광받은 이유는 빈곤층의 삶을 기꺼이 관찰하고 상세하게 기록한 메이휴의 자세 때문이었는데, 그에 못지않게 귀중한 소득이 하나 더 있었다. 메이휴가 수집한 수치 자료를 정리해보니, 청소부들이 비생산적인 떠돌이가 아니라 공동체에 필수적인 기능을 수행하는 성원으로 밝혀진 것이다. 메이휴는 이렇게 말했다. "큰 도시의 폐물 제거는 가장 중요한 사회적 기능 중 하나일 것이다."[6] 나아가 빅토리아 시대 런던의 청소부들은 폐물을 갖다 버리기만 하는 것이 아니라 재활용을 하고 있었다.

쓰레기 재활용

쓰레기 재활용이라고 하면 현대 환경운동의 창안으로 보이기 마련이다. 세제통이나 음료 캔 따위를 담는 재활용품 수거 봉투만큼이나 현대적인 무엇으로 보인다. 그러나 사실 재활용은 고대의 기술이다. 4,000년 전 크레타섬 크노소스의 주민들도 두엄발치를 만들어 배설물을 재활용했다. 중세의 로마는 고대 제국 시절 도시의 잔재에서 떼어낸 자재로 건설되었다. (관광명소가 되기 전의 콜로세움은 채석장이나 마찬가지였다.[7])

  퇴비를 만들거나 분뇨를 직접 밭에 뿌리는 쓰레기 재활용은 중세 유럽 도시들의 폭발적 성장에 긴요한 역할을 했다. 사람이 고밀도로 모여 살 때는 당연히 상당한 양의 에너지가 유입되어야 유지할 수 있다. 그 시작은 안정적인 식량 공급이다. 중세 도시에는 양식을 운반할 화물선이나 고속도로가 없었기 때문에 주변 토지의 생산력에 인구를 맞출 수밖에 없었다. 주변 농지의 식량 생산이 5,000명을 먹일 정도라면 5,000명이 최대 인구였다. 그런데 유기물 쓰레기를 땅에 주기 시작하자 토양의 생산력이 높아졌고, 덩달아 도시의 인구 한계도 높아졌다. 그러자 더 많은 쓰레기가 만들어졌고 토양도 더욱 기름지게 되었다. 역사적으로 몇몇 독립적인 어촌 군락 이상은 건사하지 못했던 북해 연안 저지대 국가들에 너르게 분포한 습지가 유럽 전역에서 가장 생산력 높은 땅으로 바뀐 것도 이러한 순환 고리 덕분이었다. 요즘 네덜란드의 인구 밀도는 세계에서 가장 높다.

  쓰레기 재활용은 모든 복잡계에 공통된 특징인 듯하다. 사람이 조성한 도시의 생태계든 세포 내부의 미시적 경제계든 마찬가지이다. 인간의 뼈부터가 수십억 년 전에 자연이 만들어낸 재활용 기법의 결과이다. 모든 진핵생물은 칼슘을 부산물로 내는데, 대략 캄브리아기부터 남는 칼슘을 효과적으로 쓰는 법이 생겨났다. 껍데기, 이빨, 골격 등을 만드는 데 쓰게 된 것이다. 인간이 직립 보행을 할 수 있는 것은 진화를 통해 쓰레기 재활용 솜씨를 개발했기 때문이다.

쓰레기 재활용은 지구 최고의 생물 다양성을 자랑하는 생태계에서도 중요한 일이다. 열대우림이 소중한 이유는 태양이 공급하는 에너지를 거의 하나도 놓치지 않기 때문이다. 여러 생명체가 상호작용하는 방대한 생태계 덕분에 열대우림은 영양 순환 주기에 존재하는 모든 생태지위를 빠짐없이 활용한다.

열대우림 생태계의 다양성은 생물학적 다문화성을 대표하는 별스러운 사례로만 그치는 것이 아니다. 바로 그 다양성 덕분에 열대우림은 흘러드는 에너지를 꽁꽁 잡아놓는 탁월한 실력을 발휘한다. 에너지를 일정량 확보한 생명체는 에너지를 처리하는 과정에서 반드시 쓰레기를 만든다. 그런데 효율적인 시스템에서는 그 쓰레기가 먹이 사슬에 존재하는 다른 생명체의 에너지원이 되는 것이다. (이처럼 열대우림의 에너지 효율이 높기 때문에, 열대우림을 밀어버리는 것은 참으로 근시안적인 행위이다. 열대우림 생태계의 영양 순환 주기들은 빈틈이 없을 정도로 치밀하다. 그래서 토양에는 영양소가 거의 남지 않고, 농사에 부적합하다. 열대우림 바닥 깊숙한 곳의 생명체들이 활용할 수 있는 모든 에너지를 확보해버린 뒤이기 때문이다.)

산호초도 이에 비견할 만한 쓰레기 관리 재주를 지녔다. 산호는 말류라고 불리는 자그마한 녹조류와 공생한다. 녹조류는 광합성을 통해 태양빛을 확보하여 이산화탄소를 유기 탄소로 전환시키는데, 그 과정에서 부산물로 산소를 낸다. 이 산소를 산호초가 자신의 신진대사에 사용한다. 호기성 생물인 우리는 산소를 쓰레기로 여기지 않지만 녹조류의 입장에서는 당연히 쓰레기이다. 신진대사 과정에서 방출되는 쓸모없는 물질이다. 한편 산호가 쓰레기로 내는 이산화탄소, 질산염, 인산염은 녹조류의 성장을 돕는다. 산호가 영양분이 부족한 열대 바다에서 다양하고 조밀한 생명군을 지탱할 수 있는 이유 중 하나는 이처럼 치밀한 쓰레기 재활용 사슬을 갖추었기 때문이다. 산호초는 바다의 도시이다.

에인젤피시의 도시든 거미원숭이의 도시든 인간의 도시든, 높은 인구 밀도 뒤에는 여러 가지 원인이 있을 것이다. 좌우간 핵심은 효과적인 쓰레기 재활용 방식 없이는 높은 밀도를 오래 유지할 수 없다는 것이다. 그리고 먼 열대우림이든 도시 한가운데든, 재활용 작업은 보통 미생물 차원에서 이루어진다. 박테리아가 분해해주지 않았다면 지구는 오래전에 쓰레기와 사체로 뒤덮였을 것이고, 생명을 보호하는 껍데기인 대기는 금성의 표면만큼 산성을 띠어 아무것도 살 수 없는 공간이 되었을 것이다.

어느 날 악랄한 바이러스가 등장해 지구상의 모든 포유류를 하나도 남김없이 쓸어버린다 해도 생명의 역사는 손실을 감내한 채 계속 이어질 것이다. 하지만 하룻밤 새에 모든 박테리아가 사라진다면, 모든 지구 생명이 몇 년 안에 완벽히 궤멸될 것이다.[8]

빅토리아 시대의 런던 사람들은 근면한 미생물 청소부들을 눈으로 볼 수 없었다. 일반인은 물론이고 과학자조차 우리 주변이 온통 자그마한 생명체로 가득하고, 그들 덕분에 인간이 삶을 유지한다는 사실을 알지 못했다. 하지만 그들의 존재를 감지할 수 있는 감각 통로가 있기는 했다. 바로 후각이다. 그 시기 런던을 상세히 묘사할 때 악취에 대한 언급은 빠지는 법이 없었다.[9] 산업 연료를 태우는 악취도 있었지만 더 역겨운 냄새, 후에 공중보건 기반시설을 낳게 한 최고로 끔찍한 냄새는 박테리아들이 쉴 새 없이 유기물을 분해하며 피우는 악취였다.

하수도에서 솟는 죽음의 메탄가스도 미생물 수백만 마리가 성실하게 사람 똥을 바이오매스로 재활용하는 과정에서 나오는 여러 가지 쓰레기 기체 중 하나였다. 무시무시한 지하의 메탄가스 폭발은 두 청소부 집단의 알력이 빚은 사건인지도 모른다. 하수관 수색꾼과 박테리아는 차원은 다르지만 같은 영역에서 살아가고 있었다.

그런데 1854년 늦여름에 강물 수색꾼과 개펄 수색꾼, 그리고 뼈 수거인이 각자 맡은 일을 하는 동안 런던은 이보다 훨씬 끔찍한 미생물 대 인간 전투를 향해 나아가고 있었다. 도시의 역사를 통틀어 가장 치명적인 사건이 될 전투였다.

런던 청소부들의 지하 시장에도 나름의 위계와 권력이 있었는데, 그 정점에는 분뇨 수거인이 있었다. 《메리 포핀스》에 나오는 사랑스런 모녀 굴뚝 청소부처럼 분뇨 수거인은 개펄 수색꾼이나 강물 수색꾼보다 훨씬 비위 상하는 일을 하는데도 주류 경제의 가장자리에 포섭되어 독립적으로 일하는 제법 어엿한 도급자였다. 집주인들은 건물의 오물 구덩이에 넘쳐흐르는 분뇨를 걷어내기 위해 이들을 고용했다. 인간의 배설물을 수거하는 일은 칭찬받을 만한 직업이었다. 중세에는 '갈퀴꾼' 또는 '공 페르모'(gong은 '똥', fermor는 '실어 나르는 사람'을 뜻하는 프랑스어에서 온 말이다_옮긴이)라고 불렸으며, 쓰레기 재활용 체계에 꼭 필요한 역할을 수행함으로써 런던이 진정한 수도로 자리 잡는 데 한몫을 했다. 이들은 분뇨를 도시의 벽 너머 농부들에게 팔았다. (후에는 사업가들이 인분에서 질소를 추출하는 기술을 발견하여 화약 제조 재료로도 쓰게 된다.) 갈퀴꾼과 그 후예의 수입은 짭짤한 편이었으나 작업 환경은 위태로웠다. 1326년에는, 갈퀴꾼으로 일하던 리처드라는 노동자가 불운하게도 똥구덩이에 빠져 익사했다는 기록이 있다.[10]

19세기 무렵의 분뇨 수거인들은 그들만의 정교한 작업 지침이 있었다. 반드시 자정에서 새벽 5시 사이에 일하는 야간 근무였으며, '밧줄 담당' 한 명, '구멍 담당' 한 명, '통 담당' 두 명으로 이루어진 4인 1조였다. 작업반은 구덩이 가장자리에 등불을 매단 뒤 구덩이를 덮고 있는 널빤지나 돌덩이를 치웠다. 곡괭이가 동원되기도 했다. 오물이 높이 쌓인 경우에는 밧줄 담당과 구멍 담당이 먼저 통으로 퍼내기 시작했다. 분뇨가 제법 제거된 뒤에는 사다리를 내려서 구멍 담당이 안으로 들어가 통에 분뇨를 담았다. 밧줄 담당이 꽉 찬 통을 끌어올려 통 담당에게 건네면, 통 담당은 그것을 수레에 비웠다. 집주인은 분뇨 수거인들에게 진을 한 병씩 제공하는 것이 통례였다. 어떤 사람은 메이휴에게 말했다. "런던 일꾼들은 분뇨 구덩이 셋 중 둘 비율로 진 한 병씩을 마십니다. 음, 그 이상인 것도 같네요. 다시 생각해보니 구덩이 넷 중 셋의 비율로 술을 마시는 것 같습니다."

일은 지저분해도 대가는 높았다. 사실 지나치게 높았다. 지리적으로 외부의 침략으로부터 안전한 덕분에 런던은 순식간에 로마 시대의 방벽을 넘어 확장하며 유럽에서 가장 빠르게 팽창하는 도시가 되었다. (역시 19세기의 위대한 수도였던 파리를 보면 같은 인구가 절반 넓이의 땅에 몰려 있었다.) 분뇨 수거인의 입장에서는 이제 농지가 16킬로미터 이상 멀리 떨어져 있어 운반 시간이 길어진다는 뜻이었으므로 분뇨 제거 비용이 높아져야 마땅했다.

빅토리아 시대의 분뇨 수거인들은 구덩이 하나당 1실링을 받았는데, 이는 일반 숙련 노동자 일당의 두 배가 넘었다. 런던 시민 중에는 분뇨 제거 비용이 그냥 쌓이게 두었을 때의 환경 비용을 초과한다고 여기는 자들이 많았다. 특히 넘쳐흐르는 구덩이 바로 위에 살지 않는 집주인들의 생각이 그랬다.

1840년대에 수리 중인 주택 두 채를 점검하는 일을 맡았던 한 기술자의 기록은 당시 흔했던 광경을 묘사한다. "두 집 모두 지하실에 1미터 깊이로 분뇨가 쌓여 있었는데, 변소 구덩이에서 넘친 것이 몇 년이나 고스란히 축적된 것이었다. … 첫 번째 집의 출입구를 지나다 보니 마당이 분뇨로 덮여 있었다. 변소에서 흘러나온 분뇨가 거의 15센티미터나 쌓여 있었다. 주민들은 신발을 적시지 않으려고 벽돌로 길을 만들었다."[11] 이스트엔드 중심부 스피탈필즈의 똥 무더기를 묘사한 기록도 보자. "웬만히 큰 집채만 한 똥 무더기가 있고, 분뇨 구덩이의 내용물을 비우기 위해 마련한 연못이 있다. 사람들은 분뇨를 야외에서 건조시키는데, 잘 마르라고 가끔 휘저어준다."[12] 메이휴도 1849년에 런던의 〈모닝 크로니클〉 기사에서 오싹한 광경을 묘사한 바 있다. 그해 발발한 콜레라의 진원지를 탐사한 기사였다.

우리는 런던의 시가로 발길을 옮겼다. ⋯ 17년 전, 그 거리 1번지에서 최초로 콜레라가 등장해 무서운 독성을 자랑하며 번졌었다. 하지만 올해는 그 맞은편에서 콜레라가 발발하여 역시 끔찍하게 온 거리에 퍼졌다. 악취 나는 하수관을 따라 걷자니 햇살이 좁은 도랑 위로 떨어져 물을 비추었다. 환한 빛이 비추는 곳은 짙은 녹차 빛깔이었고, 그늘진 곳은 검은 대리석만큼 딱딱해 보였다. 진흙 섞인 물이라기보다는 물 먹은 진흙에 가까웠지만 그나마 비참한 주민들이 마실 유일한 물이었다. 우리가 그 참혹한 사실에 치를 떨며 가만히 바라보자니, 배수구며 하수구에서 불결한 무언가가 도랑으로 마구 쏟아져 들어왔다. 남자든 여자든 자유롭게 사용하는 훤한 한길의 문 없는 변소가 도랑 바로 위에 줄지어 있었다. 양동이로 부어대는 찌꺼기 물이 도랑에 튀는 소리가 들렸다. 그런 도랑에서 헤엄치는 부랑자 소년들의 팔다리는 하얀 파로스 대리석처럼 대비되어 보였다. 두 눈을 의심하며 이 무서운 사태를 바라보는 동안 반대편 길갓집 꼭대기층에서 한 어린 소녀가 밧줄에 매달린 깡통을 드리우더니 발치에 놓인 커다란 들통에 도랑물을 받으려고 했다. 도랑가 집들의 발코니에는 제각기 이런 통이 하나씩 있었다. 주민들은 더러운 도랑물을 거기에 담아서 하루나 이틀 정도 두었다가 오물, 오염, 질병을 함유한 딱딱한 더께를 걷어내는 것이었다. 어린 소녀가 최대한 차분하게 주석 깡통을 물살에 담그려고 애쓰는 동안 바로 옆집에서는 양동이에 가득 담긴 분뇨를 물에 쏟아버리고 있었다.[13]

도시의 하수 문제와 인구 증가

빅토리아 시대의 런던은 수정궁, 트라팔가 광장, 웨스트민스터 팰리스 증축 건물 등 엽서 사진으로 손색없는 명소를 자랑하는 도시였다. 하지만 놀랍기로 치면 그에 뒤지지 않는 전혀 다른 광경들도 있었다. 오수가 넘실대는 인공 연못, 집채만 한 똥 무더기.

배설물이 도시에 슬금슬금 차오른 건 높은 제거 비용 탓만은 아니었다. 수세식 변소의 인기가 급상승한 것도 위기를 가속했다. 분뇨를 물로 씻어내는 기기를 처음 발명한 것은 존 해링턴 경(1561~1612)이었다. 16세기 후반, 해링턴 경은 대모인 엘리자베스 여왕을 위해 실제로 구동하는 수세식 변소를 리치몬드 궁에 설치했다.

기기가 널리 퍼진 것은 1700년대 말 들어서였다. 알렉산더 커밍스라는 시계공과 조지프 브라마(1748~1814)라는 가구업자가 해링턴의 설계를 개량한 기기로 각자 특허를 출원했다. 브라마는 부잣집에 수세식 변소를 설치하는 사업으로 톡톡히 한몫을 챙겼다. 한 조사에 따르면 1824년에서 1844년 사이에 수세식 변소 설치가 10배로 늘었다.

1851년의 대박람회 중에는 조지 제닝스라는 업자가 하이드 파크에 공용 수세식 변소를 설치하여 또 한 번 폭발적인 관심을 끌었다. 그 변소를 이용한 관람객이 82만 7,000명에 달했다고 한다. 관람객들은 박람회가 선보인 세계 문화 및 근대 공학의 전시물에 감탄을 금치 못했겠지만, 아마 그들이 겪은 가장 경이로운 체험은 난생처음 수세식 변소에 앉아본 일이었을 것이다.[14]

수세식 변소는 삶의 질 면에서는 대단한 혁신이었지만 도시의 하수 문제에는 재앙에 가까웠다. 제대로 된 하수 체계가 갖추어지지 않은 터라, 변소가 내린 물은 기존의 분뇨 구덩이로 쓸려가 구덩이가 넘칠 가능성을 높일 뿐이었다. 한 계산에 따르면 1850년의 평범한 런던 가정은 하루에 727리터의 물을 썼다. 그런데 1856년에는 1,109리터로 늘었다. 수세식 변소가 공전의 성공을 거둔 탓이었다.

그러나 뭐니 뭐니 해도 런던의 쓰레기 위기를 부추긴 단 하나의 요인을 꼽으라면 인구였다. 쓰레기를 양산하는 사람의 수가 50년 만에 거의 세 배로 늘었다. 1851년의 인구조사를 보면 런던은 인구 240만 명으로서 지구상 가장 큰 도시였다. 19세기 초입에는 100만 명에 불과했는데 말이다. 현대의 도시공학적 기반시설을 갖추고도 그러한 폭발적인 성장을 제대로 건사하기는 힘들다. 하물며 아무런 하부구조 없이 233제곱킬로미터의 땅에 갑자기 200만 명이 몰려 살게 되었으니, 그저 한 번쯤 겪고 넘어가는 재앙으로 치부할 수 있는 게 아니었다. 끊임없이 역동하는 재앙, 스스로 서식지에 쌓은 쓰레기로 파멸을 자초하는 하나의 거대한 생명체 같은 재앙이었다. 갈퀴꾼 리처드가 죽은 지 500년이 지난 시점의 런던은 서서히 그 불운한 사내의 최후를 재현하고 있었다. 자신의 배설물에 익사할 판이었다.

많은 사람이 한데 몰리자 또 한 가지 피치 못할 결과가 빚어졌다. 시체가 넘쳐나기 시작했다. 1840년대 초에 프리드리히 엥겔스(1820~1895)라는 스물세 살 청년이 실업가 아버지의 명을 받고 정찰차 영국에 왔다. 이 여행은 도시사회학 분야의 걸작을 낳았을 뿐 아니라 근대 사회주의 운동을 촉발하기도 한 셈이 됐다. 엥겔스는 런던의 체험을 이렇게 말했다.

(빈민의) 시체는 동물 사체와 같은 취급을 받는다. 세인트브라이드의 빈
민 묘지는 찰스 2세 시절부터 사용된 곳인데, 탁 트인 습지대인 그곳에
는 온 사방에 뼛조각들이 더미를 이루고 있다. 수요일마다 4.3미터 깊이
의 구덩이에 빈민들의 시체가 던져진다. 목사가 쏜살같이 장례의식을
마치면 사람들이 흙을 덮는데, 헐렁헐렁하게 덮는다. 한 주 뒤 수요일이
면 다시 같은 구덩이를 열어 구덩이가 꽉 찰 때까지 이 일을 반복한다.
주변 지역은 온통 끔찍한 악취로 찌들어 있다.[15]

개인이 운영하는 이즐링턴의 한 장지는 약 3,000명을 수용할 땅
에 8만 구의 시체를 묻었다. 무덤 파는 일꾼은 런던 〈타임스〉와의 인
터뷰에서 이렇게 말했다. "사람의 살덩어리에 무릎까지 파묻힌 채,
시체 위를 뛰어넘어 다니며 무덤 바닥까지 빈틈없이 꽉꽉 차도록 마
구 밟아 눌렀습니다. 그래야 나중에 시체를 더 많이 채울 수 있으니
까요."[16]

디킨스는 《황폐한 집》의 도입부에서 정체 모를 아편 중독자 대서
인을 매장하는 으스스한 광경을 묘사하는데, 책에서 가장 유명한 대
목인 동시에 작가의 뜨거운 분노가 제대로 분출된 대목이다.

사방이 건물로 둘러싸인 교회 묘지, 더럽고 지긋지긋한 그곳에서 유독
한 질병들이 흘러나와 살아 있는 우리 형제자매들의 몸속에 스민다. …
안뜰 한 귀퉁이의 꾀죄죄한 작은 터널이 밖의 철문으로 뚫린 것 외에는

빈틈없이 사방을 감싼 집들이 굽어보는 이곳, 활발한 삶의 악행들이 죽음과 맞닿아 있고 활발한 죽음의 독성들이 삶과 맞닿아 있는 이곳에서, 사람들은 형제의 시체를 한두 자 아래 땅에 묻는다. 이곳에 묻혀 썩은 자는 썩은 몸으로 되살아나 뭇 병자들의 침상을 노리는 복수의 유령이 된다. 미래 세대에게 부끄러운 일일 텐데, 허풍 가득한 이 섬나라에서 문명과 야만은 이토록 가까이 있었다.[17]

마지막 문장에서 우리는 후에 20세기 인류의 사고를 지배하게 되는 어떤 정서의 태동을 느낄 수 있다. 세계대전의 학살에 첨단기술이 동원된 사실을 이해하기 위해, 강제수용소에서 효율적인 과학적 경영 관리가 이루어진 사실을 이해하기 위해 생겨난 정서였다. 사회 이론가 발터 벤야민(1892~1940)은 파시즘의 기운이 유럽을 뒤덮던 시절에 쓴 수수께끼 같은 걸작 《역사철학 테제》에서 디킨스가 표현하려고 한 주제를 이런 말로 엮었다. "문명의 역사는 곧 야만의 역사이다."[18]

문명과 야만의 대립은 방벽을 두른 도시와 더불어 출현한 것으로서 그 역사가 깊다. (문이라는 것이 존재하게 되자마자 그것을 향해 휘몰아치는 야만인들이 존재하게 되었다.) 하지만 엥겔스와 디킨스는 새로운 아이러니를 제시했다. 진보하는 문명은 반드시 야만이라는 부산물을 낳고, 야만은 번쩍이는 첨탑이나 상류 사회의 교양만큼이나 문명의 신진대사에 필수불가결한 요소라는 것이다. 이제 성문을 향해 돌진하는 외부의 야만인이 아니라 내부에서 자라는 야만인이 있었다. 마르크스는 이 통찰을 헤겔의 변증법으로 포장함으로써 20세기를 바꾸어놓았다. 그러나 그 발상 자체는 사람들의 생생한 체험에서 나온 것이었다. 활동가들이 자주 쓰는 표현대로 '현실에 발붙인 상태에서' 생겼고, 산 자와 죽은 자 모두를 욕보이는 매장지의 풍경을 목격함으로써 생겨났다.

그런데 디킨스와 엥겔스가 단 하나 잘못 이해한 점이 있었다. 장지의 풍경이 아무리 소름 끼쳐도 시체 자체에서 '유독한 질병'이 나오는 것은 아니었다. 물론 악취는 꺼림칙하지만 냄새가 사람을 '감염'시키지는 못한다. 거대한 무덤에 담긴 시체들이 썩어가는 것은 분명 인간의 감각과 존엄성에 타격을 주는 일이지만 거기서 나는 냄새는 공중보건의 위험요소가 아니다.

빅토리아 시대의 런던에서 악취 때문에 죽은 사람은 없었다. 반면 악취의 공포에 눈이 멀어 진정한 위험을 인식하지 못하고 위기를 악화시키기만 하는 그릇된 개혁들을 집행했기 때문에 죽은 자의 수는 수만에 달했다. 디킨스나 엥겔스만 착각한 것이 아니었다. 사실상 온 의학계와 정치계가 같은 오류에 빠졌다. 플로렌스 나이팅게일(1820~1910)부터 선구적 개혁가 에드윈 채드윅(1800~1890)까지, 〈랜싯〉의 편집자들부터 빅토리아 여왕까지 누구나 그랬다. 지식의 역사를 쓰는 사람들은 보통 돌파구가 된 발상이나 개념적 도약의 순간에 집중한다. 그러나 오류와 편견으로 얼룩진 어두운 대륙, 지도 상의 맹점 또한 나름의 신비를 품고 있다. 수많은 똑똑한 사람들이 어쩌면 그리도 오랫동안 그토록 잘못된 생각을 믿었을까? 이론의 기초적 토대를 반박하는 증거가 산더미처럼 쌓였는데 어쩌면 그렇게 외면했을까? 이런 질문들 역시 탐구할 가치가 있다. 이것이 오류의 사회사이다.

시체가 병을 옮길지 모른다는 두려움은 수백 년을 건너뛰어 전해지기도 했다. 대역병이 돌았던 1665년, 런던 중심부 서쪽 소호필드라는 반농촌 지역 일부를 크레이븐 백작이 사들였다. 백작은 역병에 시달리는 "가난하고 참담한 백성들을 받아주기 위해" 36채의 작은 집을 지었다. 나머지 대지는 공동묘지로 쓰였다. 매일 밤마다 장의차가 와서 수십여 구의 시체를 내려놓고 갔다. 한 추정에 따르면 불과 몇 달 만에 4,000구가 넘는 역병 환자의 시체가 묻혔다고 한다. 인근 주민들은 그곳을 "크레이븐 백작의 역병 묘지"라는 소름 끼치는 이름으로 불렀으며, 줄여서 "크레이븐의 묘지"라고 했다. 이후 두 세대가 지나도록 그곳에 집을 짓는 이가 없었다. 감염 우려 때문이었다. 그러나 결국에는 멈출 줄 모르고 주거지를 넓혀가는 도시 사람들의 욕망이 질병에 대한 두려움을 극복했다.[19] 격리소가 있던 땅은 골든스퀘어라는 몹시 인기 있는 주거지가 되었으며, 주로 귀족이나 위그노 이민자들이 거주했다. 이후 1세기 가까이 번잡한 통상의 물결 아래에서 해골들은 조용히 안식을 취했다. 그런데 1854년 늦여름 골든스퀘어에 다시 한 번 전염병이 돌자 사람들은 최후의 안식처에 누운 으스스한 영혼들을 입에 올리기 시작했다.

크레이븐의 묘지는 예외였지만 그 주변 소호 지역은 일찍이 역병이 잦아들자마자 런던에서 가장 세련된 주거 지역으로 탈바꿈했다. 1690년대에는 귀족 가문이 100여 집 가까이 모여 살았다. 1717년에는 왕세자와 왕세자비가 소호의 레스터 하우스에서 기거하기 시작했다. 우아한 조지아풍 도시 저택들이 늘어선 골든스퀘어는 남쪽으로 몇 블록 떨어진 피카딜리 서커스의 소란스러움에서 확실히 차단된 휴식처였다. 하지만 18세기 중반이 되자 상류층은 서쪽을 향해 계속 이동했고, 메이페어에 더 큰 영지와 저택을 마련하여 옮겨갔다.

1740년쯤 소호에는 귀족이 스무 집 정도 남았다. 그리고 이때 새로운 종류의 소호 주민이 등장하기 시작했다. 대표적인 인물로는 1757년에 브로드 가 28번지에서 양품업자의 아들로 태어난 재기 어린 문제아, 윌리엄 블레이크(1757~1827)가 있다. 후에 위대한 영국 시인이자 예술가의 반열에 이름을 올려놓은 그는 20대 후반에 소호로 돌아와 동생이 운영 중인 선친의 가게 옆에 판화 가게를 열었다. 블레이크의 다른 형제 하나는 길 건너 29번지에 빵집을 열었다.[20] 이후 몇 년간 블레이크 집안은 한 블록 안에 세 개의 사업을 꾸리면서 브로드 가 일대에 작은 왕국을 구축했다.

예술가적 전망과 사업가적 기질의 혼합은 수 세대 동안 소호를 정의하는 분위기로 자리 잡았다. 도시가 빠르게 산업화하고 부자 가문들이 빠져나가면서 일대는 모래알 같은 군상들의 집결지가 되었다. 집주인들은 오래된 대저택을 개조해 여러 가구의 아파트로 나누었다. 건물들 사이에 있던 뜰은 고물상, 마구간, 뚝딱뚝딱 만든 가건물들로 채워졌다. 디킨스는 이 모습을 《니콜라스 니클비》에서 훌륭하게 묘사했다.

런던의 한 구역 골든스퀘어에는 쇠락하고 쓰러질 듯 한물간 거리가 있는데, 홀쭉하게 높기만 한 집들이 비뚤비뚤 두 줄로 서서 마치 몇 년이나 무안하게 얼굴을 맞대고 있는 듯 서로 마주해 있다. 굴뚝들은 맞은 편 굴뚝을 쳐다보는 것 외에는 아무 할 일 없이 쓸쓸하고 우울한 모습 이다. … 집 크기로만 보면 한때는 현재의 주민들보다 한결 나은 처지 의 사람들이 살았던 것 같다. 하지만 이제 집들은 층마다 방마다 조각조 각 나뉘어 있고, 문 하나마다 그 안에 담긴 아파트의 수만큼 많은 문패 와 초인종이 달려 있다. 창문들도 모양새가 천차만별로 다양해서 상상 할 수 있는 온갖 종류의 흔한 블라인드나 커튼으로 치장되어 있다. 문간 은 늘 복작복작 드나들기 힘든데, 다양한 나이대의 아이들과 크기가 제 각각인 맥주 단지들, 갓난아이부터 다 큰 소녀까지, 0.3리터짜리 단지부 터 4.5리터짜리 통까지 즐비하게 늘어서 있기 때문이다.[21]

경제적 불균형

1851년 무렵, 소호 서부의 베릭 가라는 소구역은 그레이터런던(런던 시City와 여러 자치구borough를 아울러 일컫는 행정구역으로 우리가 보통 '런 던'이라고 할 때의 영역이다. 사실 빅토리아 시대에는 공식 행정구역이 아니 었지만 당시 수도metropolis로 불리던 영역 대부분이 오늘날의 그레이터런던 에 포함되므로 책에서는 런던 전역을 지칭하는 말로 쓰고 있다_옮긴이)의 135개 소구역 중 가장 인구 밀도가 높아서 1에이커당 432명이 살았 다. (마천루가 즐비한 오늘날의 맨해튼조차 1에이커당 100명에 불과하다.) 그 근처 세인트루크 교회 교구에는 1에이커당 30가구씩 살았다. 이 에 비해 켄싱턴 같은 곳은 1에이커당 두 가구였다.

말도 못하게 붐비고 불결한 환경에도 불구하고, 아니 어쩌면 바로 그 덕분에 이 일대는 창조력의 온상이 되었다. 이 시기 소호에 살았던 시인, 음악가, 조각가와 철학자들의 명단은 마치 계몽 시대 영국 문화를 다룬 교과서의 색인처럼 보인다. 에드먼드 버크 (1729~1797), 패니 버니(1752~1840), 퍼시 셸리(1792~1822), 윌리엄 호가스(1697~1764) 등이 자기 인생의 어느 시점에선가 소호에 살았다. 1764년, 레오폴트 모차르트(1719~1787)는 여덟 살 난 신동 아들 볼프강(1756~1791)을 데리고 영국을 방문했을 때 이곳 프리스 가의 한 아파트를 빌렸다. 프란츠 리스트(1811~1886)와 리하르트 바그너 (1813~1883)도 1839년에서 1840년 사이에 런던을 방문했을 때 이 주변에 머물렀다.

"새로운 발상은 오래된 건물에서 나온다"는 제인 제이콥스 (1916~2006, 캐나다 도시학자)의 말은 산업 시대를 향해 가던 당시의 소호에 완벽하게 들어맞는다. 100년 전에 부호들이 버리고 떠난 붕괴된 동네에 가지각색의 몽상가, 괴짜, 급진주의자들이 터를 잡았다. 예술가나 정치범들이 동네의 쇠락에 만족해하며 심지어 즐기기까지 하는 풍경은 오늘날 우리에게는 꽤 익숙하지만, 블레이크와 호가스, 셸리가 번잡한 소호 거리에 거처를 마련할 무렵에는 아주 신선한 도시 주거 양태였다. 그들은 거리의 너저분함에 찡그리기는커녕 활력을 얻는 듯했다. 전형적으로 그런 동네였던 딘 가의 한 주민이 1850년대 초에 쓴 글이다.

(아파트에는) 방이 두 개 있는데, 길가로 창이 난 방이 거실이고 뒷방이

침실이다. 아파트에 멀쩡하고 쓸 만한 가구라고는 한 점도 없다. 부서지거나 해지거나 갈라진 것투성이고, 어디든 손가락이 묻힐 만큼 먼지가 쌓였으며, 모든 것이 엉망진창으로 흐트러져 있다. … 아파트에 들어서는 즉시 담배와 석탄 연기에 시야가 흐려져 동굴을 걷듯이 더듬으며 다닐 수밖에 없고, 나중에야 안개 속에 있는 듯 눈이 연기에 익숙해져 서서히 몇 가지 물체를 식별할 수 있게 된다. 모든 것이 더럽고, 모든 것이 먼지에 덮였다. 앉는 것조차 위험할 지경이다.[22]

이 헌 방 두 개가 딸린 꼭대기층 아파트에 일곱 명이 살았다. 프로이센에서 이민 온 부부와 네 아이, 그리고 하녀 한 명이었다. (먼지떨이를 혐오하는 하녀였던 게 틀림없다.) 하지만 비좁아터진 누덕누덕한 거처가 남편의 생산성에 악영향을 미친 것 같지는 않다. 그가 대영박물관 독서실을 선호하게 된 것은 이해할 수 있지만 말이다. 아는 사람이 있을지 모르겠지만, 그는 바로 30대 시절의 혁명가 카를 마르크스(1818~1883)다.

마르크스가 올 무렵의 소호는 오늘날 '신도시주의자'(무분별한 도시 계획의 폐해를 막고자 1980년대 미국에서 시작된 전방위적 대안 운동을 따르는 사람들_옮긴이)들이 성공적인 도시의 초석으로 상찬하는 복합적이고 다채로운 경제를 지닌 동네가 되어 있었다. 2층에서 4층 높이 주거용 건물들의 1층에는 주소지마다 하나씩 상점이 있었고, 건물 사이로 간간이 널따란 상업용 공간이 있었다. (그런데 신도시주의에서 묘사하는 전형적인 환경과는 달리 당시의 소호에는 산업도 남아 있었다. 도살장, 각종 제조업 공장, 내장 가공 공장 등이었다.) 주민들은 가난했다. 요즘의 산업국가 기준으로 보면 빈곤층에 가까웠다. 하지만 빅토리아 시대 기준으로는 그저 가난한 노동자들이거나 자영업을 하는 중산층 정도였다. (물론 개펄 수색꾼의 시각으로는 이들조차 부자였다.) 그런 소호도 상당히 부유한 주변 지역에 비하면 웨스트엔드에서는 일종의 예외 지역이었다. 가난한 노동자와 악취 나는 산업이 메이페어나 켄싱턴의 화려한 저택들로 섬처럼 둘러싸여 있었다.

이러한 경제적 불균형은 소호 거리들이 놓인 모양에도 반영되어 있다. 지역의 서쪽 경계를 그리는 것은 번쩍이는 하얀 상업 건물들이 늘어선 널찍한 리전트 가이다. 리전트 가의 서쪽은 지금껏 우아함을 잃지 않은 멋진 메이페어 구역이다. 그런데 어쩐 일인지 리전트 가의 끊임없는 소음은 소호 서쪽 작은 골목길에는 거의 파고들지 못한다. 리전트 가로 바로 열린 통행로가 거의 없기 때문이다. 메이페어를 돌아다니다 보면 불과 몇 미터 너머에 뻔히 존재하는 번잡한 대로로부터 막아주는 방호벽이라도 있는 것 같다. 사실 거리 설계 자체가 정확히 그런 방호막 역할을 하도록 이루어졌다. 섭정 황태자(왕위에 오르기 전의 조지 4세를 말한다_옮긴이)의 새 거처 칼튼 하우스와 메릴본 파크를 연결하는 리전트 가의 설계를 맡은 것은 존 내시(1752~1835, 영국의 유명 건축가)였는데, 내시는 이 도로가 메이페어의 부자들과 소호의 노동자 공동체를 갈라놓는 일종의 방역선으로 작용하기를 바랐다. 내시의 명백한 의도는 "귀족이나 신사가 점유한 거리들, 그리고 직공이나 상업 종사자가 점유한 좁은 거리와 더러운 주택들 사이를 완전히 갈라놓는 것"이었다. 내시는 이렇게 말했다. "나의 목적은 새 거리가 상류층 거리들의 동쪽 입구와는 모두 교차하는 한편, 동쪽의 나쁜 거리들과는 거리를 두게 하는 것이다."

이런 사회적 지형은 1854년 늦여름에 펼쳐질 사건에서 결정적인 역할을 하게 된다. 소호를 덮친 끔찍한 재앙이 주변 지역은 하나도 건드리지 않았던 것이다. 질병의 선택적 공격은 엘리트주의자들의 진부한 주장을 모두 만족시키는 듯했다. 역병은 타락하고 누추한 자들에게만 옳고 고작 몇 블록 거리라도 점잖은 사람들에게는 영향을 미치지 않는 것처럼 보였기 때문이다. 역병이 "더러운 주택"과 "나쁜 거리"를 초토화시킨 것은 사실이다. 구질구질한 동네를 방문해본 사람은 병이 오는 것을 말 그대로 눈으로 볼 수도 있었을 것이다. 사회적 지위를 타고난 자들은 가난과 타락과 미천한 혈통이 질병 창궐에 알맞은 환경을 낳는다고 믿었다. 그래서 처음부터 보호벽을 쳐둔 것이다.

리전트 가의 반대편 보호벽 너머에서는 상인과 직공들이 소호의 누추한 건물에서 안간힘을 쓰며 살아가고 있었다. 건물마다 무엇이든 작은 사업 하나쯤 갖고 있는 이 동네야말로 진정한 지역 상업의 추동력이었다. 현대인이 보기에는 당시 상점들의 구색이 생경하기 그지없을 것이다. 요즘의 도시와 마찬가지로 그때도 식료품점이나 빵집은 있었다. 그러나 그 사이사이에 기계 수리공이나 틀니 제조공의 가게가 있었다. 1854년 8월에 골든스퀘어에서 한 블록 북쪽에 있는 브로드 가를 걸으면 식료품점, 보닛 제조점, 빵집, 식료품점, 안장틀 제조점, 조각가 작업장, 철물상, 장식품 판매점, 뇌관 제조점, 헌 옷 가게, 구두 골 제조점, 뉴캐슬온타인이라는 술집을 차례로 만날 수 있었다. 직종의 규모로 보면 재단사의 수가 다른 어떤 직종보다 압도적으로 많았고, 제화업자, 가정부, 석조공, 소매상인, 양재사의 수는 엇비슷했다.

1840년대 말 언젠가 토머스 루이스라는 경찰관과 아내 사라 루이스가 브로드 가 40번지로 이사를 왔다.[23] 술집 바로 윗집이었다. 원래 한 가족과 여러 하인이 살도록 설계된 방 11개짜리 집이었지만 이제는 20명이 넘게 살고 있었다. 일대의 건물들이 보통 한 방당 다섯 명씩 수용하는 것에 비교할 때 꽤 여유 있는 집이었다. 토머스와 사라 부부는 브로드 가 40번지의 거실에 살면서 사내아이를 키웠으나, 병약한 아기는 생후 10개월 만에 죽고 말았다. 1854년 3월에 사라 루이스는 딸을 낳았다. 아기는 죽은 오빠보다는 체질이 건강했다. 건강이 나빠 모유 수유를 할 수 없었던 산모는 딸에게 병에 담긴 우유와 쌀죽을 먹였다. 아기는 두 달째에 몇 차례 병치레를 했지만 여름 동안에는 대체로 건강했다.

루이스네 둘째 아이에 대해서는 몇 가지 의혹이 남아 있다. 우연히 들이친 역사의 바람이 구체적인 사항들을 날려버렸기 때문이다. 우리는 1854년 8월 말에 고작 6개월도 안 된 아기가 어쩌다 콜레라에 걸렸는지 모른다. 그 직전 20개월가량 런던 몇몇 지역에서 콜레라가 창궐하기는 했다. 1848년에서 1849년의 혁명기에 등장한 콜레라였다. (전염병과 정치적 불안은 인류 역사 내내 같은 주기로 돌아왔다.[24]) 하지만 1854년에 콜레라가 발발한 지역은 대개 템스강 남쪽이었다. 골든스퀘어 주변은 거의 해가 없었다.

그러나 8월 28일, 상황이 바뀌었다. 새벽 6시, 다른 주민들이 갑갑할 정도로 무더웠던 여름밤의 끝을 부여잡고 몇 분이라도 더 눈을 붙이기 위해 애쓸 때, 루이스네 아기가 토하기 시작하더니 톡 쏘는 냄새가 나는 초록색 설사를 쏟아냈다. 사라 루이스는 몇 블록 위 버너스 가의 개업의인 윌리엄 로저스를 불렀다. 의사가 도착하기를 기다리는 동안 사라는 들통 속 미적지근한 물로 변이 묻은 기저귀를 빨았다. 그리고 아기가 용하게도 몇 분간 눈을 붙인 틈을 이용해 브로드 가 40번지의 지하로 내려가 건물 앞 오물 구덩이에 더러운 물을 버렸다.

이야기는 이렇게 시작되었다.

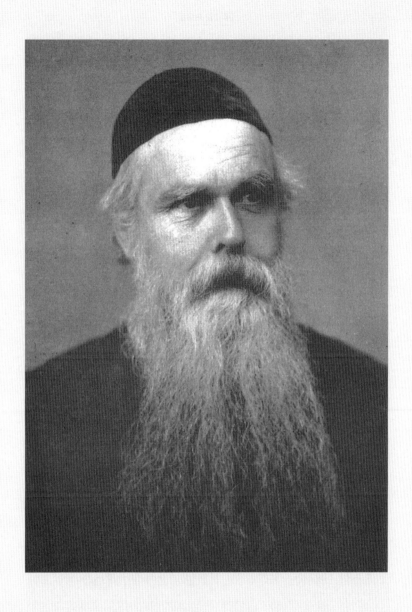

헨리 화이트헤드

움푹 꺼진 눈, 시퍼렇게 질린 입술

헨리 화이트헤드

루이스네 아기가 아파 누운 지 이틀째 되는 날, 골든스퀘어의 일상은 평소와 다를 바 없이 떠들썩했다. 근처 소호스퀘어에서는 헨리 화이트헤드라는 성격 좋은 목사가 형제와 함께 쓰고 있는 하숙방을 나서 아침 산책을 시작했다. 자신이 부목사로 있는 베릭 가의 세인트루크 교회로 가는 길이었다. 화이트헤드는 스물여덟 살밖에 안 된 청년이었다. 램스게이트라는 해변 마을에서 태어난 그는 아버지가 교장으로 있던 일류 사립 중학교 채덤 하우스에 진학했다. 모범생이었던 화이트헤드는 작문에서 최우등으로 채덤을 졸업한 뒤 옥스퍼드의 링컨 칼리지에 입학했다.

옥스퍼드에서는 사교적이고 친절한 학생이라는 평판을 쌓았으며, 그 평가는 평생 변하지 않았다. 그는 지적인 선술집 문화의 열렬한 지지자가 되었다. 한 무리의 친구들과 식사를 하며 파이프 담배를 즐기고, 밤늦게까지 앉아 정치에 대해 갑론을박하거나 도덕철학을 주제로 토론했다. 화이트헤드는 대학 시절에 대한 질문을 받으면 책보다는 사람에게서 많은 것을 배웠다고 말하곤 했다.

옥스퍼드를 떠날 무렵 화이트헤드는 영국 국교회에 투신하기로 결심했고, 몇 년 뒤 런던에서 안수를 받았다. 종교를 업으로 삼았지만 선술집에 대한 애정은 조금도 가시지 않았고, 플리트 가 주변의 코크, 체셔 치즈, 레인보우 같은 술집들에서 오래된 지인들을 자주 만났다. 화이트헤드는 정치적 견해에서는 자유주의자였지만 친구들도 종종 지적했듯이 도덕 면에서는 보수주의자였다. 그는 종교 교육을 받았으며, 한편으로 예리하고 현실적인 생각과 뛰어난 기억력을 갖춘 사람이었다. 또한 엉뚱한 의견에 대해서 참을성이 대단했으며, 진부한 통속적 의견에 대해서는 면역력이 있었다. 화이트헤드는 자주 친구들에게 이렇게 말했다. "명심해, 대개의 경우 소수에 해당하는 사람의 의견이 옳은 법이라고."[25]

1851년, 세인트루크 교회의 목사가 화이트헤드에게 자리를 제안했다. 다만 이 교구는 "사람들의 칭송이 아니라 인정을 중요시하는" 성직자에게 알맞은 곳이라고 말을 덧붙였다. 화이트헤드는 세인트루크에서 일종의 선교사로 일하며 베릭 가의 빈민 거주 지역을 누볐다. 거친 동네지만 그는 곧 사람들에게 널리 알려진 친근한 인물이 되었다. 그와 같은 시대를 살았던 어떤 사람은 당시 세인트루크 교구의 거리들이 얼마나 혼잡하고 시끄러운지 아래와 같이 기록한 바 있다.

멋모르고 리전트 가를 지나는 사람은 불과 몇 발짝도 안 되는 거리 때문에 "잊혀진 미천한 자들과 그들을 모르는 유명한 자들"이 갈라져 있다는 사실을 짐작하지 못할 것이다. 하지만 세상에서 잊혀진 소호의 빈민가 쪽으로 난 길에 발을 들여 비크 가나 베릭 가를 걸어보면, 특히 당신이 런던 빈민의 생활을 연구하는 사람이라면 참으로 놀랍고 흥미로운 장면들을 잔뜩 목격하게 될 것이다. 갑자기 행상의 손수레가 나타나 당신이 탄 마차를 세우고는 혹시 세인트루크 교회로 가는 중이냐고 묻는다. 베릭 가가 행선지라고 점잖게 알려주면 행상은 예의 바르지만 소호 분위기를 또렷이 풍기는 말투로 주말은 되어야 이 길을 빠져나가 그곳에 당도할 수 있다고 말할 것이고, 당신은 곧 그 예언이 거짓이 아님을 깨닫게 될 것이다. 좁은 길 양옆으로 매점이며 행상 수레들이 빽빽하게 서 있다. 고양이 먹이 장수, 생선 장수, 고기 장수, 과일 장수, 장난감 장수, 헌 옷 장수들이 겨루듯 물건을 광고한다. "질 좋은 고기! 고기! 고기! 사 가세요! 사 가세요! 사 가세요! 팝니다! 팝니다! 팝니다! 송아지 고기! 송아지 고기! 오늘은 신선한 송아지 고기가 나왔어요! 무슨 고기 찾으십니까! 자, 다들 사 가십니다! 생선이 거의 공짜! 잘 익은 체리!" 당신의 행선지는 베릭 가의 세인트루크 교회이다. 곧 가정집 같기도 하고 고딕 건물 같기도 한 거무죽죽한 창문이 줄줄이 달린 교회 모습이 어렴풋이 보인다. 한 남자가 빗장을 질러놓은 교회 입구 맞은편에 서서 장어 껍질을 벗기고 있다. 갑자기 비명이 들린다. 운명에 순응하지 않으려는 가련한 생명이 사내의 손을 빠져나와 군중들 사이로 뛰어든 것이다.[26]

8월 말의 열기와 습기를 고려하면 소호 거리에는 분명히 악취가 감돌았을 것이다. 그것은 오물 구덩이나 하수관, 공장이나 화로에서 나는 냄새였을 것이다. 시내 어디에나 있는 가축도 악취의 원인이었다. 빅토리아 시대 런던으로 시간여행을 간 현대인이 있다면 시내에 말들은 물론 말똥이 우글거리는 건 그다지 놀랍지 않겠지만, 골든스퀘어처럼 조밀한 주거 지역에 그렇게 많은 가축이 산다는 데에는 깜짝 놀랄 것이다.

가축 떼를 몰고 도시를 가로지르는 광경도 흔했다. 스미스필드의 가축 시장은 이틀에 3만 마리씩 양을 팔아 치웠다. 소호 가장자리 마셜 가의 도살장은 매일 소 다섯 마리와 양 일곱 마리씩을 도살했고, 그 피와 살 찌꺼기는 거리에 난 수챗구멍으로 흘러갔다. 제대로 된 헛간이 없으니 주민들은 보통의 주택을 외양간으로 개조하여 한 방에 25마리에서 30마리씩 소를 몰아넣었다. 소들을 권양기에 태워 다락에 집어넣고 젖이 마를 때까지 컴컴한 데 가두어 기르기도 했다.[27]

애완동물의 수도 엄청났다. 실버 가 38번지 꼭대기 층에 사는 한 남자는 방 하나에 강아지 27마리를 키웠다. 분명히 어마어마한 양이었을 개의 배설물을 여름 햇살 때문에 타는 듯 뜨거운 지붕에 늘어놓고 말렸다. 같은 거리 아래쪽에 사는 한 파출부 여인은 방 하나짜리 집에서 개, 고양이, 토끼 들을 다 합쳐 17마리나 길렀다.

사람들의 상태도 빡빡하긴 매한가지였다. 화이트헤드가 즐겨 했던 이야기가 있다. 터질 듯 붐비는 어떤 집을 찾아가 어느 가난한 여인에게 어떻게 이런 좁은 숙소에서 지내느냐고 물었더니 이렇게 대답했다는 것이다. "목사님, 그게, 이 신사분들이 중앙에 자리를 차지하기 전만 해도 편안하게 지냈지 뭡니까." 여인은 방 한가운데에 분

필로 동그랗게 그려둔 원을 가리켰다. "신사분들"에게 할당된 공간이라는 표시였다.[28]

이날 아침 헨리 화이트헤드의 산책은 별 목적 없는 사교적인 것이었다. 직공들이 단골로 다니는 커피숍에 들르고, 몇몇 교구민의 집을 방문하고, 교회 아래쪽에 있는 세인트제임스 구빈원 입소자들과 몇 분간 대화를 나누는 것이다. 구빈원에는 런던의 극빈자 500명이 수용되어 하루 내내 땀 흘리며 일하고 있었다.[29] 엘리 브라더스 공장에 들를지도 몰랐다. 일꾼 150명인 공장에서 생산한 것은 19세기 최고의 군사적 발명으로, 전천후로 총포 작동을 가능케 하는 '뇌관'이었다. (부싯돌을 활용한 이전의 총포류는 비가 조금만 내려도 쓸 수가 없었다.) 몇 달 전 터진 크림 전쟁 덕분에 엘리 형제의 사업은 번창일로였다.

브로드 가의 라이온 양조장에서는 노동자 70명이 품삯의 일부로 딸려 나오는 맥아주를 홀짝이며 일하고 있었다. 브로드 가 40번지, 루이스 가족 위층에 사는 한 재단사는 간간이 아내의 도움을 받으며 일했다. 재단사의 이름이 G 씨라는 것 외에는 알려진 바가 없다. 인도에는 런던 길거리 노동자 중 나름 상류층이라고 할 수 있는 이들이 북적이고 있었다. 수리공이나 장인, 행상이나 노점상 등이 크럼펫 빵, 연감, 코담뱃갑, 산 다람쥐까지 별별 것들을 팔려고 소리치며 다녔다.

헨리 화이트헤드가 이름을 알고 지내는 이들도 많았을 것이다. 그는 보도나 응접실에서 이들과 대화를 나누며 천천히 맘 편하게 거리를 지나며 아침을 보냈을 것이다. 대화의 제일가는 주제는 날씨였을 게 틀림없다. 지난 며칠간 수은주는 32도 이상으로 치솟았고, 8월 중순 이래 도시에는 비 한 방울 내리지 않았다. 또한 크림 전쟁 소식이, 새 보건국장이 임명된 소식도 있었다. 신임국장 벤저민 홀은 전임자 에드윈 채드윅의 대담한 위생 캠페인을 이어가되, 보다 많은 사람을 품도록 하겠노라 선언했다.

도시는 디킨스의 장황한 불평을 막 다 읽은 참이었다. 잉글랜드 북부 석탄산업 마을을 다룬 소설《어려운 시절》의 마지막 연재분이 몇 주 전에 〈하우스홀드 워즈Household Words〉(디킨스가 직접 펴냈던 주간 잡지_옮긴이)에 실렸던 것이다. 그 밖에도 일상의 작은 일들이 있었다. 다가오는 결혼식, 실직, 곧 태어날 손자… 화이트헤드는 교구민과 친했으므로 이런 이야기도 거침없이 나누었을 것이다. 그런데 후에 화이트헤드는 이 운명의 일주일 중 처음 3일간 사람들과 나눈 대화에서 한 가지 내용이 빠졌음을 회고한다. 콜레라를 소재로 삼은 대화가 전혀 없었던 것이다.

당시의 브로드 가를 하늘에서 내려다본다고, 저속 촬영을 한 뒤 빠르게 감아서 본다고 상상해보자. 거리의 움직임은 대부분 일상적인 소란스러움일 것이다. "시끄러운 자와 들뜬 자, 교만한 자와 고집 부리는 자와 허영에 찬 자…들이 평소대로 수선을 피운다."[30] 디킨스가《꼬마 도릿》의 마지막에 쓴 문장이다. 그런데 언뜻 혼란스러워 보이는 흐름 속에서 소용돌이가 드러나듯, 소란 가운데 어떠한 패턴이 떠오를 것이다.

빅토리아 시대에도 유독 번잡한 시간대가 있었다. 거리는 새벽이면 눈을 떴다가 땅거미가 지면 잠잠해졌다. 예배 시간마다 세인트 루크 교회로 사람들이 밀려들었다. 인기 좋은 행상 앞으로 짧은 줄이 만들어지기도 했다. 그리고 브로드 가 40번지 앞, 앓아누운 루이스네 아기에게서 고작 몇 미터 떨어진 그곳 보도에는 마치 수챗구멍 언저리에 생기는 소용돌이 물살처럼 하루 종일 무수한 방문자를 빨아들이는 무언가가 우뚝 서 있었다.

사람들은 물을 길으려고 그렇게 그곳에 왔다.

브로드 가 펌프

브로드 가 펌프는 오래전부터 믿을 만한 깨끗한 식수원이라고 정평이 나 있었다. 우물은 거리 표면으로부터 7.6미터 아래까지 뻗었다. 쓰레기며 건물 잔해들이 누적되어 런던의 고도를 적잖게 높이는 표토와 하이드 파크까지 널따랗게 펼쳐진 자갈층을 뚫고, 지하수로 포화된 모래 점토 암맥까지 내려갔다.

소호 주민들 중 몇몇은 루퍼트 가나 리틀말버러 가에 있는 다른 펌프 근처에 살면서도 굳이 몇 블록 더 걸어와 브로드 가의 산뜻한 물맛을 즐겼다. 브로드 가 펌프물은 다른 펌프물보다 차가웠고 상쾌한 탄산기가 있었다. 그래서 그물망처럼 복잡한 지역 주민들의 상수 체계 안에 당당히 한 자리를 차지했다. 거리 끝 커피숍도 펌프물로 커피를 내렸고, 동네 가게들은 브로드 가 펌프물에 거품이 이는 가루를 섞어 '셔벗 소다수'라며 팔았다. 골든스퀘어의 술집들도 알코올을 희석하는 데 펌프물을 썼다.

골든스퀘어에 살다가 이사 간 사람들 중에도 브로드 가 우물 맛을 잊지 못하는 이들이 있곤 했다. 브로드 가 뇌관 공장을 세운 엘리 집안의 수산나 엘리는 남편이 죽은 뒤 햄스테드로 이사했다. 하지만 아들들은 브로드 가 물을 가득 채운 독을 수레에 실어 어머니에게 정기적으로 보냈다. 엘리 형제는 공장에도 큰 물통을 두 개 놓고 일꾼들이 마실 수 있도록 펌프물을 채워두었다. 8월 말 며칠간은 그늘진 곳의 온도도 29도를 넘고 공기를 식힐 바람조차 불지 않았으니, 찬 우물물에 목말라하는 사람들의 수는 엄청났을 것이다.

우리는 1854년 8월의 그 숨 막히는 날에 골든스퀘어 주민들의 일상적인 식수 습관이 어땠는지 꽤 잘 안다. 엘리 형제는 월요일에 어머니에게 물을 한 통 보냈고, 어머니는 주중에 찾아온 조카딸과 함께 물을 마셨다. 약사 아버지를 뵈러 들른 한 청년은 워더 가 식당에서 푸딩을 먹으며 펌프물 한 잔을 곁들였다. 친구와 저녁 식사를 하려고 워더 가에 온 한 장교도 식사 중에 브로드 가 펌프물을 마셨다. 재단사 G 씨는 여러 차례 아내를 시켜 작업장 바로 앞 펌프에서 물을 길어오게 했다.

그 주에 여러 가지 이유로 펌프물을 마시지 않은 예외적인 경우도 알 수 있다. 라이온 양조장 일꾼들은 맥아주를 희석할 때 뉴리버 상수회사가 공급하는 물을 썼다. 평소에 열 살짜리 딸을 시켜 펌프물을 길어오게 하는 한 가정은 소녀가 감기로 앓자 며칠간 물 없이 지냈다. 또한 평소에 펌프물을 애용하던 유명한 조류학자 존 굴드 역시 토요일에 역겨운 냄새가 난다면서 펌프물을 거절했다. 그리고 토머스 루이스는 펌프에서 고작 몇 미터 떨어진 곳에 살았지만 그 물을 좋아하지 않았다.

겉보기에 정상적인 한 주 동안 평범한 사람들에게 벌어졌던 사소한 사건들을, 거의 200년이 지난 오늘날까지 기억할 수 있다는 건 흥미로운 일이다. 달콤한 푸딩을 떠먹던 약사의 아들로서야 자신의 식사 내용이 빅토리아 시대 런던을 넘어 다른 곳 다른 때의 누군가에게 관심의 대상이 되리라고는 꿈에도 생각지 못했을 것이다. 그것도 21세기를 사는 시민들한테서 말이다. 질병 중에서도 특히 전염병은 이렇게 주류 역사에 끼어들어 자취를 남긴다.

위대한 전투나 혁명 같은 세계사적인 사건은 직접 경험한 사람들에게는 이미 역사적인 사건이었다. 사람들은 자신의 결정이 향후 수십 수백 년간 기록으로 남아 논쟁거리가 될 것임을 잘 알고 있었다. 이와 달리 전염병은 물 밑에서 역사를 창조하고, 세상을 바꾼다. 이 사건 속 사람들은 극히 평범한 군상으로서 자신의 행동이 후대에 어떻게 기억될지 단 1초도 생각하지 않은 채 그저 일상을 살아간 사람들이다. 자신이 역사적 위기를 겪고 있음을 깨닫는다 하더라도 이미 때는 늦다. 이 독특한 역사에 평범한 사람들은 자신의 의지와 상관없이, 대개 죽음을 통해서 족적을 남기기 때문이다.

기록으로는 알 수 없는 것이 또 있다. 푸딩이나 맥아주보다 훨씬 개인적이고 경험적인 문제, 즉 질병에 대해 알려진 바가 거의 없던 시절에 괴롭고 답답한 도시에서 콜레라에 걸린다는 게 대체 어떤 기분이었을까 하는 점이다. 우리는 그 늦여름 한 주 동안 수십 명의 사람이 어떤 행동을 했는지 상세히 발굴했다. 누가 죽고 누가 살았는지 도표로 정리했다. 하지만 발병이 개인에게 어떤 체험이었는지, 육체적, 감정적으로 어떤 고난이었는지 알고 싶다고 생각하는 순간,

역사 기록은 부족하기 짝이 없다. 우리는 상상력을 발휘해야 한다.

브로드 가 40번지의 재단사 G 씨를 생각해보자. 수요일쯤 그는 살짝 몸이 불편하고 속이 거북하다고 느꼈을 것이다. 콜레라의 초기 증상은 가벼운 식중독과 구별이 안 된다. 그러나 육체적 징후와 더불어 무언가 불길한 예감도 들었을 것이다. 속이 조금 거북할 때마다 어쩌면 48시간 안에 죽을지도 모른다고 걱정해야 하는 상황을 상상해보라. 냉장고가 없고, 식수는 불결하고, 맥주와 주정과 커피를 과하게 소비하던 당시의 위생과 식습관이 소화기 질환을 일으키기에 알맞은 환경이었음을 떠올려보라. 꼭 콜레라가 아니더라도 말이다. 머리 위에 다모클레스의 칼(기원전 4세기, 시칠리아의 디오니소스가 신하 다모클레스에게 군주의 처지를 설명할 양으로 실 한 가닥에 매달린 칼 아래 앉히고 연회를 베풀어준 고사에서 유래한 말로, 언제 터질지 모르는 위협을 뜻한다_옮긴이)을 달고 사는 것처럼, 복통이나 설사만 생겨도 임박한 종말의 징조가 아닐까 걱정해야 했던 시절을 상상해보라.

과거에도 도시민들은 늘 공포 속에 살았고, 런던은 대역병(1664년에서 1665년의 런던 역사상 최악의 흑사병_옮긴이)과 대화재(1666년 9월 런던시를 초토화한 화재_옮긴이)를 잊을 수 없었다. 그러나 콜레라라는 위협은 산업 시대와 세계 해상 무역의 번창이 불러온 사뭇 특별한 사건이었다.

1831년 전까지, 영국 땅에는 콜레라 발병 사례가 없었다. 물론 콜레라 자체는 오래된 질병이다. 기원전 500년경 산스크리트 기록을 보면 체내의 수분을 뽑아내어 사람을 죽이는 치명적 병마 이야기가 있다. 히포크라테스는 흰 크리스마스로즈 꽃을 치료책으로 처방했다.

어쨌든 콜레라는 최소 2,000년간 인도와 아시아 대륙 일부에 국한되어 존재했고, 런던 사람들이 처음 콜레라를 알게 된 것은 1781년에 인도 간잠에 주둔한 영국 군인이 500명 이상 죽으면서였다.

2년 후, 이번에는 하리드와르를 찾은 순례자 2만 명 이상이 끔찍한 콜레라로 죽었다는 소식이 영국 신문에 실렸다. 1817년 〈타임스〉의 표현대로 "유례없이 악질적인 콜레라가 터져 나와"[31] 터키와 페르시아를 휘젓고 싱가포르와 일본, 심지어 아메리카 대륙에까지 퍼졌다. 이렇게 창궐했던 콜레라는 1820년에 대부분 잦아들었다. 이때도 영국은 안전했다. 당시 석학들은 이것이야말로 영국식 생활 방식이 우월함을 보여주는 증거라며 케케묵은 인종주의적 주장을 줄기차게 늘어놓았다.

그러나 그것은 콜레라의 사전 경고에 불과했다. 1829년에 병은 맹렬하게 번져 아시아 대륙과 러시아를 휩쓸고 미국까지 들이쳤다. 1831년 여름에는 런던에서 48킬로미터쯤 떨어진 메드웨이강에 정박한 배 몇 척이 콜레라로 타격을 입었다. 그해 10월까지 내륙에서는 발병 사례가 없었으나 마침내 서덜랜드 북동부 한 마을에서 사건이 터졌다. 윌리엄 스프로트라는 사내가 영국 땅에서 콜레라에 걸려 사망한 첫 희생자로 기록되었다. 다음 해 2월 8일에는 존 제임스라는 런던 사람이 도시에서 사망한 첫 사례가 되었다. 1833년에 병이 수그러들 즈음에는 이미 잉글랜드와 웨일스에서 죽은 사람의 수가 2만 명이 넘었다. 첫 발발 이후로 콜레라는 몇 년마다 한 번씩 기세를 올려 수백 명의 아까운 목숨을 앗아가고 다시 잠복하곤 했다. 장기적 추이는 결코 희망적이지 못했다. 1848년에서 1849년의 전염병

은 잉글랜드와 웨일스에서 모두 5만 명을 앗아갔다.[32]

목요일에 상태가 악화된 G 씨에게 이런 역사적 사실들은 악몽처럼 여겨졌을 것이다. 그는 아마 밤새 구토하고 근육 경련과 격렬한 복통을 경험했을 것이다. 그리고 어느 시점에는 타는 듯한 갈증에 사로잡혔을 것이다. 그런데 이런 증상보다 훨씬 섬뜩하고 압도적인 증상이 있다. 무색무취의 자그마한 흰 알갱이들이 둥둥 뜬 물이 장에서 콸콸 쏟아져 나오는 것이다. 당시의 임상의들은 이것을 "쌀물 대변"이라고 불렀다. 쌀물 대변을 쏟기 시작하면 몇 시간 안에 죽을 확률이 높다.

G 씨는 육체적 고통과 싸우면서도 자신의 운명을 또렷하게 파악했을 것이다. 이것이 콜레라의 저주이다. 환자는 병이 마지막 단계로 진전하는 순간까지 정신이 말짱하여 병으로 인한 통증은 물론이고 자신의 수명이 돌연 줄어들게 생겼다는 인식까지 고스란히 느낀다. 〈타임스〉는 몇 년 전에 콜레라를 다룬 장문의 기사를 실으며 공포스런 상황을 이렇게 묘사했다. "생명의 메커니즘이 갑자기 억제되고, 장액이 급속하게 빠져나간 육체는 축축하게 시든 살덩어리로 바뀌는데, … 그 안의 마음은 손상되지 않고 온전하게 남아 있으며, 이글거리는 눈동자를 빛내며 기묘하게 밖을 내다보고, 꺼지지 않는 생생한 빛을 내며, 영혼은 시체 속에 갇힌 채 공포에 질려 밖을 본다."[33]

금요일에는 G 씨의 맥박이 거의 잡히지 않고, 푸른 가죽 같은 피부가 거친 가면처럼 얼굴을 덮었을 것이다. 그의 상태는 1831년의 윌리엄 스프로트를 묘사한 다음 표현과 같았을 것이다. "안면이 쪼그라들고, 눈은 움푹 꺼지고, 입술과 사지 말단의 피부가 시퍼렇게 질리고, 손톱은 … 검푸르다."[34]

G 씨의 상태는 그저 추정해본 것이다. 그런데 한 가지 우리가 확실하게 아는 사실이 있다. 금요일 오후 1시, 루이스네 아기가 바로 옆집에서 조용히 투병하고 있을 때, G 씨의 심장은 멈추었다. 콜레라 증세를 보인 지 24시간 만의 일이었다. 그로부터 몇 시간 뒤에 다른 소호 주민 10여 명도 숨을 거두었다.

콜레라균의 침입과 인체의 반응

G 씨에 대한 직접적 의료 기록은 남은 게 없다. 하지만 지난 1세기 반의 과학 연구 내용을 알고 있는 우리는 어떻게 건강하고 이상 없던 G 씨가 며칠 만에 검푸른 피부의 쪼그라든 시체가 되었는지 정확하게 묘사할 수 있다. 콜레라는 박테리아의 한 종류이다. DNA 가닥들을 품고 있는 세포 하나로 된 미생물이다. 박테리아는 동식물 같은 진핵생물과 달리 세포기관도 세포핵도 없지만 바이러스보다 복잡하다. 바이러스는 보호막도 없이 유전 암호만 지녔기 때문에 숙주 생명체 없이는 살아 있거나 복제할 수 없다. 단순히 수로만 볼 때 박테리아는 지구상에서 가장 성공한 생명체이다. 사람 피부에도 1제곱센티미터 안에 10만 개가 넘는 박테리아 세포가 존재할 것이다. 흙 한 양동이에는 수십억 마리가 들어 있을 것이다. 박테리아는 먼지보다도 작지만(100만분의 1미터쯤 된다), 그들이 차지하는 공간은

지구상 생물량 가운데 가장 클 것이라고 추정하는 학자도 있다.

수보다 더 인상적인 것은 박테리아의 생활양식이 굉장히 다양하다는 점이다. 복잡한 진핵세포로 만들어진 생명체들(식물, 동물, 균류)은 두 가지 기초적 대사 전략, 즉 광합성과 호기성 호흡으로 살아간다고 할 수 있다. 고래에서 흑거미, 아메리카삼나무에 이르기까지 다세포 생물들의 세계는 입이 벌어질 정도로 다채롭지만, 사실 다양성 아래에는 딱 두 가지 생존 전략밖에 없다. 공기를 호흡하는 것과 햇빛을 확보하는 것이다.

박테리아는 다르다. 박테리아는 눈이 돌아갈 만큼 다양한 방식으로 생명을 꾸려간다. 공기에서 직접 질소를 소비하고 심해 화산의 끓는 물속에서 번성하며, 인간의 결장 속에 수백만 마리가 모여 살기도 한다(대장균을 보라). 박테리아가 물질대사의 혁신들을 이루어내지 않았다면 우리에게는 숨 쉴 공기 자체가 주어지지 않을 것이다(남조류라고도 하는 시아노박테리아가 최초로 산소를 내놓는 광합성을 한 것을 가리킨다_옮긴이). (뱀의 독 같은) 몇 가지 특이한 화합물을 제외한다면 박테리아가 처리하지 못하는 분자는 없다.[35] 박테리아는 지구에 에너지를 제공하는 귀중한 존재인 동시에 지구 최고의 재활용가인 것이다. 스티븐 제이 굴드(1941~2002)가 《풀 하우스》에서 주장했던 바와 같다. 공룡의 시대니 인간의 시대니 하는 말은 박물관의 전시를 위해서는 그럴싸하지만 현실은 다르다. 지구가 원시 수프의 상태를 벗어난 이래 지금까지 모든 역사가 박테리아의 시대였다. 인간을 포함한 나머지는 사족일 뿐이다.

콜레라균의 정식 명칭은 비브리오 콜레라이다. 전자현미경으로 관찰하면 꼭 땅콩이 헤엄치는 것처럼 보인다. 구부러진 막대기 끝에 가느다란 꼬리 같은 게 달려 있어 회전하는데, 편모라고 불리는 그 꼬리가 박테리아를 추진하여 움직이게 한다. 보트의 선외 모터라고 생각하면 된다.

콜레라균 한 마리는 인간에게 해를 끼치지 못한다. 위장의 산성도에 따라 다르지만 대략 100만 마리에서 1억 마리 정도가 있어야 질병에 감염되었다고 말할 수 있다. 박테리아가 활동하는 소우주의 규모와 현실을 제대로 알지 못하는 우리는 어떻게 우연히 세균 1억 마리를 삼킬 수 있다는 건지 이해할 수 없다. 하지만 박테리아가 맨눈에 감지될 정도로 많으려면 물 1밀리리터에 1,000만 마리쯤 있어야 한다. (1밀리리터는 물 한 컵의 0.4퍼센트, 즉 4,000분의 1쯤이라고 생각하면 된다.) 물 한 컵에 콜레라균 2억 마리가 담겨 있다 해도 우리는 뿌연 줄도 모르는 것이다.[36]

박테리아로 해를 입으려면 반드시 그 작은 생명체들을 삼켜 몸속에 넣어야 한다. 단순한 신체적 접촉으로는 병에 걸리지 않는다. 콜레라균이 반드시 소장에 들어가야 한다. 장에 들어간 박테리아는 두 가지 공격을 펼친다. 첫째, TCP라는 단백질toxin coregulated pilus(장내 점막에 잘 부착하게 하는 선모형 단백질이다_옮긴이) 덕분에 어마어마한 속도로 불어난 뒤, 수백 겹으로 단단하게 뭉쳐져 소장 내벽을 덮는다. 둘째, 장 세포 내부로 콜레라 독소를 주입한다. 콜레라 독소는 소장의 주요한 대사 활동인 수분 균형 유지 능력을 완전히 망가뜨린다. 소장 내벽은 두 종류의 세포로 이루어져 있다. 수분을 흡수하여 신체의 다른 곳으로 전달해주는 세포와 수분을 배출하여 쓰레기를 내보내게 하는 세포이다. 수분을 충분히 섭취하는 건강한 인체의 소장은 배출하는 것보다 더 많은 수분을 흡수한다. 하지만 콜레라균이 침입하면 비율이 거꾸로 된다. 콜레라 독소가 세포를 자극하여 엄청난 속도로 물을 내보내게 하므로 극단적인 경우에는 몇 시간 만에 몸 전체 수분의 30퍼센트까지 잃어버리는 환자도 있다. (콜레라라는 이름이 '지붕 홈통'을 뜻하는 그리스어에서 나왔다고 생각하는 사람도 있다. 폭우가 내린 뒤 급류처럼 물이 쏟아지는 모양에 착안했다는 것이다.)

장에서 쏟아져 나오는 액체 속에는 소장 상피 세포 조각들이 들어 있다('쌀물' 대변이라는 말이 가리키는 흰 알갱이가 이것이다). 콜레라균도 엄청나게 많이 들어 있다. 콜레라에 걸리면 최대 20리터까지 수분을 배출하는데, 장액 1밀리리터마다 콜레라균이 약 1억 개씩 들어 있다.

한마디로, 어쩌다 비브리오 콜레라균 100만 마리를 섭취한 사람은 사나흘 만에 1조 마리의 박테리아를 키우게 되는 것이다. 박테리아는 인체를 공장 삼아 제 종족을 100만 배 불린다. 공장이 며칠을 넘기지 못하고 죽는다 해도 상관없다. 식민지로 삼을 다른 공장이 틀림없이 곁에 있을 테니까.

콜레라 환자의 정확한 사인이 무엇인지 꼬집어 말하기는 어렵다. 인체의 모든 기능이 수분에 의존하고 있으므로 짧은 시간에 그렇게 많은 물이 빠져나가면 대개의 활동이 멎는다. 탈수로 사망하는 것은 어떻게 보면 생명의 기원을 거슬러 일어나는 일이다. 우리의 선조는 어린 행성의 바다에서 탄생했다. 이후 몇몇 생명체는 육지의 삶에 적응했지만, 그들 역시 수생 생활의 기억을 유전자에 간직하고 있다. 동물의 수정은 반드시 모종의 액체 속에서 이루어진다. 태아는 자궁 속에서 헤엄쳐 다닌다. 우리 혈액의 염분 농도는 바닷물과 거의 같다. 진화생물학자 린 마굴리스(1938~2011)는 이렇게 말했다. "동물이 뭍에 적응할 수 있었던 것은 이전의 환경을 자기 몸속에 간직하는 기교를 부렸기 때문이다. 수생 생태계를 완벽하게 벗어난 동물은 없다. … 아무리 높고 건조한 산꼭대기에서도 아무리 현대적이고 외딴 은신처에서도 우리가 땀이나 눈물로 흘리는 액체는 사실상 바닷물이다."[37]

탈수가 심각하게 진행될 경우 처음 드러나는 현상은 신체 내에 순환하는 혈액의 부피가 주는 것이다. 물의 양이 줄어드는 것이니 혈액의 농도는 높아진다. 심장은 혈압을 유지하여 뇌나 신장 같은 핵심적인 장기의 기능을 보전하기 위해서 더 빨리 펌프질한다. 인체가 알아서 우선순위를 정하는 셈인데, 쓸개나 비장처럼 생명 유지에 필수적이지 않은 장기들의 기능이 먼저 멎는다. 사지 말단의 혈관이 수축하여 얼얼한 감각을 일으킨다. 초기 단계에서는 뇌로 가는 혈액의 양이 충분하기 때문에 환자는 콜레라균이 자기 몸에 공격을 퍼붓고 있다는 사실을 하나하나 또렷하게 의식한다.

시간이 지나면 결국 심장은 혈압 유지에 실패하고, 인체는 본격적인 저혈압을 겪는다. 심장은 미친 듯한 속도로 펌프질하고, 신장은 가능한 한 많은 액체를 보전하기 위해 분투한다. 정신은 차차 흐릿해지고, 어지러움을 느끼거나 기절한다. 쌀뜨물 대변은 여전히 위험한 속도로 쏟아져 나온다. 이때쯤이면 콜레라 환자는 24시간 만에 몸무게의 10퍼센트가량을 잃었을 것이다. 마침내 신장이 기능을 멈추면 혈류의 분비물 관리 체계는 위기에 처한다. 마치 콜레라가 대도시에서 창궐할 때의 상황이 소규모로 피 속에서 재현되는 것 같다. 혈액에 쓰레기 부산물이 축적됨으로써 요독증 상태가 된다. 환자는 스르르 의식을 잃거나 심한 경우 혼수상태에 빠진다. 생명 유지에 긴요한 장기들이 멎기 시작한다. 몇 시간이 지나면 환자는 사망한다.

그러나 환자 주변의 흠뻑 젖은 이불과 쌀물 대변이 담긴 머리맡들통, 그리고 오물 구덩이와 하수구에는 새로 태어난 생명체 수조 마리가 우글거리고 있다. 다른 숙주에 들어갈 날을 참을성 있게 기다리면서 말이다.

우리는 생물이 특정 환경을 '선호한다'는 표현을 쓰곤 한다. 생물 자체는 아무런 자의식이 없고 인간에게 적용되는 의미의 선호 성향이라는 게 없을 때도 말이다. 이 경우의 선호란 수단이라기보다 목적에 가깝다. 생물체가 어떤 환경을 원하는 것은 그 배경에 놓였을 때 훨씬 효율적으로 번식할 수 있기 때문이다. 그런 의미에서 바다새우는 소금물을 선호하고, 흰개미는 썩은 나무를 선호한다. 어떤 생물체를 그가 선호하는 환경에 놓아주면 세상에 그 생명체의 수가 늘어나고, 선호하는 환경에서 쫓아내면 수가 줄어든다.

이런 의미에서 비브리오 콜레라가 무엇보다 선호하는 것은 사람이 다른 사람의 배설물을 정기적으로 섭취하는 환경이다. 콜레라균은 공기를 통해 전해지지 않으며 체액을 통해서도 잘 전염되지 않는다. 궁극적인 전염 경로는 단 하나이다. 감염된 환자가 질병의 주 증상인 격렬한 설사를 하는 중에 박테리아를 배출하고, 다른 사람이 어쩌다 그 박테리아를 먹는 것이다. 주로 오염된 물을 마시는 경로로 말이다. 흔하게 남의 배설물을 섭취하는 세상이 있다면 콜레라는 말도 못하게 번성할 것이다. 이 사람의 소장에서 저 사람의 소장으로 옮겨 다니며 박테리아를 무수히 생성할 것이다.

콜레라 박테리아는 배설물 섭취에 의존해 이동하기 때문에, 호모 사피엔스의 역사 내내 제대로 이동할 수 없었다. 인류 문화는 문명 탄생 시점부터 줄곧 다양성을 장려해왔지만 남의 배설물을 먹는 행동만은 어느 곳에서나 공통적인 금기였다. 남의 배설물을 소비하는 관행이 없었으므로 콜레라는 원래 태어난 곳, 즉 갠지스 삼각주의 소금물에 머무른 채 플랑크톤에 기대어 살아가는 수밖에 없었다.

사실 콜레라 환자와의 신체적 접촉을 통해 병이 옮기도 하지만 가능성은 극히 낮은 편이다. 가령 더러워진 천을 다루다가 콜레라균이 손가락 끝에 묻었는데, 손을 씻지 않고 식사를 하는 바람에 입으로 균이 들어가 소장에서 치명적으로 불어날 가능성도 있긴 하다. 그러나 그런 방식은 콜레라의 입장에서 보면 참으로 비효율적이다. 사람이 남의 배설물을 직접 만질 일, 그것도 격렬하고 치명적인 질병에 걸린 사람의 배설물을 만질 일은 극히 드물기 때문이다. 설령 부주의한 자의 손가락에 운 좋게 들러붙은 박테리아가 있다 해도 죽지 않고 안전하게 소장까지 들어가리라는 보장이 없다.

요약하면 두 가지 요인 덕분에 수천 년간 콜레라는 억제된 상태로 머물렀다. 제정신인 사람은 남의 배설물을 섭취하고 싶어 하지 않는다는 사실, 그리고 정말 드문 어떤 상황에서 우연히 남의 배설물을 먹은 사람이 있다 해도 그 과정이 연속해서 벌어질 가능성이 낮아 박테리아가 티핑 포인트에 다다를 위험이 적다는 사실이다. 티핑 포인트란 그 수준을 넘어설 경우 개체군 내로 불붙듯 번져갈 수 있는 어떤 한계를 말한다. 그래서 콜레라는 유행성 독감이나 천연두처럼 전염성이 높기로 악명 높은 질병의 양태를 보이지 않았다.

그런데 몇 안 되는 이동 경로를 통해 근근이 살아남으며 무수한 나날을 보낸 끝에 콜레라균이 행운을 맞았다. 사람들이 역사상 유례 없이 높은 인구 밀도를 보이며 도시 지역에 몰려 살기 시작한 것이다. 4층짜리 건물에 50명이 끼어 살고, 1에이커 땅에 400명이 몰려 살기 시작했다. 도시에는 사람의 분뇨가 흘러넘쳤다. 위대한 제국과 회사들이 해상 무역 경로를 개척함으로써 여러 도시가 차차 연결되기 시작했다.

앨버트 공(1819~1861, 빅토리아 여왕의 남편)이 대박람회 아이디어를 처음 제안한 연설을 보면 다음과 같은 유토피아적 표현이 있다. "우리는 너무나 경이로운 전환의 시기를 살고 있습니다. 이 시기에 우리는 역사가 늘 지향해온 위대한 시대를 앞당겨 이룰 수 있을 것입니다. 인류의 통일을 실현하는 시대를 말입니다."[38] 인류는 틀림없이 하나로 뭉치고 있었지만 그 결과가 늘 경이롭지는 않았다. 이제 델리의 위생 상태가 런던과 파리에 직접 영향을 미칠 수 있었다. 인류만 뭉치는 게 아니었다. 온 인류의 소장도 하나가 되고 있었다.

세계적인 통상망을 꾸려가며 사방으로 뻗어가는 새로운 대도시 공간에서는 필연적으로 사물들이 겹치기 마련이었고, 상수망은 하수망과 마구 얽혔다. 사람 배설물에 섞인 작은 알갱이를 섭취하는 일은 비정상이 아니라 일상이 되었다. 그야말로 콜레라균에게는 희소식이었다.

조밀한 도시 거주지의 식수 오염은 인류의 소장에 들어가는 콜레라균 수가 늘어나는 것에 그치지 않았다. 그것은 박테리아의 독성마저 강하게 만들었다. 이는 병원성 미생물 개체군에 항상 적용되는 진화 원칙이다. 박테리아와 바이러스는 몇 가지 이유로 인해 사람보다 훨씬 빠른 속도로 진화한다. 첫 번째 이유는 박테리아의 생명 주기가 무척 짧다는 것이다. 박테리아 하나가 몇 시간 만에 100만 마리의 자손을 낳을 수 있다. 그 후손 각 세대가 기존 유전자를 재조합하든 무작위적 돌연변이를 하든 유전적 혁신을 일으킬 가능성을 안고 있다. 반면 사람의 유전적 변화 속도는 비교할 수 없을 정도로 느리다. 사람은 최소한 15년 정도는 성숙해야 비로소 자기 유전자를 후대에 넘겨주겠다는 생각을 할 줄 안다.

박테리아의 무기는 한 가지 더 있다. 통제된 수직 방향으로만 유전자를 넘겨주는 다세포 생물과 달리 박테리아는 모든 개체가 자유롭게 참가하는 유전자 전달법을 알고 있다. DNA 조각 일부가 이웃 박테리아 세포로 흘러들어 가서 즉시 새롭고 중요한 기능에 사용될 수 있는 것이다. 우리는 부모가 아이에게 DNA를 물려준다는 개념에 너무 익숙해서 유전 암호 중 일부만 수평적으로 빌려온다는 개념을 쉽게 납득하지 못한다. 하지만 그것은 진핵생물인 인간의 선입견이다. 우리 눈에 보이지 않는 바이러스와 박테리아의 왕국에서는 유전자의 이동에 그다지 제약이 없다. 무수히 생겨나는 새로운 유전자 조합 가운데는 바람직하지 못한 것들도 많겠지만, 한편으로 혁신적 전략도 엄청나게 빨리 번진다. 린 마굴리스가 설명한 바와 같다. "세상의 박테리아들은 실질적으로 단 하나의 유전자 풀(특정 생물종에 속하는 모든 개체의 유전자 전체를 일컫는 말_옮긴이)을 공유하고 있는 것이나 마찬가지이며, 그렇기 때문에 박테리아계에 존재하는 온갖 적응 메커니즘도 공유하고 있는 셈이다."[39]

비브리오 콜레라 같은 박테리아는 환경 변화에 대응하여 새로운 특성을 빠르게 진화시키는 능력이 탁월하다. 환경 변화가 번식에 도움이 되는 것일 때는 더 그렇다. 통상적으로 콜레라균 같은 미생물은 까다로운 비용 편익 분석 상황에 처해 있다. 유례없이 치명적인 변종이라면 몇 시간 만에 수십억 마리씩 헤아릴 수 없이 많은 후손을 낳을 수 있겠지만, 너무 잘 번식하기 때문에 오히려 숙주인 인체를 죽음으로 몰고 가기가 쉽다. 재빨리 다른 숙주로 옮겨가지 못한다면 수십억 마리 후손을 낳은 과정도 쓸모가 없다. 독성을 증가시킨 유전자라도 제 자신을 퍼뜨리지 못하면 쓸모없는 것이다. 따라서 이동 가능성이 낮은 환경일 경우 최선의 전략은 인간 숙주에 가하는 위험을 최소한으로 낮추는 것이다. 조금씩만 번식하고 사람을 오래 살려서 박테리아 세포들이 다른 사람의 장에 들어가 과정을 반복할 기회를 잡을 때까지 최대한 시간을 버는 것이다.

조밀한 도시 거주지의 오염된 식수는 콜레라균의 딜레마를 풀어주었다. 이제 최대한 극렬하게 번식하지 않을 이유도 숙주를 최대한 빨리 죽이지 않을 이유도 없는 것이다. 한 숙주에서 방출되더라도 금세 다른 숙주의 장에 들어갈 확률이 높기 때문이다. 박테리아는 수명에 대해서는 싹 잊고 모든 에너지를 증식에 투자할 수 있었다.

박테리아가 의식적으로 이런 전략을 발명해낸 건 아니다. 전략은 콜레라균 개체군 내부의 균형이 달라짐에 따라 저절로 진화한 것이다. 전염 확률이 낮은 환경에서는 치명적인 균주들이 밀려나고 순한 균주들이 개체군을 장악한다. 전염 확률이 높은 환경에서는 치명적인 균주들이 순한 균주들을 압도한다. 박테리아 하나하나가 비용 편익 분석을 의식하는 것은 아니지만, 놀라운 적응력 덕분에 그들은 집단적으로 분석에 참가하고 있는 것이다. 넓은 지역에서 분산 수행되는 미생물들의 투표가 있고, 개개의 박테리아는 자신의 생사를 하나의 표로 삼아 투표에 참여하는 것이다. 개개의 박테리아는 의식이 없다. 그 대신 일종의 집단 지성이라고 할 만한 것이 존재한다.

사실 인간의 의식이라고 한계가 없는 것은 아니다. 우리의 의식은 인간이 활동하는 주 무대의 차원에서는 매우 예리하지만 다른 차원에 대해서는 박테리아만큼이나 둔하다. 런던 및 여타 대도시 시민들이 거대한 떼를 이루어 살기 시작했을 때, 쓰레기를 저장하고 제거하는 정교한 메커니즘을 건설하기 시작했을 때, 강에서 물을 길어 마시기 시작했을 때, 사람들은 자신의 행동을 완벽하게 의식하고 마음속에 분명한 전략을 지니고 있었다. 그러나 사람들은 그 결정들이 미생물에 미칠 영향에 대해서는 털끝만큼도 의식하지 못했다. 박테리아 수를 증가시킨다는 것은 물론이고 박테리아의 유전 암호까지 변형시킨다는 것은 추호도 깨닫지 못했다. 런던 시민은 신설 수세식 변소 또는 서더크 상수회사가 공급하는 값비싼 식수를 즐길 때, 기술을 통해 일상을 편리하고 사치스럽게 바꾸는 데 그치지 않고 콜레라균의 DNA까지 재설계한 셈이다. 시민들 자신은 전혀 깨닫지 못한 채였지만 말이다. 결국 콜레라균을 한층 효과적인 살인마로 바꾼 것은 런던 시민들이었다.

콜레라 처방법과 의약품 광고

콜레라의 비극적 아이러니는 충격적일 정도로 상식적이고 별 기술이 필요 없는 요법으로 다스릴 수 있다는 사실이다. 물을 마시면 되는 것이다. 콜레라 환자에게 정맥 주사 혹은 구강 처방을 통해 수분과 전해질을 보충해주면 병을 이길 확률이 매우 높다. 자원자들을 감염시켜 확인해본 결과, 수분을 보충하면 콜레라는 불편한 설사병 정도로 치러낼 수 있었다. 과거 의사들 중에도 수분 섭취를 생각해낸 사람이 있지 않았을까? 어쨌든 막대한 양의 수분을 배출시키는 질병이므로 처방을 찾는 입장에서는 잃어버린 액체를 돌려줄 생각을 하는 게 논리적이지 않은가? 실제로 그런 사람이 있었다. 토머스 라타라는 영국인 의사는 1832년, 최초로 콜레라가 발병하고 몇 달이 지난 후에 정확히 그런 처방을 생각하고, 환자들의 정맥에 소금물을 주입했다.[40] 라타의 접근법은 현대의 처방과 딱 한 가지 점이 달랐다. 물의 양이었다. 완전히 나으려면 최소한 몇 리터 이상의 많은 물이 필요하다.

안타깝게도 이후 몇십 년간 잡다한 콜레라 처방법들이 범람하는 와중에 라타의 통찰은 철저히 잊혔다. 산업 시대를 맞아 기술이 발전하고 있었건만 빅토리아 시대 의학은 과학적 방법론의 개가라고는 결코 말할 수 없는 것이었다. 당시의 신문이나 의학 잡지들을 보면 일단 치료법이 엄청나게 다양한 것도 눈에 띄지만, 토론에 관여한 인물이 다채롭다는 점이 더 놀랍다. 외과의사, 간호사, 돌팔이 의약품 개발자, 공중보건 권위자, 탁상공론에 능한 화학자 등이 자신이 고안한 믿을 만한 치료법에 관해 〈타임스〉나 〈글로브〉에 기사로 기고했다(광고 지면을 사서 알리기도 했다).

수없이 많은 기사와 광고가 버젓이 실린 것은 역사적으로 묘한 시대였기 때문이다. 지금은 다 지난 일이지만 당시는 매스커뮤니케이션은 이미 등장했으나 의학이 전문 과학으로서 성립되기 전이었다. 오래전부터 대중은 민간요법이며 나름의 진단법 따위를 양산해왔지만, 신문이라는 매체가 등장하기 전에는 발견한 내용을 다른 사람과 나눌 방법이 구전 이외에는 없었다. 한편 오늘날 우리가 당연히 여기는 전문화된 노동으로서의 의학, 즉 연구자가 질병을 분석하여 치료책을 찾아내고 의사가 연구에 대한 평가에 입각해 치료법을 처방하는 일 등은 빅토리아 시대에는 갓 모습을 드러낸 정도에 불과했다. 〈랜싯〉이라는 유명 의학 잡지가 창간된 것을 보면 분명 의학계의 존재가 구체화되고 있기는 했으나 아직 권위를 세우지는 못했다. 학위가 없어도 류머티즘이나 갑상선암 등에 대한 개인적 처방책을 세상 사람들에게 떳떳이 권할 수 있는 시대였다. 그래서 당시의 신문은 간간이 우스꽝스럽고 대개는 아무 쓸모없는 공수표, 고치기 어려운 병에 대해 손쉬운 치료를 약속하는 돌팔이의 호언장담 광고로 넘쳐나곤 했다. 하지만 이 어수선하기 짝이 없는 상황에도 장점은 있었다. 의료계가 과학적 엄밀성을 갖추지 못한 상태여서 진정한 선구자들이 의료계의 텃세에 눌리지 않아도 됐던 것이다.

그런데 돌팔이들의 치료법 남발로부터 얻은 미처 예기치 못한 부수적인 효과가 한 가지 더 있었다. 이후 100여 년을 풍미할 광고 기법과 신문, 잡지의 사업 모델이 탄생한 것이다. 1800년대 말에는 특허 의약품 제작자들이야말로 제일가는 신문 광고주들이었다. 역사학자 톰 스탠디지의 말마따나 그들은 "상표와 광고, 슬로건, 로고의 중요성을 가장 먼저 인식한 이들이었으며, … 치료약 자체의 생산 단가는 극히 낮았으므로 마케팅에 돈을 쏟아붓는 것이 합당했다."[41] 근대 사회에서 내용보다 겉이 중요하다는 사실, 근대인의 욕망은 매혹의 광고를 연료 삼아 끝없이 타오른다는 사실은 이제 상식이다. 이 상황의 기원을 잘 추적해보면 결국 감격할 만큼 값싼 만병통치약 한 통으로 온갖 질병을 다스릴 수 있다고 입에 침이 마르게 선전했던 빅토리아 시대 신문의 케케묵은 광고들까지 가게 되는 것이다.

당시의 특허 의약품 산업은 당연히 19세기 최악의 질병에 대한 치료책을 백방으로 찾아 나섰다. 1854년 8월에 런던 〈타임스〉의 광고를 읽은 독자 중 순진한 사람은 콜레라가 퇴치 일로에 있다고 믿어버렸을 것이다. 간단히 입수할 수 있는 치료책이 그렇게 많다고 하니 말이다.

열병과 콜레라—환자의 방 공기를 손더스 악취 제거액으로 정화해야 합니다. 이 강력한 소독제는 순식간에 나쁜 냄새를 없애고, 공기를 상쾌한 향기로 가득 차게 합니다.—J. T. 손더스, 향수제조사, 316B, 옥스퍼드 가, 리전트-서커스; 다른 약제사나 향수제조사에게서도 구입할 수 있습니다. 가격 1실링.[42]

우리가 보기에는 특허 의약품 광고들이 우스꽝스럽기 짝이 없지만, 당시에는 오히려 치료제의 가격이 비싸 가난한 사람들에게는 전혀 소용이 없다며 불평등을 운운하는 격노한 투서가 신문사에 쏟아졌다.

영향력 있는 귀 잡지에 최근 실린 기고 몇 통을 유심히 보았습니다. 요즘 인구에 자주 회자되는 소재, 즉 약제사들이 터무니없는 값에 유통하는 피마자유에 관한 것이었습니다. … 근자에 시민 중 한 명이 용감히 나서서 벽보를 이용하여 사람들에게 공공연히 광고로 최상질의 상온 추출 피마자유를 온스당 3페니가 아니라 1페니에 팔겠다고 했는데, 그렇게 해도 충분한 이득을 올릴 수 있다고 합니다. 그러니 그 업계에 종사하는 상인들이 과거 몇 년간 가난한 사람들에게 피마자유를 비싸게 팔아서 막대한 이익을 보았다는 사실을 이제 누가 부인할 수 있겠습니까.[43]

위 문장의 행간에서 우리는 또 한 가지 현대적 정서의 시초를 읽을 수 있다. 오늘날 지나치게 높은 가격을 매기는 다국적 제약회사들에 쏟아지는 분노 말이다. 하지만 최소한 오늘날의 거대 제약회사들은 대부분 무언가 효과 있는 물질을 팔고 있다. 사실 피마자유를 비싼 값에 파는 것과 너그럽게 공짜로 나누어주는 것 중 어느 쪽이 더 나쁜 짓이라고 말하기는 어렵다. 최소한 가격이라도 높으면 사람들이 유해한 물질을 자유롭게 접할 수 없으니 말이다.

먹이 사슬에서 한 단계 올라가보면 〈타임스〉에 기고하는 사람들이 있었다. 명망 있는 의료계 인사들이 자신의 치료법을 공개하는 (또는 남의 치료법에 반박하는) 것이었는데, 명확히 상업적 의도가 있는 것은 아니었다. 예를 들어 1854년 여름 끝자락에 시 경찰 책임 외과의사인 G. B. 차일즈는 〈타임스〉에 투고하여 콜레라의 가장 뚜렷한 증상인 설사에 대해 완벽한 해법을 약속했다. 다음은 8월 18일자 신문에 실린 차일즈의 투고 내용이다.

> 귀 신문의 지면을 저에게 조금 허락해주십시오. … 에테르와 아편제에 대한 이야기는 이미 했으므로 반복할 생각은 없으나, 그 처방이 위 속에서 어떤 작용을 일으키는지에 대해 제 견해를 설명할까 합니다. 아직도 효력을 입증하는 증거가 필요하고 그 장점에 대해 의혹을 품는 분이 계시다면, 런던의 어느 경찰서라도 방문해보시기 바랍니다. 그 약을 늘 상비해두고 진가를 누리는 경찰관들이 얼마든지 있으니까 말입니다. … 여러분은 즉각 효과를 발휘하는 처방, 느리면서도 대개의 경우 불확실하기까지 한 소화 기능에 의존하지 않는 처방을 찾으시는 것 아닙니까. 아편제가 소중한 것이라면, 그리고 실제로 모든 권위자들이 그렇게 인정하는 바이니 한시라도 빨리 활발히 이용해야 하는 것 아니겠습니까. … 결론적으로, 귀 신문의 수많은 독자에게 이 처방을 제안하면서 저는 다만 공인으로서 공공의 의무를 다하는 것뿐이라는 점을 양지해주시기 바랍니다.[44]

글을 맺는 마지막 문장은 이런 종류의 편지에 단골로 들어가곤 했는데, 오늘날 독자의 눈에는 그 미개한 처방에 이런 엄숙함을 덧입혀 놓았다는 사실이 못마땅할 것이다. 요직에 앉아 법을 집행하는 관료가 일간지에 투고해서 한다는 말이, 속이 뒤집혔을 때는 헤로인 섭취가 최고라는 것이니 말이다! 게다가 자기 말이 믿기지 않으면 가까운 경찰서로 가서 경찰들이 그 '약'을 얼마나 높이 사는지 직접 보라고 하다니! 경찰이 '마약과의 전쟁'을 수행하기는커녕 마약을 권하던 시절이었다. 어쨌든 의학적으로 아주 근거 없는 처방은 아니었다. 아편제 남용에 반드시 뒤따르는 부작용 중 하나가 변비 등 배변 지체였으니 설사에 처방할 만도 했다.

콜레라 처방법은 끊임없이 신문에 등장하는 토론 주제였으며, 무수한 논쟁의 근원이었다. 화요일에 한 의학박사가 아마인유와 뜨거운 습포를 혼합하는 처방을 추천하면, 목요일에 벌써 다른 박사가 그 처방을 받고 숨진 환자들 사례를 게재하고 나섰다.

존슨 박사가 보고하기를 콜레라에 피마자유를 처방하여 좋은 결과를 얻었다고 하였기에 저 역시 시험 삼아 기법을 적용해보았습니다만, 안타깝게도 실패라고 할 수밖에 없는 결과를 얻었음을 알립니다. …

귀 신문을 구독하는 도시 독자들에게 간청하는 바이니, 그 기고자의 말을 듣고서 연기가 콜레라 예방에 도움이 된다거나 전염병 유행에 조금이라도 영향을 미친다고 믿지 마시기 바랍니다. …[45]

신문 지상에 벌어진 의료계 인사들의 끝없는 말다툼은 급기야 풍자의 수준까지 이르렀다. 브로드 가에서 콜레라가 발발한 주에 〈펀치〉는 '의사들의 의견이 제각각인 마당에 누가 결정을 내리겠는가?'라는 제목의 통렬한 사설을 실었다.

거침없이 신문 칼럼으로 게재되고 있는 의사들의 투고는 그 질이 구역질 나는 수준이다. 독자 대중의 건강, 참을성, 신경에 너무나 거슬리는 '더럽고 자극적인 내용'을 아침마다 식탁에 앉은 우리 눈앞에 들이밀 것이라면, 이제 대중 매체는 대중 공해라는 비난을 받아야 마땅하다. 신문에 기고하는 의사들이 콜레라 처방법에 대해 합의한다면 대중은 그 수고에 감사를 아끼지 않을 것이다. 하지만 한 의학자의 '절대 안심할 수 있는 약'이 다른 의사의 '치명적인 독'이고, 오늘의 특효약이 내일의 끔찍한 약물로 밝혀지는 상황이라면, 서로 모순된 지시에 따라야 하는 우리는 혼란에 빠지고 경계할 수밖에 없는 것이다.[46]

보통 의사들도 특허 의약품 판매자나 신문 기고가들만큼 콜레라 처방에 중구난방이었다. 환자의 몸에서 나빠 보이는 것을 무조건 빼내야 한다는 체액론에 따라 거머리로 콜레라를 치료하려는 의사도 있었다. 탈수 때문에 유달리 진한 콜레라 환자의 피를 보고는 피를 더 흘려야 한다고 해석했다.

G. B. 차일즈의 조언과는 반대로 설사제를 처방하는 의사도 있었다. 그렇지 않아도 치명적일 정도로 체액을 쏟게 하는 질병에 엎친 데 덮친 격으로 설사제를 처방한 것인데, 피마자유나 대황 같은 하제가 널리 사용되었다. 또한 의사들은 브랜디를 자주 권했는데, 브랜디 역시 탈수 현상을 일으키는 것으로 잘 알려져 있었다. 이런 처방들이 질병 자체보다 위험했다고 말할 수는 없다. 콜레라가 얼마나 악독한 병인데 그보다 심한 상황이란 게 쉽게 있겠는가. 하지만 콜레라가 일으킨 생리적 위기를 오히려 악화시키는 처방이 많았던 것

도 사실이다. 몇 가지 긍정적인 효과도 있었지만 대부분은 위약 효과에 불과했다. 민간요법, 상업적 만능약, 비과학적 처방들의 홍수 속에서 환자들에게 진짜 필요한 제대로 된 조언, 수분을 섭취하라는 조언은 들리지 않았다.

엇나간 질병 발생 예측

금요일 아침, 근심스런 기운은 아직 골든스퀘어 너머로는 뻗지 않았다. 마침내 열기가 수그러들었고, 다른 구역 사람들은 선선해진 깨끗한 날씨를 맘껏 즐겼다. 그 가운데 끔찍한 전염병이 최초의 희생자를 노리고 있다는 사실을 누구도 알지 못했다. 〈모닝 크로니클〉에 실린 콜레라 기사는 낙관적으로 전망했다. 크림 전쟁의 최전선에서 콜레라가 서서히 자취를 감추고 있다는 보고였다. "드디어 8월의 위험에서 벗어났으니, 이제 우리는 전장에서 역병이 감퇴하고 작전이 다시 활발히 수행되기를 바란다. 콜레라로 인한 최악의 고비는 넘긴 것이 분명하고, 연합군이 겪는 고초 역시 규모나 정도 면에서 상당히 완화된 것으로 보인다. 다소 늦게 타격을 받은 함대도 이제는 무질서한 위기를 벗어난 것 같다."[47]

그러나 골든스퀘어 인근의 주민들은 공포에서 벗어나지 못했다. 목요일 자정이 되기 몇 시간 전에 사태는 최악으로 치달았다. 몇 시간 만에 수백 명의 주민이 차례차례 병에 굴복했다. 일가족 전체가 쓰러지는 바람에 캄캄하고 숨 막히는 방에서 병자들끼리 서로 보살피는 경우도 흔했다.

이 공포스런 장면, 온 가족이 방에 빽빽이 누운 채 너무나 잔인한 개인적 고난을 집단적으로 겪는 장면은 브로드 가 콜레라라고 하면 떠오르는 가장 끔찍한 영상일 것이다. 물론 오늘날 선진국에서도 일 가족이 함께 죽는 경우가 있다. 하지만 대개 자동차 사고나 비행기 추락, 자연 재해 같은 재앙이라서 몇 초나 몇 분 만에 벌어지는 일이다. 온 가족이 오래도록 고통에 신음하며 자신들의 운명을 또렷이 인식한 상태로 함께 죽어가다니, 이야말로 죽음의 책에서도 특별히 참혹한 페이지가 아닐까. 요즘도 세계 어딘가에서 간혹 이런 일이 발생한다는 사실은 우리 모두가 부끄러워해야 할 일이다.

세인트루크 교회 부목사 화이트헤드의 의례적 사교 행위였던 마을 순람은 하룻밤 새에 죽음의 불침번으로 바뀌었다.[48] 동이 트고 몇 분 후, 사람이 죽어간다는 연락을 받고 가 보니 이미 피부가 푸르고 팽팽해진 환자 네 명이 사경을 헤매고 있었다. 그날 오전에 화이트헤드가 방문하는 집마다 그런 무서운 광경이 벌어졌다. 온 동네가 생사의 기로에 놓여 있었다. 화이트헤드는 정오 직전에 다른 목사한 명과 성서 봉독자scripture reader(지역 교회에 고용되어 교구민들을 찾아다니며 성서를 읽어주던 직업_옮긴이) 한 명을 만났는데, 그들도 동네에서 똑같은 참상을 목격하는 중이라고 했다.

여기저기 돌아다니던 화이트헤드는 그린스코트 근처 피터 가에 면한 네 채의 건물을 방문하여 무서운 기세로 병이 번진 것을 확인했다. 그곳 주민 중 절반가량이 지난 24시간 안에 쓰러진 듯했다. 개중 그린스코트 북서쪽 모퉁이의 가장 큰 건물에서는 주민 12명 전원이 사망할 것으로 보였다. 그런데 놀랍게도 그린스코트 안쪽에 있는 비좁고 더러운 건물들에서는 콜레라가 크게 횡행하지 않았다. (거주자 200명 가운데 다섯 명만 죽었다.) 구역에서 가장 지저분한 건물을 방문한 화이트헤드는 그곳에 앓아누운 자가 없는 것을 보고 깜짝 놀랐다.

충격적인 대비였다. 피터 가의 네 건물은 1849년에 교구 위원들이 실시한 지역 청결도 검사에서 큰 칭찬을 받은 건물인 반면, 다른 건물들은 케케묵고 더럽다는 지적을 받았기 때문이다. 화이트헤드는 세간의 속설과는 달리 거주지의 위생 상태가 질병 발생 예측에 아무 기준이 되지 못하는 게 아닐까 의심했다.

이런 관찰로 미루어 볼 때, 젊은 부목사의 성격이 어땠는지 여러 면에서 짐작할 수 있다. 우선 심대한 혼란의 시기에도 평정과 엄밀한 지성을 잃지 않으며, 정설에 과감하게 도전하고 최소한 경험적으로 점검해보고자 한다는 점을 확인할 수 있다. 그 점검은 동네와 주민들에 대해 화이트헤드가 가지고 있는 1차적 지식에 달려 있었다. 그가 질병의 초기 전파 경로를 정확히 파악할 수 있었던 것은 환경을 세밀하게 이해하고 있었기 때문이다. 어느 집이 청결한 위생 상태로 칭찬받았는지, 어느 집이 블록에서 가장 더럽기로 소문이 났는지 알고 있었던 것이다. 그런 지식이 없었다면 화이트헤드도 세간의 평범한 의견에 쉽게 동의하고 말았을 것이다.

그날 소호 거리에는 화이트헤드 말고도 다른 의학 탐정들이 단서를 발견해 인과관계를 밝히고자 헤매고 있었다. 토요일 아침 동 틀 무렵, 딘 가에서 보건소를 운영하는 존 로저스는 지난 24시간 동안 쓰러진 환자들을 모두 방문할 계획으로 바삐 발길을 옮기며 워커스 코트를 지나 베릭 가를 향했다. 로저스는 과거에 콜레라를 경험한 적이 있는데, 이번 골든스퀘어의 사정은 뭔가 특별하다는 생각이 들었다. 콜레라가 이처럼 갑자기 폭발하듯이 사람들을 해치는 일은 없었다. 물론 수천 명의 목숨을 앗아가긴 해도 살육은 몇 달이나 몇 년에 걸쳐 벌어졌다. 로저스가 듣자니 이번에는 온 집안 사람이 하룻밤 새에 앓아누운 경우도 있었다. 진행 속도도 무서우리만치 빨라 피해가 더욱 큰 것 같았다. 멀쩡히 건강하던 사람이 12시간 만에 죽어버리곤 했다.

로저스는 베릭 가 6번지를 지나게 되었다. 그곳에는 로저스가 직업상 알고 지내는 해리슨이라는 유명한 의사가 살았다. 해리슨 집 대문을 들어서려는 순간, 갑자기 코에 닿은 강한 악취 때문에 로저스는 몇 초간 인도에서 비틀거리며 토하고 싶은 것을 참았다. 나중에 로저스는 "이 대도시에서 운 나쁘게 흡입했던 그 어떤 악취보다도 메스껍고 구역질 나는 냄새였다"고 말했다. 겨우 몸을 가눈 로저스는 한발 물러나 악취가 어디서 나는지 보았다. 냄새는 길가를 흐르는 수채로부터, 폭우 때 빗물을 흘리도록 살짝 열린 연석 모서리 틈으로 피어오르고 있었다. 로저스는 구멍 아래에서 어떤 더러운 것들이 썩어가는지 자세히 살펴보지는 않았지만, 다시 걸음을 옮기면서 6번지 건물 전체에 스밀 만큼 강한 악취라고 생각했다.

몇 시간 뒤에 로저스는 의사 해리슨이 그날 아침에 사망했다는 소식을 들었다. 로저스는 대뜸 이렇게 진단했다. "수챗구멍이 그 사람을 죽인 거라고!" 로저스는 도시의 지독한 위생 상태가 재앙을 몰고 온 것이라며 비난을 퍼부었다. 하지만 죽음의 행렬은 이제 막 시작된 것이었다. 주말에는 베릭 가 6번지 주민 중 일곱 명이 추가로 콜레라에 걸렸고, 그중 여섯이 숨을 거두었다.[49]

다시 브로드 가 40번지. 루이스네 아기는 탈진을 했는지 밤새 기척이 없었다. 오전이 되자 아기의 부모는 지난주에 진찰을 해주었던 로저스 박사를 다시 불렀다. 그러나 로저스가 당도했을 때, 그러니까 11시에서 몇 분인가 지났을 무렵, 아기는 죽어 있었다.

그날 오후 화이트헤드는 모두 여섯 명인 일가족을 방문했다(이름에 대한 기록이 없으므로 여기서는 워터스톤네라고 부르겠다). 오랫동안 절친하게 지낸 사이였다. 장성한 아들 둘과 사춘기에 접어든 딸 둘이 부모와 함께 골든스퀘어에서 약간 떨어진 건물 1층의 방 세 개짜리 집에 살았다. 화이트헤드가 도착해보니 재치와 쾌활한 성격으로 늘 화이트헤드의 맘을 사로잡았던 막내딸이 병 때문에 밤새 잠도 못 자고 고통스러워한 끝에 급기야 정신이 오락가락하고 있었다. 소녀 곁에는 두 오빠와 용감하게 도움을 주겠다고 나선 이웃 한 명이 서 있었다. 방 셋 중 가운데 작은 방에서 화이트헤드가 사내들과 낮은 목소리로 이야기를 나누는 동안, 소녀는 어느 정도 정신을 차리는 듯했다.

소녀가 고개를 들고 어머니와 언니를 찾았다. 오빠들은 차마 입을 떼지 못했다. 소녀는 방 양쪽으로 난 두 문이 모두 닫힌 것을 의심스레 쳐다보았다. 아무도 말해주지 않았지만, 소녀는 알고 있었다. 문 너머에는 각기 관이 있다는 것을. 소녀는 덧문이 내려져 컴컴한 앞쪽 방에서 아버지가 어머니의 시신에 엎드려 우는 소리를 들을 수 있었다.

외로이 투병하기 위해서든 동네에 떠도는 나쁜 기운을 들이지 않기 위해서든 동네의 집 중 절반 정도는 문을 닫아걸고 틀어박힌 듯했다. 바깥은 어울리지 않게도 햇살이 눈부시게 부서지는 여름 오후였다. 이날 베릭 가 끄트머리에 노란 깃발이 걸렸다. 콜레라가 창궐한 것을 주민들에게 알리는 신호였다. 하지만 굳이 그러지 않아도 알 수 있었다. 시체를 산더미처럼 실은 마차가 거리를 가로질러 굴러가는 판국이었으니 말이다.

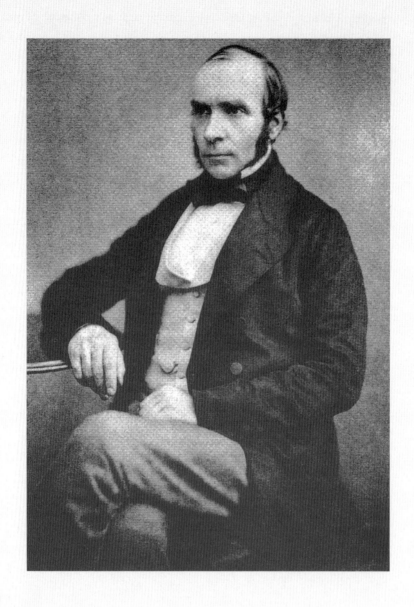

존 스노

탐정

전염병 발생과 존 스노의 행보

일요일 오전, 소호 거리에는 기묘한 고요가 감돌았다. 평소 난리법 석이던 노점상들도 사라졌다. 주민 대부분은 이미 동네를 떠났거나 문을 닫고 신음하고 있었다. 24시간 만에 70명이 목숨을 잃었고, 수 백 명이 사경을 헤매고 있었다. 브로드 가 40번지 앞 펌프를 찾아온 사람의 수도 평소와 비교할 수 없을 정도로 적었다. 길가에서 가장 자주 보이는 사람은 미친 듯이 왕진을 다니는 의사나 성사를 보러 다니는 사제였다.

전염병 발생 소식은 도시 전역으로, 도시 너머까지 퍼졌다. 워터 가에서 푸딩을 먹은 약제사의 아들은 일요일에 윌레스던의 자기 집 에서 죽었다. 도시는 포위당한 동네에서 탈출하는 난민들을 받아들 이면서 골든스퀘어의 전염병이 앞으로 더 대규모로 번질 것인지 숨 을 죽인 채 지켜보았다. 한 교구에서 70명이 사망한 것은 콜레라가 창궐한 시기에 그리 드문 규모는 아니었다. 하지만 질병이 그만큼 희생자를 내는 데는 보통 몇 달이 걸리기 마련이었다. 브로드 가의 콜레라가 어떤 것인지 어디서 왔는지 몰라도, 고작 하루 만에 그런 어마어마한 일을 낸 것이다.

질병은 대략 다섯 블록 이내로 한정된 곳에서 발생했지만, 나머지 소호 구역들도 바짝 경계 태세를 취했다. 사람들은 짐을 꾸려 교외나 도시의 다른 구역에 사는 친구나 친지에게로 갔다. 아니면 문을 잠그고 창문을 내렸다. 대부분은 골든스퀘어 구역을 벗어나기 위해 애썼다.

하지만 소호 주민 가운데 한 명, 소호 남서쪽 가장자리 색빌 가의 자기 집에서 꼼꼼하게 상황을 추적하는 이가 있었다.[50] 황혼녘에 집을 나온 그 남자는 텅 빈 거리를 가로질러 곧장 사태의 심장부로 향했다. 브로드 가 40번지에 이르자 남자는 걸음을 멈추었다. 그리고 어둑해지는 거리에서 한참 동안 펌프를 조사했다. 우물에서 물 한 바가지를 퍼내 잠시 뚫어져라 쳐다본 뒤, 남자는 몸을 돌려 색빌 가로 돌아갔다.

마흔두 살이었던 존 스노는, 30대 초반부터 어느 모로 보나 혁혁한 전문적 업적을 쌓아온 인물이었다. 보통의 의료계 인사나 위생개혁운동 참여자들과 달리 스노는 변변치 못한 집안에서 태어났다. 그는 요크셔 노동자 가정의 장남이었다. 조용하고 진지한 아이로서 보잘것없는 태생을 뛰어넘는 지적 야망을 지녔던 스노는 열네 살에 뉴캐슬온타인의 한 외과의사 아래 수습으로 들어갔다. 열일곱 살에는 존 프랭크 뉴턴이 1811년에 발표해 인기를 끌었던 책《자연으로의 귀환: 채식에 대한 변호》를 읽고 즉시 채식주의자가 되었다. 또 얼마 지나지 않아 엄격한 금주가가 되었다. 스노는 성인이 된 이후로 고 기나 술을 거의 먹지 않았다.[51]

스노는 뉴캐슬에서 수습의사로 지내던 중 1831년 말부터 콜레라 가 무섭게 번지는 것을 두 눈으로 확인했다. 킬링워스 탄광이 피해 가 심각했는데, 스노는 그곳의 생존자들을 직접 돌봤다. 젊은 스노 가 보기에 탄광의 위생 상태는 끔찍했다. 광부들은 따로 쉴 거처가 없어 캄캄하고 답답한 땅굴에서 그냥 먹고 배설했다. 콜레라가 번짐 에 따라 스노는 가난한 노동자들의 사회적 환경이 콜레라 창궐의 원 인일 것이라고 생각하기 시작했다. 특별히 병에 취약한 체질이 따로 있는 게 아니고 말이다. 진정한 이론이라고 하기에는 부족한, 어렴 풋이 깨달은 발상에 가까웠다. 그래도 그 생각은 스노의 마음 깊이 자리 잡았다.

19세기 초반 태생으로 의학에 관심을 둔 청년이라면 크게 세 가 지 길을 생각해볼 수 있었다. 약제사 아래에서 수습을 거친 뒤 약제 사협회가 수여하는 자격증을 취득하면 의사들이 처방하는 약을 조 제할 권리를 얻었다. 그 후 좀 더 훈련을 쌓으면 진료를 할 수 있게 되어 당시의 변변치 않은 치료법으로나마 환자를 볼 수 있었다. 간 단한 수술이나 치과 치료를 겸하기도 했다. 더 야심 찬 사람은 의학 교에 진학할 수 있었다. 그러면 나중에 왕립외과의사학회에 가입할 수 있으므로 진정한 개업의사나 외과의사가 되는 것이다. 그들이 하 는 일은 여러 가지였는데, 경미한 감기 치료부터 종기 절제나 사지 절단 수술까지를 망라했다. 그보다 더 높은 경력은 대학에서 의학박사 학위를 따는 것이었다. 박사학위 소지자들은 통상 내과의사라고 불리며, 외과의사나 약제사보다 높은 계급으로 대접받았다. 학위가 있으면 개인 병원을 열 수 있었다.[52] 부유한 후견인들로부터 기금을 모집하고, 그들과 어깨를 나란히 할 수 있는 것이다.

스노는 자신의 야망이 지방 약제사 수준을 넘어서 있다는 것을 진작에 깨달았다. 그는 1835년에 요크로 이사하여 그곳에서 한창 세를 떨치던 금주운동에 관여했다. 하지만 스물세 살이 되자 그는 19세기 소설계를 풍미했던 교양소설에 전형적으로 등장하는 주인공의 인생 경로를 밟기로 결심했다. 원대한 꿈을 지닌 시골 청년이 대도시로 나가 자수성가하는 길 말이다. 스노는 젊고 의욕 있는 수습의답게, 말이나 마차를 전혀 타지 않고 런던까지 322킬로미터나 되는 길을 걸어서 갔다.

런던에 도착한 스노는 소호에 정착한 뒤 헌터리안 의학교에 등록했다. 2년 만에 약제사 자격증과 외과의사 자격증을 취득한 뒤, 골든스퀘어에서 동쪽으로 걸어서 5분 거리인 프리스 가 54번지에 개업했다. 당시 의사가 병원을 열 때는 사업가 기질이 꼭 필요했다. 런던의 신흥 중산 계급인 의사들 사이에도 경쟁이 치열했기 때문이다. 스노의 병원에서 몇 블록 이내만 해도 다른 외과의들의 진찰실이 네 군데나 있었다. 한편, 내과의사는 소호를 가로질러 골든스퀘어에 한 사람 있었다.

근방에 경쟁자가 그렇게 많았는데도 스노는 곧 성공적인 개업의 경력을 쌓아갔다. 성격상 그는 친근하고 수다스러운 동네 의사 이미지와는 어울리지 않았다. 오히려 환자를 대하는 태도는 무뚝뚝했고, 감정에 휘둘리지 않았다. 그래도 그는 뛰어난 의사였다. 관찰력과 기지가 있고 과거 여러 사례에 대한 기억력이 탁월했다. 또한 미신이나 독선으로부터 자유로웠다. 물론 당시의 기준에 비해 그런 편이었다는 것이고, 그도 초기 빅토리아 시대 의학에 만연한 개념적 한계나 왜곡을 완벽히 벗어날 수는 없었다. 당시의 현역 의사들에게 자그마한 세균이 질병을 퍼뜨린다는 개념을 들려주면 요정의 존재를 믿는 것과 마찬가지라고 대꾸했을 것이다. 〈타임스〉에 실렸던 G. B. 차일즈의 투고를 보면 알 수 있다시피, 거의 모든 병증에 대해 덮어놓고 아편제를 처방하던 시절이었다. 빅토리아 시대 의사들이 입에 달고 다니던 말은 "아편제 조금 드시고 아침에 부르세요"였다.

스노는 일반적인 사교 생활과는 담을 쌓았던 것으로 보이는데, 환자를 보지 않는 시간에는 연구에만 몰두했다. 외과의 일과 관련된 연구였지만 그의 야망이 얼마나 너른 영역에 걸쳐 있는지 보여주는 것이기도 했다. 스노는 의학 및 공중보건 문제를 다룬 논문을 학회지에 싣기 시작했다. 처음 발표한 논문은 비소를 활용한 시체 보존법을 다룬 것으로서 1839년 〈랜싯〉에 실렸다.[53] 스노는 이후 10년간 50여 편의 논문을 발표하는데, 납 중독부터 사산아 소생법, 혈관, 성홍열, 천연두에 이르기까지 주제가 다양했다. 흠집투성이 과학을 내세우는 자들에 대한 비판도 쉴 새 없이 같은 곳에 실었다. 나중에는 편집자가 글을 통해 점잖게 꾸짖을 정도였다. "스노 씨는 타인이 만든 것을 무작정 비판하느니, 차라리 무언가 스스로 생산하는 데 힘쓰는 편이 좋을 것 같습니다."[54]

물론 스노도 독자적인 무언가를 생산해낼 마음을 먹고 있었다. 그러는 데는 학위가 결정적인 도움이 되겠다는 생각도 했다. 1843년에 스노는 런던 대학에서 의학사 학위를 받았고, 1년 뒤에는 어려운 박사학위 자격시험을 상위의 성적으로 통과했다. 이제 그는 공식적으로 존 스노 박사였다. 어떤 기준으로도 이제는 성공 이야기의 주인공이었다. 노동자의 아들로 태어나, 번창하는 개업의이자 연구자겸 강사로도 활약했으니 말이다. 사사한 교수들 중 한 명의 추천 덕분에 스노는 웨스트민스터 의사협회에도 가입했으며, 곧 존경받는 핵심 회원이 되었다. 누구라도 그쯤 되면 편안한 공간에 안주하고 싶을 것이다. 점점 더 부유한 환자들을 받고, 그를 통해 자신의 사회적 지위를 높여가며 느긋하게 나아가는 것이다. 하지만 스노는 런던 상류 사회라는 올가미에 묶일 마음이 전혀 없었다. 무엇보다도 그를 자극하는 것은 아직 답이 없는 문제와 의료계가 세상을 이해하는 시선에서 맹점으로 남아 있는 부분이었다.

스노는 이후에도 평생 개업의로서 진료를 했지만, 결국에는 진료실 밖에서 추진한 연구 덕분에 명성을 얻는다. 연구자로서 스노는 목표를 낮춰 잡는 사람이 아니었다. 당대 최고로 잔인한 살인마와의 싸움에서 혁혁한 공을 세우게 된 것만 보아도 알 수 있다. 그런데 콜레라와 맞붙기 전에 그는 빅토리아 시대 의학에서 또 하나 몹시 뒤떨어진 분야, 즉 통증 관리에 관심을 쏟은 적이 있었다.

마취제로 활용한 에테르, 클로로포름

순전히 육체적 야만성만 놓고 볼 때, 빅토리아 사회에 전문가의 수술 행위보다 더 잔인한 것은 없었다. 아편이나 알코올 말고는 마취제가 없었고, 그 두 가지도 부작용을 생각할 때 적당히 쓸 수밖에 없었기 때문에 수술은 사실상 가장 가혹한 형태의 고문이라고 해도 좋았다. 외과의사들이 제일 내세우는 기술도 속도였다. 수술이 길어지면 의사도 환자도 참을 수가 없었기 때문이다. 요즘 몇 시간쯤 걸릴 수술이 당시는 3분도 못 되어 끝나곤 했다. 고통을 최소화하는 방안이었다. "코담배 한 번 들이마실 시간에 어깨를 절단할 수 있다"고 자랑한 의사도 있었다.

영국 작가로서 오랜 소호 주민이기도 했던 패니 버니(1752~1840)는 1811년 파리에서 유방절제술을 받았다. 그녀는 1년 뒤 여동생에게 쓴 편지에서 경험을 들려주었다. 통증에 대한 유일한 위안인 포도주 리큐어를 마신 뒤, 패니 버니는 불길함이 감도는 작은 방에 들어섰다. 그녀의 집에 모인 일곱 명의 의사는 습포와 붕대와 으스스한 수술 도구들을 들고 늘어서 있었다. 패니 버니가 임시로 제작한 침대에 눕자, 의사들은 그녀의 얼굴에 가벼운 손수건을 덮었다. "무서운 쇠붙이가 가슴을 파고들고, 정맥과 동맥과 살과 신경을 잘라낼 때는 비명을 참지 않아도 된다는 말 따위는 내게 하나마나 한 말이었어. 나는 절개가 완전히 끝날 때까지 잠시도 쉬지 않고 계속 비명을 질렀어. 지금껏 그 비명 소리가 귓전을 맴돌지 않는 게 오히려 이상할 정도라니까! 고통은 그 정도로 극심했어. … 그리고 칼이 가슴

뼈에 부딪쳐 달그락대는 것, 뼈를 긁어내는 것까지 느낄 수 있었어! 이런 일이 자행되었던 거야. 결코 말로는 표현할 수 없는 고문에 사로잡혀 있는 동안에."[55] 수술이 끝나고 충격 끝에 기절하기 직전 그녀는 집도의의 얼굴을 힐끗 보았다. "나만큼이나 창백해진 의사의 얼굴에는 피가 죽죽 그어져 있더군. 그 표정은 고통, 염려, 그리고 공포에 가까운 것이었어."

1846년 10월, 보스턴의 매사추세츠 종합병원에서 윌리엄 모턴이라는 치과의사가 세계 최초로 에테르를 마취제로 활용하는 시범을 보였다. 소문은 대서양 너머까지 빠르게 돌았고, 12월 중순에는 제임스 로빈슨이라는 런던 치과의사가 환자들에게 에테르를 적용하기 시작했다. 의료계 인사들 몇몇이 참관하여, 경이로운 광경을 지켜보곤 했다. 12월 28일에도 로빈슨은 성공적인 발치 수술을 선보였는데, 참관자들 사이에는 예의 조용하고도 주의 깊은 태도를 견지한 존 스노가 있었다.

새해가 될 무렵, 에테르를 둘러싼 흥분은 의료계를 넘어 대중 매체에까지 흘러들었다. 〈펀치〉는 다루기 힘든 아내에게 에테르 사용을 권한다는 내용의 농담조 사설을 싣기도 했다. 하지만 기적의 마취제는 아직 현장에서 완벽히 믿을 만한 것은 못 됐다. 매끄럽게 끝나는 수술도 있었다. 환자가 수술 내내 취해 있다가 끝나고 몇 분 뒤에 수술에 대한 기억 없이, 게다가 통증도 상당히 덜한 상태로 깨어나는 경우다. 그러나 아예 마취가 안 되는 환자도 있었고, 특히 정교한 기술이 필요한 수술 중에 더러 의식을 찾는 환자도 있었다. 영원히 깨어나지 못하는 환자도 적지 않았다.

스노는 에테르의 신뢰도가 떨어지는 게 용량의 문제라는 가설을 세우고, 기적의 기체를 적용하는 최선의 방법을 결정하기 위한 실험에 착수했다. 스노는 기체 농도가 온도에 따라 극적으로 달라진다는 사실을 예전에 배워서 알고 있었다. 그런데 에테르를 처음 사용한 의사들은 수술실의 온도를 전혀 고려하지 않는 것 같았다. 서늘한 방에서 에테르를 맞는 환자는 화롯불이 지글지글 타는 더운 방에서 수술 받는 환자보다 훨씬 적은 양으로 충분할 터였다. 1월 중순경에 스노는 '에테르 증기의 세기를 계산하는 표'를 완성했다. 화씨로 20도가량 온도가 올라가면 용량은 두 배가 되어야 했다. 스노의 표는 1월 말 〈메디컬 타임스〉에 실렸다.

스노는 에테르의 속성을 산술적으로 분석할 데이터를 취합하는 한편, 다니엘 퍼거슨이라는 의료 도구 제작자와 손잡고 흡입기 개발에 나섰다. 에테르의 용량을 정교하게 통제하는 흡입기였다. 스노의 생각은, 널리 알려진 줄리어스 제프리 증기 발산기를 사용하여 에테르를 방출하되, 기기 중앙에 금속으로 된 나선형 관을 두어 그 속으로 에테르를 흘려보냄으로써 환자의 입에 닿기까지 최대한 넓은 금속 면적에 접촉하도록 하는 것이었다. 더운 물이 든 큰 통에 기기를 담그면 물의 온기가 금속에 전해져 에테르 온도도 높아질 것이다. 의사는 물 온도만 신경 쓰고 나머지는 기기에 맡긴다. 에테르 온도를 고정할 수 있다는 확신이 있으면 의사는 적절한 양을 쉽게 결정할 수 있다. 스노는 1847년 1월 23일에 웨스트민스터 의사협회에서 기기를 처음 선보였다.

당시 스노의 생산성은 정말 대단했다. 석 달 전만 해도 에테르 마취라는 개념조차 없었다는 것을 감안하면 더욱 그랬다. 스노는 에테르 적용 광경을 목격하고 겨우 2주 만에 에테르의 기본 속성을 꿰뚫었을 뿐만 아니라, 그것을 다룰 최첨단 의료 기기까지 제작한 것이다. 게다가 연구는 여기서 그치지 않았다. 이후 몇 달간 스노는 에테르 마취의 생리학을 탐구했다. 기체가 폐에 흡입되면 어떤 일이 벌어지는지, 어떻게 혈관을 순환하는지를 포함하는 모든 생리학적 효과에 대해 연구했다. 1847년 후반에 의료계의 관심이 에테르의 경쟁자인 클로로포름으로 쏠리자, 스노는 즉각 클로로포름에 몰두했다. 1848년 말에 스노는 마취 이론 및 실제를 다룬 중요한 소논문 〈외과 수술에서 에테르 기체의 흡입에 관하여〉를 출간했다.

스노는 신생 분야에 대한 연구를 거의 다 집에서 해냈다. 프리스가의 처소에 새, 개구리, 쥐, 물고기 등으로 구성된 작은 동물원을 만들다시피 하고, 동물에게 에테르나 클로로포름의 양을 차별적으로 적용하면서 몇 시간이고 결과를 관찰했다. 스노는 진료를 통해서도 경험적 자료를 구하려고 했지만 직접 실험 대상으로 삼은 사람은 단한 명, 오로지 자기 자신뿐이었다. 상상해보라. 정말 놀랍고, 상당히 당황스럽기까지 한 광경이 아닐 수 없다.

금주가인 스노가, 자기 세대에서 매우 걸출한 의학자라고 불려도 좋을 인물이 연구를 하고 있다. 개구리들이 시끄럽게 울어대는 어수선한 집에 촛불만 밝히고 혼자 앉아 있다. 최근에 직접 개발한 실험용 흡입기를 몇 분간 만지작거리더니 흡입구를 자기 얼굴에 묶은 뒤 기체를 흘린다. 몇 초 만에 그의 머리가 책상으로 푹, 엎어진다. 다시 몇 분이 흐르고, 깨어난 그는 뿌연 시야로 제일 먼저 시계를 본다. 그

러고는 펜을 집어 데이터를 기록하기 시작한다.[56]

스노의 마취제 사용과 연구

에테르와 클로로포름을 다루는 실력 덕분에 스노는 런던 의료계의
새로운 총아로 떠올랐다. 그는 도시에서 가장 인기 있는 마취의로,
연간 수백 건의 수술에 참여했다. 1850년대에는 분만 시에도 통증
완화제로 클로로포름을 권장하는 의사가 늘어났다. 1853년 봄에 여
덟째 아이 출산을 앞두고 있던 빅토리아 여왕도 클로로포름을 시도
해보기로 결정했다. 과학에 대해 열려 있던 앨버트 공의 권고를 따
른 것이었다. 여왕이 어떤 마취의사를 택할지는 뻔한 일이었다. 스
노는 사례집을 적을 때 여왕의 시술에 관해 다른 예들보다 길게 기
록하긴 했지만, 진술하는 태도는 변함이 없었다. 아래 기록만 보면
이 사건이 전문가로서 얼마나 큰 영예를 부여받은 일이었는지 눈치
챌 수 없을 정도이다.

4월 7일 목요일: 분만 중인 여왕께 클로로포름을 적용했음. 일요일부터
경미한 산통이 있었음. 로코크 박사가 오늘 아침 9시에 들어가 보았더
니 이미 강한 산통이 시작되었고, 자궁 구멍이 아주 약간 열려 있었음.
10시 조금 지나서 제임스 클라크 경을 통해 왕궁으로 들어오라는 전갈
을 받음. 여왕의 처소 옆방에서 J. 클라크 경, 퍼거슨 박사 그리고 (간간
이 자리를 비우기도 한) 로코크 박사와 함께 12시 정도까지 대기했음. 여

왕 처소의 시계로 12시 20분쯤 되었을 때, 통증이 느껴질 때마다 조금씩 클로로포름을 적용하되 한 번에 약 0.9밀리리터 정도를 접은 손수건을 통해 흡입하도록 처방했음. 클로로포름을 사용하기 시작했을 때는 이미 분만 첫 단계가 거의 끝나가는 시점이었음. 여왕 폐하께서는 마취제의 적용에 대단히 안도를 표하셨으며, 이후의 자궁 수축 동안 통증이 미미하다고 하셨음. 수축이 없는 동안에는 아주 편안하다고 하셨음. 어느 때라도 의식을 완전히 뺏을 정도까지 클로로포름을 적용하지는 않았음. 로코크 박사는 클로로포름이 산통 사이 휴지기를 길게 함으로써 분만을 다소 지체시킨다고 생각했음. 아기는 그 방의 시계(정확한 시각보다 3분 빨랐음)로 1시 13분에 태어났음. 따라서 클로로포름을 흡입한 시간은 53분 정도임. 몇 분 지나지 않아 태반이 배출되었고, 여왕께서는 매우 쾌활하고 건강한 모습으로 클로로포름의 효과에 대단히 만족한다고 말씀하셨음.[57]

마취제 연구 덕분에 스노는 미천한 출신의 외과의사에서 빅토리아 시대 런던 최고의 명의로 신분상승을 했다. 하지만 스노의 연구에서 가장 인상적인 면모는 여러 사회 계층을 아울렀다는 점이 아니라 여러 지식의 층을 가로질렀다는 점이다. 그리고 스노의 마음이 천차만별의 차원에 걸친 여러 경험 사이를 수월하게 오갈 수 있었다는 점이다. 스노는 진정으로 통섭을 추구한 사상가였다. '통섭'이란 케임브리지 철학자 윌리엄 휴얼(1794~1866)이 1840년대에 처음 창안한 용어이자 개념이다(최근 하버드 대학의 생물학자 E. O. 윌슨 덕분에 널리 알려졌다).

휴얼은 이렇게 설명했다. "귀납의 통섭이란, 어떤 종류의 사실에서 얻은 귀납의 결과가 다른 종류의 사실에서 얻은 귀납의 결과와 상통하는 현상이다. 따라서 어떤 이론 안에 통섭이 있느냐 하는 것은 그 이론의 진실성을 시험해보는 잣대가 된다."[58] 스노의 연구는 특정 차원의 조사로 얻은 자료를 통해 다른 차원의 현상을 예측해봄으로써 상이한 학제 간에 끊임없이 다리를 놓는 작업이었고, 아직 정식 학제로 정립되지 않은 분야들도 포함했다. 스노는 에테르와 클로로포름을 연구할 때 기체의 분자적 속성에서 출발했다. 그리고 마취제들이 폐 및 혈액 세포와 어떻게 상호작용하는지, 다음에는 그 특성이 어떻게 온몸으로 전달되는지, 생물학적 변화로부터 어떤 심리적 효과가 야기되는지 짚어보았다. 심지어 자연계를 넘어 기술 설계의 세계까지 뛰어들었다. 마취제에 대한 지식을 제대로 활용하기 위해서였다.

스노는 개별적이고 고립된 현상에는 흥미가 없었다. 그 대신 사슬이나 망 같은 현상과 서로 다른 차원을 가로지르는 현상에 관심이 있었다. 그의 마음은 분자에서 세포로, 뇌에서 기계로 서슴없이 옮겨 다녔다.[59] 스노가 갓 태동한 분야에 대해서 깜짝 놀랄 만큼 짧은 시간에 많은 사실을 밝혀낼 수 있었던 것은 전적으로 그런 통섭적 태도 때문이었다.

하지만 에테르와 클로로포름을 대상으로 한 스노의 지적 탐색에도 한계는 있었다. 스노의 연구는 개별 인간의 수준에서 멈추었다. 사다리에서 한 발짝 더 올라가면 개인이 아니라 집단, 사회, 도시가 얽힌 더 큰 세계가 있었지만 스노의 마취제 탐사는 그것까지 포괄하지는 못했다. 스노의 체계 속에 여왕의 육체는 포함되어 있었지만 국가는 포함되지 않았다.

그 상황을 바꾸어놓은 것이 콜레라였다.

감염설과 독기설

존 스노가 어떤 계기를 통해 1840년대 말에 콜레라로 관심을 돌리게 되었는지는 모른다. 물론 이 일벌레 임상의 겸 연구자의 인생에서 콜레라는 항상 중요한 존재였을 것이다. 어쩌면 마취의사로서의 시술이 직접적으로 관계가 있는지도 모른다. 스노만큼 경험주의 정신이 투철하지 못한 다른 의사들이 초기에 클로로포름이 콜레라에 효과적이라고 (그릇되게) 주장한 적이 있었기 때문이다. 영국에서 1848년에서 1849년 사이의 상황은 이전 10여 년간 생겼던 역병 중가장 심각한 수준이었던 터라, 당대의 무수한 의학 수수께끼 중에서도 콜레라를 제일 시급한 주제로 여겼을 게 분명하다. 스노처럼 진료와 지적인 과학 탐구 모두를 천착한 사람에게 콜레라는 끝끝내 넘어야 할 산이었을 것이다.

콜레라에 대해서는 다종다양한 사례만큼이나 무수한 이론이 존재했다. 1848년경에는 논쟁이 크게 두 진영으로 나뉘었다. 감염설을 지지하는 사람들과 독기설을 지지하는 사람들이었다. 전자는 콜레라가 사람에서 사람으로 옮겨지는 모종의 매개체를 통해 마치 감기처럼 전달된다고 믿었고, 후자는 비위생적인 공간에 있는 '독기

miasma' 때문이라고 믿었다.

감염론은 영국 땅에 처음으로 콜레라가 전해진 1830년대 초반에 추종자를 모았었다. 1831년 〈랜싯〉의 사설에는 "바람, 흙, 공기의 상태, 무엇보다도 바다라는 장벽에 전혀 무관하게 진행할 수 있는 독소의 존재로만 설명할 수 있다. 한마디로 사람이 이 질병 전파의 주된 매개체인 것이다"라는 내용이 실렸다.[60] 하지만 대부분의 의사와 과학자는 콜레라가 개인적 접촉이 아니라 오염된 대기를 통해 퍼지는 질병이라고 믿었다. 당시 미국 의사들을 상대로 조사한 결과를 보면 콜레라가 전염병이라고 생각하는 응답자는 5퍼센트도 못 되었다.

1840년대 말쯤에는 독기론 지지 진영에 명사들이 늘어났다. 에드윈 채드윅, 런던시 지정 인구통계학자인 윌리엄 파(1807~1883), 그 밖에도 많은 관료와 의원이 있었다. 미신과 속설도 독기론 편이었다. 도심의 나쁜 공기가 여러 질병의 원인이라는 생각이었다. 콜레라 전파에 대해 확실한 정론이 구축되지 않은 상태였지만, 어쨌든 다른 설명들보다는 독기론에 대한 지지자가 훨씬 많았다. 놀라운 점은 1832년에 콜레라가 영국 땅에 상륙한 이래 대중 매체에서든 과학계에서든 오염된 물을 통해 질병이 전달될지도 모른다고 주장한 사람이 단 한 명도 없었다는 사실이다. 질병이 사람에서 사람으로 전해진다고 생각한 감염론자들조차 수인성일 가능성은 높게 보지 않았다.

스노는 1848년 전염병에 대한 자료에 뚜렷한 한 가지 특징이 있는 것을 확인하고 본격적으로 탐정 작업에 착수했다. 몇 년간 영국에서는 아시아(진성) 콜레라가 발생하지 않았으나, 1848년 무렵에 함부르크시를 비롯한 대륙 일대에 출몰하기 시작했다. 그해 9월, 엘 베라는 이름의 독일 증기선이 함부르크항을 떠난 지 며칠 후에 런던 에 정박했고, 존 하널드라는 그 배의 선원이 호슬리다운의 한 하숙 집에 짐을 풀었다. 9월 22일에 선원은 콜레라 증세를 보인 뒤 몇 시 간 만에 죽어버렸다. 그로부터 며칠 후에 블렌킨소프라는 남자가 같 은 방에 묵었는데, 이 남자 역시 9월 30일에 콜레라에 걸렸다. 그 후 일주일 만에 콜레라는 동네로 마구 번졌고, 결국에는 전국으로 번졌 다. 2년 뒤 가까스로 사태가 가라앉을 무렵에는 5만 명이 사망한 뒤 였다.[61]

스노는 감염론에 반대하는 사람들은 일련의 사건을 쉽게 설명할 수 없으리라는 것을 깨달았다. 독기론으로 해명하기에는 우연의 소 지가 너무 많았다. 일주일 간격을 두고 한 방에서 두 명의 콜레라 환 자가 생긴 것은 독기론에 들어맞을지도 모른다. 방에 무언가 유해한 매개체가 있어서 하숙인들을 물들였다고 설명하면 된다. 하지만 콜 레라에 당한 도시에서 온 선원이 짐을 푼 바로 그날, 갑자기 그 방에 독성 기체가 생겼다는 것은 여간 믿기 어려운 일이 아니다. 스노는 후에 이렇게 썼다. "함부르크에서 온 선원 존 하널드야말로 블렌킨 소프에게 질병을 옮긴 진짜 요인임을 어떻게 의심하지 않을 수 있겠 는가? 블렌킨소프는 수년간 아시아 콜레라를 찾아볼 수 없었던 영 국에서 딱 한 군데, 비로소 질병이 등장한 바로 그 방에 묵었다. 사람 사이에 콜레라가 전달된 사례가 있다면, 일반적인 경우에도 그럴 가 능성이 상당히 높다고 할 수 있지 않겠는가? 한마디로 비슷한 원인에서 비슷한 결과가 나오는 게 아닐까?"

하지만 스노는 감염론의 약점도 알고 있었다. 하널드와 블렌킨소프를 진찰한 의사는 동일 인물이었는데, 의사는 두 환자가 쌀물 대변을 쏟는 시기에 몇 시간씩 그 방에 있었는데도 병에 걸리지 않았다. 그냥 가까이 있다고 해서 콜레라가 옮는 건 아니었다. 사실 콜레라의 특성 중 제일 이해할 수 없는 부분은 온 도시로 번져나가면서도 중간에 몇몇 건물은 건너뛰기도 한다는 점이었다. 호슬리다운에서도 하널드가 묵었던 하숙집 다음으로 병이 발발한 곳은 몇 집 건너뛴 건물이었다. 죽어가는 환자와 한 방에 머물고도 멀쩡할 수 있다. 그런데 감염된 사람과 직접 접촉한 적이 없는데도 단지 같은 동네에 산다는 것 때문에 어느 날 갑자기 콜레라에 걸릴 수 있다. 스노는 모순으로 보이는 두 현상을 엮으면 콜레라의 미스터리를 풀 수 있을 것이라고 생각했다.

스노가 언제 수수께끼에 대한 해답을 생각해냈는지는 모른다. 1848년에 발병한 뒤인지, 아니면 젊은 수습의사로서 킬링워스의 죽어가는 광부들을 보살피던 10여 년 전에 육감적으로 깨닫고 머리에 담아두었던 것인지 말이다. 어쨌든 호슬리다운의 콜레라가 몇 주 만에 도시 전역으로 죽음의 약진을 시작하자 비로소 열성적으로 탐사에 뛰어들었다는 것만은 확실하다. 스노는 환자들의 쌀물 대변을 연구한 화학자들에게 자문을 구하고, 호슬리다운의 수도 및 하수 담당 관리들에게 정보를 요청했으며, 1832년 전염병에 대한 자료를 훑었다. 그리고 1849년 중순경에 스노는 자신의 이론을 발표해도 좋겠다는 자신감을 얻었다.

스노는 콜레라가 정체 모를 모종의 매개체를 통해 옮는 것이라고 생각했다. 다른 환자의 배설물에 직접 접촉하거나 배설물로 오염된 물을 마실 경우에 매개체를 섭취하여 병에 걸리는데, 후자의 가능성이 더 높았다. 한마디로 콜레라는 전염병이지만 천연두 같은 종류의 전염병은 아니었다. 병을 이기려면 위생 상태를 개선해야겠지만, 병이 옮는 데 더러운 공기는 아무 상관이 없다. 콜레라는 호흡기를 통해 마시는 게 아니라 입으로 삼키는 것이다.

스노는 수인성 이론을 뒷받침하기 위해 두 가지 연구를 수행했는데, 5년 뒤 브로드 가 사건에서 확연하게 드러날 그의 재능을 미리 보여준 연구들이었다. 1849년 7월 말, 호슬리다운 토머스 가의 빈민촌에 콜레라가 발생해 12명이 죽었다. 스노는 발생지를 꼼꼼하게 조사하여 자신의 신생 이론을 뒷받침할 증거를 풍성하게 모았다. 사망자들은 모두 한 줄로 다닥다닥 붙은 단층집에 살고 있었는데, 서리 건물이라고 불리는 그 집들은 마당에 있는 우물 하나를 같이 쓰고 있었다. 건물들의 하수는 집 앞을 흐르는 배수관을 따라 마당 끄트머리 하수지에 모였다. 배수관에는 군데군데 깨진 곳이 있어 하수가 우물로 흘러들곤 했다. 폭우가 내리는 여름에는 온 마당이 악취 나는 하수로 범람하기도 했다. 그러니 한 명만 콜레라에 걸려도 서리 건물에 사는 모든 사람이 쉽게 병에 옮을 수 있었다.

토머스 가에 늘어선 집들의 구조가 묘했기 때문에, 스노는 운 좋게도 대조군 연구까지 할 수 있었다. 서리 건물과 등을 맞대고 늘어선 집들은 트루스코츠코트라는 다른 안뜰을 보고 있었다. 이 집들도 서리 건물만큼 누추했고, 가난한 노동자 가정들이 산다는 점도 다르지 않았다. 어느 모로 보아도 동일한 환경인데, 단 한 가지 결정적인 차이가 있었다. 다른 식수원을 쓰고 있다는 것이다. 서리 건물에서 12명이 죽어나간 2주 동안, 트루스코츠코트를 면한 집들에서는 단 한 명이 죽었을 뿐이다. 두 집단 사이의 거리가 불과 몇 미터밖에 되지 않는데 말이다. 독기가 발병 원인이라면 어째서 똑같이 누추하고 가난한 집인데 한쪽이 옆집보다 10배나 높은 사망률을 보인단 말인가?

토머스 가의 사례를 통해 우리는 스노의 현장 조사 능력, 발병 패턴이나 위생 습관, 건축 등 세심한 점까지 살피는 예리한 시각을 알 수 있다. 스노는 나아가 조감도처럼 너른 시야로 도시 단위 통계를 살폈다. 또한 런던에 식수를 제공하는 회사들의 자료도 모았는데, 그러던 중 한 가지 충격적인 사실을 알게 되었다. 템스강 남쪽 시민들은 센트럴런던을 거친 후의 강물을 주로 마시는 반면, 강 북쪽 시민들은 다양한 수원에 의존하고 있었다. 템스강 상류 해머스미스 부근, 즉 도심과 먼 곳의 물을 끌어오는 회사가 있는가 하면, 북쪽 허트퍼드셔의 뉴리버 수로 또는 리강River Lea에서 끌어오는 곳도 있었다. 반면 사우스런던 상수회사는 도시의 하수가 마구 투기되는 부근의 물을 끌어왔다. 따라서 런던 시민들의 장에서 증식하던 것이 사우스런던 주민들의 식수에 쉽게 들어갔을 것이다. 스노의 콜레라 이론이 정확한 것이라면 템스강 남쪽 시민들은 북쪽 시민들보다 병에 걸릴 확률이 훨씬 높았다.

그래서 스노는 런던 등기소장 윌리엄 파가 취합하는 콜레라 사망 통계를 파고들었다(윌리엄 파는 중앙등기소General Register Office의 수석 통계 편찬자Compiler of Abstracts로 일하며 가장 큰 영향을 미쳤지만, 등기

소장Registrar-General에 오른 적은 없다. 지은이의 실수로 보인다_옮긴이). 결과는 수인성 감염의 예측 경로를 그대로 반영했다. 1848년에서 1849년의 발발 중에 수도 지역에서 사망한 7,466명 중 4,001명이 템스강 남쪽 주민이었다. 사망률이 1,000명당 여덟 명꼴인 셈인데 도시 중심부 사망률의 세 배에 해당했다. 한창 확장 중인 런던 서부와 북부의 교외 지역 사망률은 1,000명당 한 명을 약간 상회하는 정도였다. 강 남쪽에 자리한 노동자 계급 밀집 지역의 나쁜 공기가 높은 사망률의 원인이라고 주장하는 독기론자가 있다면, 스노는 어느 곳보다도 쇠락하고 밀도가 높은 이스트엔드 지역을 반례로 들 수 있었다. 그곳 사망률은 템스강 남쪽 사망률의 절반밖에 되지 않았다.

마당 단위로 보든 도시 전체 단위로 보든, 동일한 패턴이 반복되고 있었다. 콜레라는 식수원을 중심으로 활동하는 것 같았다. 독기론이 옳다면 어째서 이처럼 제멋대로인 구획이 그려지는가? 어째서 콜레라는 한 건물을 초토화시키면서 옆집은 가만히 두는가? 어째서 한 빈민촌이 위생 상태가 더 나쁜 다른 빈민촌보다 두 배나 높은 사망률을 기록하는가?

스노는 자신의 콜레라 이론을 두 가지 형태로 갈무리하여 1849년 전반기에 발표했다. 먼저 나온 것은 〈콜레라의 양상과 전달에 관하여〉라는 31쪽짜리 자비 출판 소논문으로, 의학계의 막역한 동료들을 대상으로 한 글이었다. 두 번째는 〈런던 메디컬 가제트〉에 실린 논문으로서 조금 넓은 독자층을 염두에 둔 글이었다. 스노의 글이 출판된 직후, 윌리엄 버드라는 한 시골 의사 역시 수인성 전염을 주장하는 에세이를 발표했는데, 다만 버드는 어떤 경우에는 콜레라가 대기를 통해 전달될지도 모른다며 가능성을 열어두었다.

오염된 물에서 곰팡이 형태의 콜레라 매개체를 확인했다는 버드의 주장은 그릇된 것이었다. 그러나 버드는 나중에 장티푸스의 수인성 감염을 밝혀내는 관찰을 한 공로로 이름을 떨친다. 어쨌든 스노의 콜레라 이론은 버드의 이론보다 한 달이나 앞서 매체에 실렸으며, 곰팡이 매개체나 대기 전달 같은 잘못된 내용도 담고 있지 않았다.[62]

스노의 주장에 대한 사람들의 반응은 긍정적이면서도 회의적이었다. 한 비평가는 〈런던 메디컬 가제트〉에 "스노 박사는 콜레라의 전파에 관한 의혹을 푸느라 노력한 점에서 동료들의 인정을 받을 자격이 있다"라고 썼다. 그러나 비평가는 "박사의 견해가 정확한지 제대로 증명해주는 사례들은 아니다"라며 스노의 사례 연구가 그리 설득력이 있는 것은 아니라고 평했다. 스노는 사우스런던이 다른 곳보다 콜레라에 취약하다는 사실을 밝혔지만, 그렇다고 그게 꼭 물 때문이라는 법은 없었다. 어쩌면 그곳 공기에 북부 빈민가에는 없는 특별한 독성이 존재하는지도 모른다. 콜레라가 전염병이 맞다 해도 사우스런던에 사례가 밀집한 것은 그냥 그 주변으로만 감염이 확산된 것인지도 모른다. 최초의 발병 사례가 다른 곳이었다면, 어쩌면 이스트엔드가 가장 큰 타격을 입고 사우스런던은 상대적으로 안전했을지도 모른다. 스노가 제시한 증거로 보아 식수원과 콜레라 사이에 상관관계가 있는 것은 분명했지만 인과관계라고 할 수는 없었다. 〈가제트〉는 문제를 말끔하게 정리할 대안을 제시했다.

이제껏 콜레라가 등장하지 않았던 어떤 지역에서 특정 상수원의 물을 마시는 사람은 병에 걸리고, 마시지 않는 사람은 걸리지 않는 경우가 발생한다면, 그것이야말로 결정적 실험이 될 것이다.[63]

지나가는 듯 제안했던 이 말이 스노의 마음에 5년 동안 붙박여 있었다. 마취제 시술이 늘어나고 그에 따라 명성이 높아지는 동안에도 스노는 각 콜레라 발발 사례를 상세히 조사하여 자신의 이론을 입증할 방도를 찾았다. 스노는 탐색하고 궁리하면서 기다렸다. 색빌 가의 새 사무실에서 고작 열 블록 떨어진 골든스퀘어에서 끔찍한 병이 발생했다는 소식을 들었을 때, 스노는 만반의 채비를 마친 참이었다. 그토록 짧은 시간 내에 그렇게 많은 사망자가 발생했다는 것은 많은 사람이 함께 쓰는 공동 상수원이 오염되었다는 뜻이다. 스노는 전염병이 한창 위세를 떨칠 때 물 시료를 얻어야 했다. 그래서 그는 소호를 가로질러 호랑이굴로 걸어 들어간 것이다.

스노는 오염된 물은 육안으로도 확실하게 뭔가 뿌연 것이 보이리라 기대했다. 하지만 막상 브로드 가 펌프물을 보고 놀라지 않을 수 없었다. 거의 투명했던 것이다. 스노는 워릭 가, 비고 가, 브랜들레인, 리틀말버러 가 등의 다른 펌프에서도 샘플을 채취했는데 하나같이 브로드 가 물보다 탁했다. 최악은 리틀말버러 가의 물이었다. 스노가 그곳에서 물을 긷고 있자니 거리에 나온 주민 몇몇이 그 물이 얼마나 더럽기로 악명 높은지 말해주었다. 어쩔 수 없이 몇 블록 걸어서 브로드 가 물을 길어오는 사람도 많다는 것이었다.

스노는 색빌 가의 집으로 서둘러 돌아오면서 단서들을 곱씹어보았다. 물에 입자 따위가 없는 것으로 보아 브로드 가 펌프가 범인이 아닐지도 모른다. 다른 펌프가 범인일까? 아니면 외부적 요인이 작용한 걸까? 시료를 분석하고 기록을 남기며 지새울 긴 밤이 스노를 기다리고 있었다. 그는 이런 규모의 사건이라면 자신의 주장을 증명하는 요긴한 사례가 될 수 있으리라 생각했다. 증거를 찾아내어 제대로 소개하면 회의론자들을 설득할 수 있을 것 같았다. 그날 스노는 동네에 발생한 전염병에서 아련한 희망을 느낀 유일한 소호 주민이었을 것이다.

그런데 당시 스노가 모르던 일이 한 가지 있었다. 스노가 집으로 돌아가던 일요일 밤에 5년 전 〈런던 메디컬 가제트〉가 제안했던 결정적 실험에 합당한 패턴이 브로드 가에서 몇 킬로미터 떨어진 곳에서 마침내 현실로 벌어지고 있었다. 녹음이 우거진 햄스테드에 사는 수산나 엘리가 주초에 앓아누운 것이다. 소호의 아들들이 성실하게 길어주는 브로드 가의 물을 마시고 난 뒤였다. 수산나 엘리는 토요일에 죽었고, 그녀의 집을 방문한 뒤 이즐링턴으로 돌아간 조카딸은 일요일에 죽었다. 스노가 현미경으로 펌프물 시료들을 들여다보던 그 순간, 브로드 가 물을 한 컵 마신 수산나 엘리의 하녀도 목숨을 건 투병을 하고 있었다.

햄스테드에서는 이후 몇 주 동안 이들 이외의 콜레라 발병 사례는 없었다.

그날 초저녁, 헨리 화이트헤드와 존 스노가 소호 거리에서 마주쳤을 가능성이 있지 않을까? 젊은 목사는 이날도 진 빠지는 하루를 보냈고 해가 넘어간 뒤에도 여전히 돌아다니고 있었다. 사실 하루를 시작할 때는 화이트헤드의 마음에 다소 희망이 있었다. 거리가 전날보다 덜 어수선해 보였기 때문에 혹시 병이 수그러들었나 싶었던 것이다. 처음 몇 군데 들른 집에서도 희망이 느껴졌다. 워터스톤네 딸은 차도가 있었고, 멀쩡하게 건강하던 아내와 딸을 이틀 만에 잃어버린 아버지는 하나 남은 딸이라도 어떻게든 살아난다면 그럭저럭 다시 살아야 하지 않겠느냐며 스스로 위안하고 있었다. 화이트헤드가 길에서 마주친 동료들에게 낙관적 전망을 털어놓았더니 그들도 어느 정도 동감했다.

하지만 거리가 조용한 이유는 알고 보니 다른 것이었다. 닫힌 대문 안에서 조용히 투병하는 사람이 너무 많아서 그토록 거리가 적적했던 것이다. 결국 그날 하루에만 50명이 더 죽었고, 병에 걸리는 사람의 수도 무섭게 늘어났다. 화이트헤드가 저녁에 다시 워터스톤 가를 방문했을 때, 소녀는 한결 나아져 있었다. 그러나 이제 옆방에는 소녀의 아버지가 누워 있었다. 딸이 회생한다면 삶을 다시 살아볼 만도 하련만, 애초에 살고 말고의 결정은 아버지 자신에게 달린 것이 아니었다.

피곤한 하루를 보내고 처소로 돌아온 화이트헤드는 물 섞은 브랜디를 한 잔 놓고 워터스톤네 1층 집에 대해 생각했다. 높은 층 거주자들이 낮은 층 거주자들보다 더 많이 죽어나간다는 소문을 들었다. 그로부터 몇 주 뒤에 매체에서도 공공연히 이 주장을 실었는데, 사회경제학적 논쟁의 여지가 있는 주장이었다.

오늘날 우리가 통상적으로 생각하는 위층, 아래층 거주자 이미지와 달리, 당시 소호에서는 건물 주인이 아래층에 살고 위층을 가난한 노동자들에게 빌려주었다. 고층 사망률이 높다는 것은 가난한 사람들의 체질이나 위생 습관이 질병에 취약함을 의미할 수 있었다. 조잡하고 위험한 생각이긴 하지만, 스노가 보았던 호슬리다운의 두 건물 사례도 이런 식으로 설명할 수 있었다. 두 집단의 사람들이 가까이 사는데 한쪽이 다른 쪽에 비해 병에 취약하다면 무언가 추가 변수가 존재하는 게 틀림없다. 스노는 식수가 변수라고 생각했다. 하지만 위층, 아래층 구분을 믿는 사람들에게는 계층의 차이로 보였다. 아래층 사람들의 삶의 질이 더 좋으니 아래층 사람들이 병을 잘 이겨내는 것도 당연하지 않느냐는 것이었다.

그러나 화이트헤드가 지난 며칠간의 경험을 가만히 떠올려보니 그런 손쉬운 가설은 설 곳이 없는 듯했다. 위층 거주자들이 많이 죽은 건 사실이지만 그것은 위층에 사는 사람의 수가 압도적으로 많기 때문이다. 나아가 워터스톤 집안은 질병이 1층 거주자들도 무차별적으로 덮칠 수 있음을 보여주는 예였다. 화이트헤드는 정확한 숫자는 모르지만 지난 48시간 동안 직접 겪은 사례로 미루어 볼 때, 비율로 보면 아래층 사망률이 더 높을 것이라는 느낌이 들었다. 조사해볼 가치가 있었다. 유의미한 조사가 이루어지려면 전염병이 좀 더 오래 골든스퀘어 근방에 번져야겠지만 말이다.

15블록 떨어진 색빌 가에서는 존 스노도 통계로 골머리를 썩이고 있었다. 스노는 윌리엄 파에게 요청해 얼른 사망자 통계를 봐야겠다고 생각했다. 사망자 분포를 보면 무언가 오염된 물과 연관된 정보가 떠오를지도 모른다. 화이트헤드와 마찬가지로 스노도 골든스퀘어의 고통에 대한 연구는 이제 막 시작되었을 뿐임을 예감하고 있었다. 윌리엄 파가 주는 통계가 아무리 정확해도 틀림없이 현장을 조사하여 보충해야 할 것이다. 오래 기다릴수록 조사는 어려워질 뿐이다. 증언자들이 속속 죽어가기 때문에 그럴 수밖에 없다.

스노와 화이트헤드가 그날 밤 취한 행동에는 또 한 가지 공통점이 있었다. 둘 다 브로드 가 펌프에서 길어온 물을 앞에 놓고 잠들기 전까지 시간을 보낸 것이다. 스노는 어둑한 촛불 빛에 비춰가며 실험실에서 물 시료를 분석했다. 반면 젊은 목사는 실험용이 아닌 여흥용으로 물을 사용했다. 브로드 가 펌프물을 브랜디에 섞어 입에 털어 넣은 것이다.

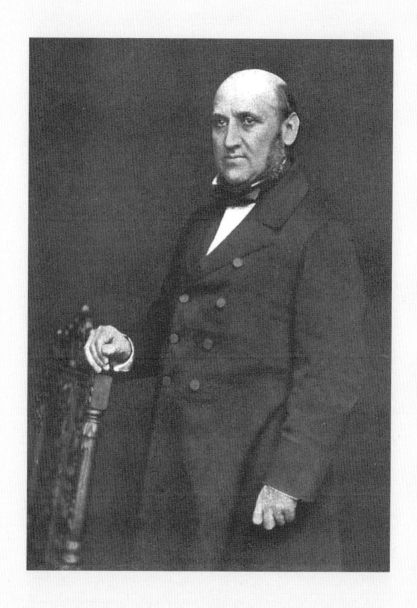

윌리엄 파

그러니까, 조는 아직 죽진 않았다

빅토리아 시대의 공포

월요일 아침, 런던에 떠오른 늦여름의 환한 태양빛 아래에서 본 골든스퀘어 근방 거리들은 유령의 마을을 연상시켰다. 아직 쓰러지지 않았거나, 쓰러진 자를 돌보지 않는 사람들은 대부분 도망가고 없었다. 그날도 하루 내내 문 닫힌 상점이 많았다. 엘리 브라더스 공장에도 음울한 기운이 감돌았다. 일꾼들이 20명도 넘게 콜레라에 걸린 데다, 수산나 엘리의 사망 소식마저 날아들었기 때문이다. (엘리 형제는 자신들이 어머니를 잘 모신다고 한 일이 어머니를 죽음에 이르게 했으리라고는 꿈에도 생각지 못했다.) 동네에서 처음 병에 걸린 사람들 가운데 하나인 G 씨를 돌보던 부인은, 전날인 일요일 밤에 자신이 쓰러지고 말았다.

황폐의 바다나 마찬가지인 이곳에, 기묘한 섬이 몇 군데 있었다. 브로드 가 펌프에서 30미터쯤 떨어진 라이온 양조장은 달라진 것이라고는 아무것도 없는 양 희한하게도 정상적으로 돌아가고 있었다. 일꾼 80명 중 죽은 사람이 아무도 없었다. 콜레라는 그린스코트의 집들도 피해갔다. 꾀죄죄하고 밀도 높은 주거지인데도 말이다. 폴란드 가 세인트제임스 구빈원에 수용된 빈민 500명 중에 병에 걸린 이는 몇 명에 불과했다. 반면 그 주변의 잘사는 집에서는 3일 새 절반 가량이 죽어나갔다.

화이트헤드 목사가 희망의 기미를 느낀 순간에 금세 다른 비극적 소식이 날아들어 그의 타고난 낙천성을 무색하게 만들었다. 월요일에 다시 워터스톤 일가에게 들렀더니 총기 있고 쾌활하여 늘 화이트헤드의 마음에 있던 소녀가 밤새 죽었다고 했다. 전날까지 병세가 완화되는 듯싶더니, 갑자기 재발한 것이다. 유가족들은 소녀의 죽음을 아버지에게 감추려고 전전긍긍했다. 아버지도 병마와 싸우는 중이었기 때문이다.

화이트헤드는 교구민들이 최근에 건설된 새 하수도를 탓하는 얘기를 들었다. 사람들은 공사 때문에 1665년 대역병으로 죽은 시체들이 드러나면서 동네에 독기가 퍼진 것이라고 수군거렸다. 사이비 과학의 언어로 표현한 귀신 이야기였다. 과거의 전염병 희생자들이 수백 년 뒤에 돌아와 감히 무덤 위에 집을 세운 자들을 벌한다는 이야기이니까 말이다. 얄궂게도, 공포에 질린 골든스퀘어 주민들의 생각은 절반쯤 사실이었다. 도시를 초토화시킨 전염병이 창궐한 데에는 실제로 새 하수도 탓이 부분적으로 있었다. 하지만 300년 된 묘지를 파헤쳤기 때문은 아니었다. 하수도는 공기가 아니라 물에 나쁜 영향을 끼쳤기 때문에 사람을 죽게 한 것이다.

갖가지 왜곡된 사실과 절반의 진실이 주변 구역 및 도시 전역에 돌고 돌았다. 턱없는 속설들이 버젓이 나돈 분위기를 이해하려면 당시 런던의 통신 체계를 알아야 한다. 19세기 중반의 매스커뮤니케이션은 빠르기도 하고 느리기도 한 이상한 상태였다. 이를테면 효율적이기로 유명했던 우편 서비스는 요즘의 거북이 같은 보통 우편보다도 빨라서 이메일 속도에 가까울 정도였다. 오전 9시에 부친 편지가 정오경이면 도시 내 수신자에게 안전하게 전달되었다. (당시 신문을 보면 편지 한 통 전하는 데 6시간 이상 걸렸다며 불평하는 투고들이 가득하다.[64]) 그런데 개인 대 개인 통신이 놀랄 만큼 신속했던 반면, 대중 통신은 그렇지 못했다. 도시 전반의 상태를 매일 전하는 정보원은 신문밖에 없었는데, 어쩐 일인지 브로드 가의 전염병 발생 소식은 나흘이 지난 후에야 겨우 중앙 신문에 실렸다. 최초의 기사는 주간지 〈옵서버〉에 실렸는데, 사태의 규모를 대단히 과소평가한 기사였다. "실버 가와 베릭 가에 사는 시민들은 금요일 밤을 오래도록 기억할 것이다. 금요일 밤만 해도 건강했던 주민 일곱 명이 토요일 아침에 돌연 모두 사망했다. 밤새도록 시민들은 의학적 도움을 받기 위해 이리저리 헤매었다. 동네 전체가 완전히 독에 잠긴 것 같았다."[65]

신문들이 침묵하는 동안, 소호에 발생한 끔찍한 질병에 대한 소식은 입소문을 통해 점점 더 많은 사람들에게 조금씩 퍼져나갔다. 동네 전체가 몰살당했다느니, 몇 분 만에 사람을 죽이는 새로운 콜레라가 등장했다느니, 거리에 시체가 마구 뒹굴고 있다느니 하는 뜬소문들이었다. 골든스퀘어에 살지만 다른 곳에서 일하는 사람들 중에는 고용주의 강력한 요구에 못 이겨 동네를 뜬 사람도 적지 않았다.

정보 소통은 쌍방향 모두 엉망이었다. 공포에 질린 소호 주민들도 태풍의 눈 속에서 자기들끼리 소문을 만들어냈다. 전염병이 그레이터런던 전체로 무시무시하게 번졌다느니, 수십만 명이 죽어가고 있다느니, 병원은 상상도 못할 정도로 터져나가고 있다느니 하는 소문들이었다.

하지만 모든 주민이 절망적인 공포에 굴복한 것은 아니었다. 화이트헤드는 환자들을 방문하면서 오래된 격언 하나를 마음에 품었다. 역병이 돌 때마다 생각하게 되는 격언이었다. "역병은 수천 명을 쓸어버리지만, 공포는 수만 명을 쓸어버린다." 하지만 그렇다고 겁쟁이가 질병의 약탈에 더 취약한 것은 아니었다. 화이트헤드가 보기에는 증거가 없었다. 화이트헤드는 후에 "용감한 자나 겁 많은 자나 차이 없이 죽어가고 살아남았다"고 썼다. 공포에 질려 콜레라의 희생양이 된 사람이 있는가 하면 똑같이 겁에 질리고도 살아남은 사람이 반드시 있었다.

공포가 질병의 확산에 기여했다고는 할 수 없다. 하지만 도시에서 꾸리는 삶을 규정하는 대표적 정서가 공포였던 것은 사실이다. 도시는 외부의 위협을 막아낼 의도로 건설되었다. 벽을 축성하고 파수꾼을 두어 지켰다. 그런데 도시의 덩치가 커짐에 따라 질병, 범죄, 화재, 게다가 사람들이 '부드러운' 위험이라고 믿은 도덕적 타락과 같은 도시만의 내부적 위험들이 불거져 나왔다.

누구에게나, 특히 노동자 계급에게는 늘 죽음의 그림자가 드리웠다. 1842년의 한 사망 통계를 보면 '신사'의 평균 수명은 마흔다섯 살인 반면 상인의 평균 수명은 20대 중반이었다. 노동자의 경우는 더 나빴다. 베스날그린 구역 가난한 노동자들의 평균 수명은 열여섯 살이었다. 충격적일 정도로 평균 수명이 짧았던 이유는 어린아이들에게 위험한 시대였기 때문이다. 1842년의 조사에 따르면 전체 사망자 중 62퍼센트가 다섯 살 이하 아이들이었다.[66] 그런데 걱정스러울 정도의 사망률에도 불구하고 인구는 걷잡을 수 없는 속도로 불어났다. 묘지는 물론이고 거리에도 아이들이 넘쳐났다. 이 모순된 현실을 감안하면 디킨스 같은 빅토리아 시대 작가들의 소설에 어린아이가 자주 중심이 되는 이유를 어느 정도 이해할 수 있다. 빅토리아 시대 사람들은 무고한 아이들이 병마로 가득한 더러운 도시에 무방비로 노출되어 있다는 인상을 강하게 품고 있었던 것이다. 동시대 프랑스 소설에서는 전혀 느낄 수 없는 정서이다. 디킨스가 《황폐한 집》에서 '조'라는 부랑아를 소개하는 대목을 보면, 당시의 끔찍한 어린이 사망률이 은연중 묘사되어 있다. "자신과 처지가 같은 아이들이 톰올얼론이라고 부르는 황량한 공간에서 살고 있다. 그러니까, 조는 아직 죽지 않았다. 그곳은 시커멓고 낡은 거리로 점잖은 사람이라면 피하는 동네인데, 몇몇 대담한 부랑자들이 많이 쇠락한 그곳의 기묘한 집들을 점거하여 우선 제 소유로 삼고는 후에 다른 사람들에게 하숙을 친다."[67] 도시의 가난이라는 어두운 현실을 잘 표현한 문장이다. 그런 세상에서 산다는 것은 매 순간 어깨에 올라탄 죽음의 그림자를 느끼며 사는 것이었다. 살아 있다는 것은 그저 아직 죽지 않았다는 것이었다.

100년도 더 지난 지금, 빅토리아 시대 사람들의 마음에 그 공포가 얼마나 컸을지 짐작하기는 어렵다. 살갗에 와닿는 현실이라는 면에서는 온 가족이 며칠 만에 죽어버릴지도 모른다는 갑작스런 참상에 대한 두려움이 오늘날 테러의 위협보다 더 실감났을 것 같다. 19세기에 콜레라가 극성을 부릴 때는 고작 몇 주 만에 런던 시민 1,000여 명이 병사하곤 했다. 도시 인구는 현대 뉴욕의 4분의 1에 불과했는데 말이다. 생물학적 공격 때문에 건강하던 뉴욕 시민 4,000명이 20일 만에 스러졌다고 상상해보자. 얼마나 황당하고 무섭겠는가. 콜레라가 발발한 1854년을 산다는 것은 이런 규모의 도시 비극이 매주, 매년 일어나는 세상을 사는 것이었다. 일가족이 48시간 안에 죽어버리는 일이 그리 드물지 않은 세상, 비소 빛이 어른대는 어두운 곳에서 부모의 시체 옆에 누워 홀로 신음하는 아이가 드물지 않은 세상이었다.

질병이 닥치기 전에는 늘 불길한 전조가 있었다. 런던 신문들은 질병이 유럽의 항구와 교역 도시들을 차례차례 거치며 군건한 기세로 대륙에 들이닥치는 상황을 예의 주시했다. 1832년 여름에 뉴욕시에 처음 출몰한 콜레라는 북쪽에서부터 접근한 것이었다. 배를 통해 프랑스에서 몬트리올로 옮아간 질병은 교역로를 따라 구불구불 뉴욕 북부로 내려와, 허드슨만을 건넜다. 뉴욕 신문에는 콜레라가 또 한 발짝 내딛었음을 알리는 기사가 며칠마다 한 번씩 실렸다. 콜레라가 드디어 뉴욕시를 덮친 7월 초에는 이미 시민의 절반가량이 교외로 탈출한 뒤였다. 요즘 미국 독립기념일이 낀 주말에 롱아일랜드 고속도로에서 벌어지는 것 같은 극심한 교통 정체를 빚으면서 말이다. 〈뉴욕 이브닝 포스트〉는 이렇게 보도했다.

방향을 불문하고 모든 길에 사람이 가득 탄 역마차, 대여 마차, 개인 소유 마차나 말 들이 줄을 섰다. 모두들 당황한 기색이 역력한 모습으로 도시를 벗어나고 있었다. 폼페이나 레조 사람들이, 붉은 용암이 집으로 쏟아져 내리기 시작했을 때 혹은 지진으로 벽이 우르르 흔들리기 시작했을 때 사랑하는 고향을 탈출해야 했던 것처럼 말이다.[68]

독기로 인한 전파 이론도 사람들의 공포를 증폭시키는 데 한몫을 했다. 병은 눈에 보이지 않으면서도 어디에나 있는 것이기 때문이다. 수챗구멍에서 새어 나오고, 템스강의 누런 안개 속에 불쑥 솟아나는 것이었다. 그런 와중이었던 만큼, 질병과 맞서겠다고 또는 원인을 캐겠다고 남은 사람들의 용기는 더더욱 인상적이다. 발병지 근처의 공기를 마시는 것만으로도 목숨이 위태롭다고 수군대는 상황이었으니 말이다. 적어도 존 스노는 자신의 신념에 기대어 용기를 얻을 수 있었다. 정말 콜레라가 수인성이라면 전염병이 기승일 때 골든스퀘어 일대를 걸어도 큰 문제가 되지 않을 것이라고 생각했다. 최소한 펌프물을 마시지만 않으면 되는 것이다. 반면 화이트헤드 목사는 공포를 누그러뜨릴 어떠한 이론도 없이 몇 시간이고 병자들의 머리맡을 지켰다. 그러고서도 브로드 가 사태에 대해 쓴 글에서 개인적 두려움을 드러낸 적은 한 번도 없다.

왜 두려움이 없는 것처럼 보이는지, 화이트헤드의 정신 상태가 정말 어떠했는지 우리가 알아낼 도리는 없다. 겁에 질렸지만 신앙과 교구민에 대한 책임감 때문에 마지못해 행동한 것일까? 나중에 글을 쓸 때, 자존심 때문에 공포를 드러내길 자제한 것일까? 아니면 스노에게 과학적 신념이 방패였듯이, 화이트헤드에게는 종교적 믿음이 공포를 물리치는 무기였던 것일까? 그도 아니면 그저 도처에 죽음이 널려 있는 데 익숙해져버린 것일까?

적응이 어느 정도 도움이 된 것은 분명하다. 그렇지 않고는 런던 시민들이 그토록 위험한 시대를 살면서 공포에 마비되지 않은 채 일상을 영위할 수 있었을 리가 없다. (물론 모두가 불안을 잊고 산 것은 아니었다. 빅토리아 시대 소설에 단골처럼 등장하는 신경증을 보라. 아가씨들이 기절하거나 쓰러지는 걸 전적으로 코르셋 탓이라고만은 할 수 없었다.)

9·11 참사 이후 대도시 시민들이 대거 겪은 외상 후 스트레스 장애(생명을 위협하는 충격을 겪은 뒤 나타나는 정신적 장애_옮긴이)를 설명할 때, 우리는 뉴욕이나 런던, 워싱턴 D. C. 같은 상징적 도시의 중심에 테러 위협이 가해진 탓에 우리의 위험에 대한 인식이 높아져서 그렇다고들 했다. 하지만 보다 더 긴 역사적 맥락에서 보면, 오히려 반대일 수도 있다. 지난 수백 년간 안전에 대한 인류의 기대가 극적으로 높아진 탓에 더 강하게 공포를 느꼈을 수도 있다는 것이다. 부패의 바닥을 드러냈던 1970년대 뉴욕의 범죄율이 아무리 높다 해도, 빅토리아 시대 런던과는 비교할 수 없을 정도로 안전했다. 전염병이 돌던 1840년대 말과 1850년대에는 몇 주 만에 런던 시민 1,000명이 콜레라로 죽곤 했으니 말이다. 오늘날 뉴욕의 4분의 1 규모인 도시에서 그런 일이 벌어져도 신문 1면 기사감이 되지 못했다. 지금 우리는 그 수에 충격을 받지만, 당시 사람들은 그 정도로는 이렇다 할 충격을 받지 않았다. 19세기의 문헌 자료는 개인적인 것이든 공공성을 띤 것이든 비참, 굴욕, 고역, 분노 등 온갖 어두운 감정

으로 점철되어 있다. 하지만 사망자 수를 볼 때 응당 그래야 할 것 같음에도 불구하고 딱히 공포가 두드러지지는 않았다.

그보다는 다른 느낌이 팽배했다. 사태가 이런 식으로 오래 지속될 리는 없다는 느낌이었다. 도시가 극한의 임계점을 향해 가고 있으며, 그 순간이 지나면 지난 세기에 이루어졌던 어마어마한 성장이 되물려지리라는 느낌이었다. 상당히 변증법적인 생각으로서, 정이 반을 낳듯이 도시의 성공이 결국 도시의 쇠락을 가져오는 상황을 만들어내리라는 믿음이었다. 디킨스가 《황폐한 집》에서 어떤 중독자 대서인을 기리며 한 표현을 빌리면 "복수의 유령"이 닥칠 듯한 상황이었다.

런던은 아주 오래전부터 도시를 꼬치꼬치 비판하는 사람들에게 시달렸다. 스코틀랜드 의사 조지 체인이 18세기 말에 쓴 명랑한 기록을 읽어보자.

황과 역청 냄새가 나는 불이 무수히 피어오르고, 수지 및 악취 나는 기름이 촛불과 등잔에 엄청나게 쓰이고, 지하든 지상이든 숨 쉬어 들이마실 때마다 코를 찌르는 연기가 있고, 지성 있는 동물이든 지성 없는 동물이든 그 많은 시체의 악취가 풍기고, 붐비는 교회, 부패하는 사체들이 묻힌 교회 묘지와 장지, 수채, 도살장, 마구간, 똥더미 등에서 적절한 정체와 발효가 일어나고 온갖 종류의 원자들이 섞이니 반경 32킬로미터의 공기를 부패시키고 독기를 채우고 감염시키기에 충분했다. 시간이 지나면 당연히 가장 건강한 자들의 몸조차 쇠약하게 하여 무너뜨릴 것이다.[69]

도시 성장과 산업화

1800년대 말까지는 런던의 시 구역과 북쪽 산업 지구들이 지금처럼 명확하게 구분되어 있지 않았는데, 이 사실도 혐오감을 부추기는 데 한몫했을 것이다. 통상 및 서비스의 중심과 산업 및 제조의 중심이 섞여 있었다.

18세기 말경 런던은 랭커셔주 전체가 보유한 것보다 많은 수의 증기 엔진을 갖고 있었으며, 1850년대까지도 잉글랜드의 제조업 중심지로 기능했다. 오늘날 런던을 보면 엘리 형제의 공장 같은 것은 상점가나 주택가로부터 멀찌감치 떨어져 있지만, 1854년까지만 해도 마구 섞여 있는 것이 정상적인 풍경이었다(냄새도 섞였을 것은 당연하다).

런던의 혐오스런 상태를 묘사한 글을 보면, 도시를 템스강을 따라 드러누운 하나의 생명체로, 마구잡이로 커져가는 암세포 같은 무언가로 상상했음을 알 수 있다. 리처드 필립스 경(1767~1840, 영국의 작가이자 출판가)이 1813년에 쓴 아래 글은 경제적 전망이라기보다 의학적 진단처럼 보인다.

거주민을 다 수용하고도 남을 정도로 집들이 많아져 어떤 구역에서는 건물이 거지나 악한들 차지가 될 것이며, 아예 사람이 살지 않는 곳도 생길 것이다. 사람의 몸에 위축증이 번지듯, 질병이 도시에 번져 폐허가 폐허를 낳을 것이고, 마침내 온 도시는 그때까지 남은 주민들이 보기에도 혐오스러운 무언가로 변할 것이다. 결국에는 모든 것이 폐허 무더기가 될 것이다. 과다 팽창한 도시들은 하나같이 이런 식으로 쇠락했다. 니네베, 바빌론, 안티오크, 테베가 폐허더미가 되었다. 로마, 델포이, 알렉산드리아도 그 피할 수 없는 운명을 나누었다. 비슷한 이유로, 런던도 언젠가는 모든 인간적인 것들이 따르게 마련인 그 운명에 굴복하고 말 것이다.[70]

오늘날의 도시 거주자가 빅토리아 시대 세계관에 대해 가장 큰 괴리를 느낄 부분은 정확히 이 점이다. 극히 현실적인 이유 때문에, 빅토리아 시대 이전에는 누구도 50킬로미터 영역 내에 300만 명을 몰아넣을 생각을 하지 않았다. 빅토리아 시대에조차 대도시라는 개념은 철저히 확증된 것이 아니었다. 양식 있는 빅토리아 시대 시민들이 보기에, 영국을 구경하러 온 무수한 해외여행자들이 보기에, 100년만 더 지나면 이 정도 규모의 도시를 지탱하려고 하는 인간의 노력은 한낱 백일몽으로 밝혀질 것 같았다. 도시는 제 살을 파먹는 괴물로 보였다.

오늘날 이 정도로 거대한 의구심을 품고 있는 사람은 많지 않다. 최소한 도시에 관해서는 말이다. 우리는 다른 문제들을 고민한다. 제3세계 지역 거대도시들에 형성된 대규모 빈민가의 실정, 테러 위협, 무시무시한 속도로 산업화하고 있는 지구가 겪는 환경적 충격에 대해 걱정한다. 인간이 수백만, 아니 수천만 단위로 모여서 장기적으로 안정된 정주지를 이룰 수 있을지에 대해, 사람들은 대부분 쉽게 그러리라고 인정한다. 이미 가능하다는 것을 알기 때문이다. 단지 어떻게 해야 더 잘될 것인지에 대해 확실한 해답을 마련하지 못했을 뿐이다.

그러므로 1854년 당시 런던 사람들의 마음을 들여다보려고 할 때, 우리는 이 결정적 사실을 기억할 필요가 있다. 존재론적이라고 할 만한 의혹이 도시 전체에 아른거리고 있었는데, 런던에 흠이 있다는 의구심이 아니라 애초에 런던만 한 크기의 도시를 짓는 발상 자체가 실수라는 의구심이었다. 사람들은 그 실수가 바로잡히리라 예상했다.

19세기 전반의 런던이 그토록 지저분하고 과밀한 시궁창 같았다면, 어째서 그렇게 많은 사람이 들어와 살고자 한 것일까? 물론 도시의 에너지와 자극, 건축과 공원, 커피숍의 사교 활동, 지적 공동체를 누리려는 사람들이 있었다. (워즈워스의 시 〈서곡〉 중에는 쇼핑 찬가도 있다. "줄줄이 늘어선 휘황한 물건들, / 문장으로 꾸민 상호 또는 상징으로 장식한 가게 그리고 가게, / 상인들의 자긍심이 드높이 걸린 그곳.") 하지만 한 명의 지식인이나 귀족이 대도시의 풍취에 끌려 발을 들일 때마다 한편으로는 100명의 개펄 수색꾼이나 행상 또는 분뇨 수거인들이 도시로 들어왔다. 두 집단은 도시에 대해 전혀 다른 심미안을 가지고 있었을 게 분명하다.

런던의 엄청난 성장과 마찬가지로 폭발적이었던 맨체스터와 리즈의 성장은 무수한 개인이 개별적으로 내린 결정을 하나하나 더하기만 해서는 설명할 수 없는 복잡한 수수께끼였다. 당시의 관찰자들이 혼란스러워하거나 공포에 질린 것도 결국 그 때문이었다. 도시 자체가 하나의 생명체로 느껴졌기 때문이다. 물론 도시는 사람들의 선택이 모여 이루어진 작품이지만, 확실히 새로운 형태의 집단적 선택이었다. 집단적 결정이 개인의 필요나 욕구와는 상충할 수도 있었기 때문이다. 빅토리아 시대 런던 사람들을 대상으로 투표를 한다고 상상해보자. 50킬로미터 영역 안에 200만 명을 몰아넣는 것이 좋은 생각이냐고 묻는다면, 보나마나 절대 아니라는 응답이 나왔을 것이다. 그런데도 어쩐 일인지 현실에서는 200만 명이 홀연히 나타났던 것이다.

이런 혼란에 빠져 있다 보면 자연히 도시를 하나의 생명체로 이해해야 한다는 생각이 들기 마련이다. 독자적인 의지를 지닌 하나의 형태, 부분의 합 이상인 어떤 개체로서 말이다. 어쩌면 하나의 괴물, 질병에 잠식된 하나의 육체, 워즈워스의 선견지명을 빌려 표현하면 "평야에 들어선 개미탑"일지도 모른다는 생각이다. (사전 계획 없이 복잡하게 건축되는 개미 군락은 여러 면에서 인간의 도시와 참 비슷하다.[71])

당대 관찰자들에게 놀라웠던 현상을 오늘날 우리는 당연하게 여긴다. 즉, 때로는 군중을 이루는 개개인의 욕구와는 현격히 다른 방향으로 '군중' 행위가 결정되기도 하는 현상이 바로 그것이다. 시간이 충분해서 단 한 명도 빼놓지 않고 모든 시민의 전기를 써 내려간다 해도, 그것의 합이 도시의 이야기가 될 수는 없다. 집단적 행위는 개인의 선택과는 사뭇 다른 무언가로 보아야 한다. 도시를 전체적으로 파악하려면 시각의 차원을 한 단계 높여서 조감하듯이 보아야 한다. 헨리 메이휴는 한 곳에서 도시 전체를 굽어보기 위해 열기구를 타고 올라갔던 일로도 유명하다. 실망스럽게도 메이휴는 "이 괴물 같은 도시는 … 어느 방향으로나 지평선까지 뻗어 있을 뿐만 아니라 그 범위도 한계가 없을 정도"[72]라는 사실을 확인했을 뿐이다.

그렇다면 그저 악취나 과밀함 때문에 런던을 암적이고 괴물 같은 존재로 느꼈던 건 아니다. 도시화 과정이 인간의 고삐를 벗어난 것 아닌가 하는 으스스한 기분이 깔려 있는 게 분명했다. 이 점에서 빅토리아 시대 사람들은 모종의 진실을 한 가지 파악하고 있었던 셈이지만, 당시로서는 그 실체를 온전히 이해할 수 없었다. 사람들은 도시를 거리나 시장, 건물(21세기라면 마천루가 하늘에 그리는 스카이라인)로 생각하는 경향이 있다. 하지만 사실 도시는 에너지의 흐름으로 규정된다. 수렵채집인이나 초기의 농부들은 설령 마음이 있었다 해도 1850년대 런던만 한(현재의 상파울루까지 갈 것도 없다) 규모와 밀도의 도시를 이룰 수 없었다. 100만 인구를 건사하는 것은 만만찮은 일이다. 자동차나 지하철이나 냉장고에 들어가는 에너지는 논외로 하고 인구를 먹여 살리는 일만 따져도 그 육체들을 움직이게 하기 위해서는 막대한 에너지가 필요하다. 작은 단위로 움직이던 수렵채집인들은 작은 집단을 건사할 만큼의 에너지도 운이 좋을 때나 모을 수 있었다. 그런데 비옥한 초승달 지대(메소포타미아 문명의 발상이 된 중동과 나일 강 유역의 기름진 지역_옮긴이)의 초기 농부들이 밭에 곡식을 심기 시작하자 인류가 동원할 수 있는 에너지의 양이 극적으로 늘었다. 사람들은 한 곳에 정주하기 시작했고 인구는 수천 명으로 불어났다. 영장류는 물론이고 인간조차 미처 경험해본 적 없는 밀도였다. 머지않아 양의 피드백 고리가 생겨났다. 많은 사람이 밭에서 일하자 많은 식량을 공급할 수 있게 됨으로써 더 많은 사람이 일할 수 있게 되는 순환의 연쇄가 생긴 셈이다. 결국 최초의 농업 사회들은 문명의 필수조건을 성취해냈다. 현재도 변하지 않은 그 문명의 제1 조건이란 그날그날 먹을 것을 찾아다닐 필요 없는 많은 사람이 하나의 사회 계층으로 존재해야 한다는 것이다. 도시에는 갑자기 소비자 계층의 사람들이 넘쳐나기 시작했다. 식량 생산의 걱정에서 벗어난 이들은 다른 심각한 문제들, 이를테면 신기술, 새로운 교역 방식, 정치, 프로 스포츠, 유명인을 둘러싼 소문 등을 걱정하기 시작했다.

1750년 직후에 대도시 런던이 폭발적 성장을 보인 것도 이런 과정을 통해서였다. 세 가지 사건이 서로 얽혀 발전하면서 유례없이 많은 에너지가 수도에 집중되었다. 첫 번째 사건은 농업 자본주의의 '개선'으로, 점점이 어지럽게 널려 있던 봉건 시대 영국 시골의 농업 체계가 합리주의적 농업으로 탈바꿈한 일이었다. 두 번째 사건은 산업혁명이 석탄 및 증기 에너지를 분출하기 시작한 일이었다. 그리고 세 번째는 철도 덕분에 에너지의 이동성이 극적으로 높아진 일이었다.

수천 년간 대개의 도시들은 도시 근방의 자연 생태계에 옴짝달싹할 수 없이 묶여 있었다. 근처 평야나 숲에 축적되는 에너지 양이 도시의 인구 상한선을 결정했고, 도시는 그 이상 클 수 없었다. 그런데 1854년의 런던은 그 한계를 돌파했다. 경작이 보다 효율적으로 이루어지고, 새로운 형태의 에너지가 발견되었으며, 배와 철도 운송망덕택에 에너지 이동 거리가 굉장히 늘어났기 때문이다. 설탕 넣은차를 즐기던 1854년의 런던 시민은 차를 한 모금 마실 때마다 방대한 지구적 에너지망으로부터 에너지를 끌어 썼던 셈이다.[73] 즉, 서인도 제도 사탕수수 농장과 갓 자리 잡기 시작한 인도 차 농장 사람들의 노동력, 열대작물을 키우는 태양의 에너지, 상선을 움직인 바다의 에너지, 기관차 엔진의 증기 에너지, 그리고 통상 전반적으로 자금을 대는 일등공신인 섬유산업을 위해 랭커셔의 직물기를 움직인

화석연료의 에너지를 모두 사용한 것이다.

그런 의미에서 거대한 도시는 인간들의 선택이 빚어낸 작품이라고 할 수 없었다. 그것은 자연적, 유기적 과정에 가까웠다. 교묘하게 건축된 건물이라기보다 봄을 맞아 절로 꽃망울을 터뜨린 정원에 가까웠다. 에너지 공급이 증가함에 따라 발생한 자연적인 사건 발달에 인간의 계획이 조금 섞인 결과였다.

몇십 년 전에 물리학자 아서 이베랄은 인간의 조직을 이해하는 새로운 개념을 제안한 바 있다. 분자들이 에너지 상태에 따라 상이한 형태를 취하는 것처럼 사람도 사회적으로 그러하다고 보는 이론이다. 물 분자 집합은 시스템에 에너지가 얼마나 주입되느냐에 따라 일정한 형태로 변환한다.[74] 저에너지 상태에서는 얼음이라는 결정 상태를 취하고, 고에너지 상태에서는 액체나 기체로 변한다. 이처럼 한 상태에서 다른 상태로 극적으로 변환하는 것을 상전이 현상 또는 분기分岐 현상이라고 한다.

이베랄은 인간 사회도 가용할 에너지가 늘어남에 따라 이와 유사한 상전이를 겪는다고 보았다. 유랑하는 수렵채집인이었을 때는 기체 상태였고, 농경 시대에는 한층 고정된 구조였으며, 벽으로 둘러싸인 도시의 밀도는 결정 수준이었다. 로마 제국이 노예 노동력 및 운송망 구축을 통해 잉여 에너지 공급을 급격히 증가시키자 로마시 인구는 100만 명을 넘어 급증했으며, 망에 연결된 수십 개의 소도시도 10만 명 단위의 인구를 기록했다. 그러나 제국이 무너지고 에너지 공급이 멎자, 유럽 도시들은 몇백 년 만에 모두 증발했다. 다시 새로운 에너지 혁명이 움트려는 시점인 1000년경에는 로마 인구가 고작 3만 5,000명으로 줄어 있었다. 영광의 시절에 비해 30분의 1 규모였다.

그런데 불과 1세기 전에 100만 인구였던 도시를 300만까지 키우는 데는 에너지 유입량 증가 외에도 다른 것들이 필요했다. 우선 시골에서 도시로 옮길 의향이 있는 사람이 어마어마하게 많아야 했다. 마침 1700년대와 1800년대 초 영국 시골을 휩쓴 인클로저 운동 때문에 중세부터 시행되던 공유지 경작 체계가 붕괴했고, 엄청난 유동인구가 탄생했다. 촌락에 뿌리내린 채 공유지를 부쳐 먹고살던 소작농들은 갑자기 거대한 사유화 물결에 휘말려 전래의 생활양식이 송두리째 뒤집혔음을 깨달았다. 수백만 명까지는 아니라도 수만 명의 소작농이 그런 상황이었다. 정처 없이 떠돌게 된 새로운 노동자들은 다른 어떤 에너지만큼이나 핵심적인 산업혁명의 에너지가 되어 도시와 코크타운(《어려운 시절》의 배경 도시 이름으로, 일반적으로 공업도시를 가리킨다_옮긴이)에 값싼 노동력을 거의 무한정 제공했다. 상이한 형태의 두 에너지, 즉 석탄과 시민대중이라는 에너지가 땅에서 떨어져 나오지 않았다면 산업혁명은 일어나지 않았을지도 모른다.[75]

산업 시대 새로운 도시 공간을 채울 인구가 극적으로 증가한 데는 또 하나의 공신이 있었다. 바로 차茶이다. 18세기 전반의 인구 증가는 차가 대중화되다 못해 영국 대표 음료가 된 시기와 보기 좋게 맞아떨어진다. (18세기 초에 6톤이었던 차 수입량이 세기 말에는 1만 1,000톤이었다.) 18세기 초만 해도 사치품이었던 차가 1850년대에는 노동자 계급도 일상적으로 즐기는 생필품이 되었다. 매주 자신의 가계부를 〈페니 뉴스맨〉에 공개했던 한 직공의 기록을 보면 수입의 15퍼센트 가까이를 차와 설탕에 소비했다.[76] 차에 대한 탐닉은 취향이나 카페인의 각성 효과 때문이었겠지만 어쨌든 건강한 생활 습관이었다. 다른 음료들을 생각해보면 특히 그랬다. 달인 차에는 몇 가지 긴요한 항균 성분이 들어 있어서 수인성 질병을 어느 정도 물리쳐준다. 차를 우리는 과정에서 발생하는 탄닌산은 끓는 물에서도 살아남은 박테리아를 죽인다. 1700년대 말에 크게 유행한 끽차 문화는 박테리아의 입장에서 볼 때는 대량학살이었다. 의사들은 이 시기에 이질 발병률과 유아 사망률이 극적으로 떨어진 것을 확인했다. (차 속의 살균 인자가 모유를 통해 아기에게 전달된다.) 차 마시는 인구는 수인성 질병 인자들을 어느 정도 극복하면서[77] 폭발적으로 세를 불리기 시작했고, 솟아나는 공장 도시들과 괴물처럼 뻗어 나가는 런던에도 거대한 노동력을 제공한 것이다.

대도시 성장을 가능케 한 에너지 흐름, 새로운 차 음용 습관, 대중 행위에 대한 인식이 움트기 시작한 것 등등의 다층적 추세들을 그저 역사적 배경으로 간과해서는 안 된다. 1854년에 열흘간 브로드 가에서 벌어졌던 미생물과 인간의 결투는 부분적으로나마 각각의 추세에 직접 영향을 받은 사건이었다. 엄밀한 인과관계는 시간적으로나 공간적으로 다른 차원에서 표출되었지만 말이다. 브로드 가 발병 사건을 몇백 명의 목숨에 관한 작은 이야기로 묘사할 수도 있을 것이다. 펌프물을 마신 사람들이 몇 주간 죽어간 이야기로 그리면 된다. 하지만 그것은 시야가 제한된 이야기이고, 실제로 일어났던 일을 공정하게 묘사하지 못하고 왜 그런 일이 일어났는지 제대로 설명하지 못한다. '왜'라는 질문을 던지는 순간, 필연적으로 이야기는 넓어지는 동시에 압축되어야 한다. 도시의 발달이라는 기나긴 세월을 이야기해야 하는 한편, 박테리아 생명 주기라는 압축된 주제에 세밀하게 초점을 맞추어야 한다. 이런 것들 역시 원인이기 때문이다.

도시와 박테리아는 생명이 지구에 남긴 자취들 중에서도 극과 극의 형태이므로 나란히 이야기하면 꽤 멋진 대비를 이룬다. 우주에서 내려다볼 때 인간이 지구에 존재한다는 것을 보여주는 단 한 가지 반복적 증거가 바로 우리가 지은 도시들이다. 밤중의 지구를 찍은 사진을 보면 도시야말로 지질학적으로나 생물학적으로 살아 움직이는 유일한 존재이다. (국가가 깔끔하게 나눈 정치적 경계가 아니다 보니 혼란스럽게 흩어져 있긴 하지만, 인간의 진정한 거주 형태를 드러내는 가로등 불빛들의 약동을 상상해보라.)

지구를 둘러싼 대기를 제외하면, 생명이 남긴 가장 큰 발자국은 바로 도시이다. 한편 가장 작은 발자국은 미생물이다. 시야를 좁혀 박테리아와 바이러스의 세상으로 진입하면, 우리는 생물학의 영역을 지나 화학의 영역으로 들어간다. 성장과 발달, 삶과 죽음의 활동을 드러내는 생명체의 세상을 넘어 단순한 분자들의 세상으로 들어간다. 가장 큰 생명과 가장 작은 생명이 그토록 긴밀하게 얽혀 있다는 것이야말로 세상 모든 생명이 연결되어 있음을 강력히 증명하는 것이다.

빅토리아 시대에 군사적 위협을 받는 일 없이 새로운 형태의 자본과 에너지로 넘쳐나던 런던에서 미생물은 도시의 가파른 성장에 고삐를 씌울 수 있는 최대 세력이었다. 거기에는 도시 자체의 원인도 있었다. 런던은 주식중개인이나 커피숍 운영자나 하수관 수색꾼뿐

만 아니라 콜레라균에게도(물론 그 밖에 무수한 종류의 박테리아들에게
도) 새로운 삶의 방식이라는 선물을 주었던 것이다.

1854년 9월의 사건이 일어난 데는 도시라는 거대유기체의 거시
적 성장, 박테리아라는 미묘한 미시적 존재, 두 가지 모두 결정적이
었다. 인과관계가 명확한 지점들도 있다. 인구 밀도가 높아지지 않
고 지구를 하나로 묶는 산업화가 진행되지 않았다면, 콜레라는 영
국에서 그토록 파괴적인 세를 누리지 못했을 것이고, 나아가 스노의
뛰어난 조사 실력도 불필요했을 것이다. 반면에 똑같이 중요한 부분
이지만 인과관계가 한결 느슨한 지점들도 있다. 도시 전체를 조감하
는 시선, 도시 환경을 하나의 시스템이나 대중 현상으로 파악하는
시각, 이런 상상력의 돌파구 역시 브로드 가 발병 사건의 결과에 다
른 요인만큼이나 결정적이었다.

콜레라의 수수께끼를 풀기 위해서는 시야를 넓힐 필요가 있었다.
질병이 도시에서 어떻게 진행되는지 넓은 패턴을 보아야 했다. 오늘
날 이처럼 거시적으로 보건 문제를 다루는 것을 역학이라고 하는데,
관련 연구자들이 대학에서 하나의 분과를 이루고 있을 정도이다. 하
지만 빅토리아 시대 사람들에게 이것은 소화하기 어려운 시각이었
다. 역학은 사회적 행위의 패턴들을 고찰하는 시각인데, 그들은 사
회적 행위 자체를 이해하지 못하고 있었다. 런던역학회가 생긴 지도
고작 4년에 불과했다. 스노는 창립 회원이었다. 특정 현상(질병, 범죄,
가난 등)의 빈도를 전체 인구에 대한 백분율로 기록하는 등의 인구통
계학적 기초 분석법이 주류 과학계와 의학계에 침투한 것도 당시로
서는 20년 역사에 불과했다. 과학으로서의 역학은 태동기였으며, 기

초 원칙들이 제대로 정립되지 않았다.

게다가 당시는 새로운 치료법이나 약품을 개발하고 시험하는 일에 과학적 방법론이 거의 동원되지 않았다. 매일 끝도 없이 신문에 실렸던 돌팔이 콜레라 치료법들을 볼 때 가장 인상적인 점은 하나같이 1회적 증거에 의존한다는 점과 그 오점을 전혀 미안해하지 않는다는 점이었다. "비록 이것이 1회적 증거에 기반한 사실이지만, 어쨌든 끝까지 들어보시면 좋겠습니다"라고 말하는 광고는 하나도 없었다. 투고 편지들에는 부끄러운 기색도 기법의 불완벽함에 대한 자각도 없다. 그들은 열심히 관찰하기만 하면 국지적인 한 줌의 사례들로부터 얼마든지 콜레라 치료법을 알아낼 수 있고, 그것이 합리적인 생각이라고 믿었다.

하지만 콜레라는 격리된 사례들만으로는 연구할 수 없었다. 쓸모없는 콜레라 분석이 잔뜩 유통되던 신문이나 커피숍들처럼 콜레라도 폭발적 도시 성장의 한 산물이었다. 이 괴물을 이해하려면 도시적 규모에서 조감하듯이 생각할 수 있어야 했다. 또한 기구에 탄 헨리 메이휴의 시각으로 문제를 보고 다른 사람들도 그렇게 하도록 설득할 수 있어야 했다.

수인성 이론과 간접 추적

넓은 시야, 그것이야말로 존 스노가 월요일 정오에 찾던 것이었다. 스노는 환한 낮에 다시 한 번 소호 우물물 시료를 조사해보았지만 여전히 브로드 가 물에서 의심스러운 것을 발견하지는 못했다. 스노는 근처 치과에서 이를 뽑는 어느 환자한테 클로로포름을 배달하면서 몇 블록 너머에서 창궐하는 병에 대해 고민했다. 생각하면 할수록 어떻게든 물이 오염된 게 분명하다는 확신이 들었다. 하지만 어떻게 입증한담? 증거가 물밖에 없으면 안 되는데, 사실 물에서 무엇을 찾아보아야 할지조차 몰랐기 때문이다. 스노는 콜레라의 전염 경로와 병이 인체에 미치는 영향에 대해 나름의 이론을 갖고 있었다. 하지만 정확히 어떤 인자가 콜레라를 일으키는지는 알지 못했고, 그걸 어떻게 확인해야 할지는 더더욱 깜깜했다.

얄궂게도, 스노가 물에서 콜레라의 자취를 찾으려다 실패한 날로부터 며칠 전, 이탈리아 피렌체 대학의 한 과학자가 콜레라 사망자의 장 점막에서 콤마 모양으로 생긴 작은 생명체를 발견했다. 최초로 콜레라균을 목격한 것이었다. 당사자였던 필리포 파치니는 관찰한 내용을 〈콜레라에 관한 현미경 관찰 및 병리학적 추론〉이라는 논문에 담아 그해에 발표했다. 하지만 시기가 좋지 않았다. 질병의 세균설이 주류 과학계에 진입하지 않은 시점이었으며, 살아 있는 생명체가 아니라 모종의 공기 오염을 통해 콜레라가 전달된다는 독기론이 정설로 받아들여지던 때였다. 파치니의 논문은 철저히 무시당했고, 콜레라균은 이후 30년간 다시 보이지 않는 미생물의 세상으로 물러나 숨었다. 존 스노는 무덤에 누울 때까지도 자신이 수년간 찾아 헤맨 콜레라 인자가 자기 생애에 이미 확인되었다는 사실을 전혀 몰랐다.[78]

스노는 현미경에 비친 콜레라균의 모습을 짐작조차 못했지만 그렇다고 물 실험을 멈출 이유는 없었다. 치과의사와의 약속을 지킨 뒤, 스노는 브로드 가 펌프에 다시 들러 물 시료를 더 채취했다. 이번에는 물에서 작고 흰 입자 같은 것들이 보였다. 실험실로 돌아와 얼른 화학 실험을 해보았더니 염화물 농도가 비정상적으로 높게 나왔다. 결과에 고무된 스노는 아서 하살이라는 동료 의사에게 시료를 들고 갔다. 스노는 오래전부터 하살의 현미경 다루는 실력을 높이 사고 있었다. 하살은 입자들이 '조직된 구조'는 아니라고 진단했다. 분해되다 만 유기물 잔해라는 결론이었다. 그 밖에도 타원형의 생명체 같은 것을 한 무리 확인하고 '극미동물'이라고 지칭했는데, 아마도 유기물질을 섭취하는 모종의 생명체 같았다.

하살의 분석 결과 브로드 가 물은 스노가 처음 생각했던 것처럼 맑지는 않았다. 하지만 콜레라의 존재를 결정적으로 알리는 무언가가 존재하지도 않았다. 현미경 아래에서, 입자와 극미동물의 차원에서 답을 찾아서는 안 될 것 같았다. 시야를 넓혀 동네를 아우르는 규모에서 문제에 접근할 필요가 있었다. 스노는 이제 간접적으로 살인마를 추적하기로 했다. 골든스퀘어 근방에 사는 사람들의 생사를 통해서 말이다.

사실 스노는 이미 몇 년이나 그런 시각에서 콜레라를 생각하고 있었다. 스노는 1840년대 말에 발표한 첫 논문으로는 자신의 수인성 이론을 의학계 인사들에게 설득시킬 수 없다는 걸 깨닫고, 이론을 보강할 증거를 꾸준히 찾고 있었다. 그는 엑서터, 훌, 저 멀리 요크의 전염병을 추적했다. 다른 사람들이 《황폐한 집》이나 《어려운 시절》 연재에 목을 매듯이 스노는 윌리엄 파의 '인구통계주보'를 탐독했다. 새로 발병한다는 것은 변수들이 새롭게 정렬되는 것, 새로운 패턴이 드러나는 것을 뜻했고, 스노의 발 디딜 틈 없는 아파트가 아니라 바깥의 거리와 묘지에서 새로운 실험이 펼쳐질 가능성을 뜻했다. 이 점에서 스노는 콜레라균과 기묘한 공생관계를 맺었다고 해도 좋을 것이다. 제대로 병을 정복하기 위해서는 일단 질병이 활개 칠 필요가 있었다. 영국에서 콜레라가 거의 잠복, 잠잠했던 1850년에서 1853년 동안은 국민 보건 측면에서야 좋은 시절이었겠지만, 발병 원인을 알아내려는 스노에게는 비생산적인 시절이었다. 1853년에 콜레라가 보기 좋게 반격을 개시하자, 스노는 더욱 열의에 차서 파의 '인구통계주보'에 몰두했다. 단서를 찾아 도표들을 헤집었다.

파는 스노가 당대 의학계에서 그래도 동지라고 부를 만한 유일한 인물이었다. 두 사람의 인생 경로는 여러모로 비슷한 데가 있었다. 스노가 태어나기 5년 전에 슈롭셔의 가난한 노동자 부모에게서 태어난 파는 1830년대에 의사 교육을 받았는데, 1840년대부터는 공중보건 분야에서 통계를 적극적으로 활용하는 일에 매진했다. 1838년에 파는 막 창설된 중앙등기소에 합류했다. 파의 첫 아내가 19세기의 또 다른 살인마인 결핵에 희생된 지 몇 달 지나지 않아서였다. 파가 할 일은 가장 기본적인 인구통계학적 추이(잉글랜드와 웨일스의 출생자 수, 사망자 수, 성혼 수 등)를 추적하는 것이었다. 세월이 흐르자 파는 통계를 개량하여 보다 세세한 인구 패턴을 기록하도록 했다. '사망표'의 역사는 흑사병이 돌던 1600년대로 거슬러 올라간다. 각 마을 서기들이 사망자의 이름과 교구명을 기록한 것이 시초였다. 파는 추가 변수들이 덧붙여질 때 과학적으로 훨씬 가치 있는 조사가 되리란 것을 깨닫고, 의사들을 상대로 기나긴 설득에 돌입했다. 27가지 치명적인 질병 목록을 기초로 하여 최대한 사망 원인을 함께 기록하자는 캠페인이었다. 1840년대 중반, 파의 통계는 사망자를 질병뿐만 아니라 교구, 나이, 직업에 따라서도 세분할 수 있을 정도가 되었다.[79] 의사와 과학자와 보건 관료들은 영국 사회에서 질병이 어떤 패턴으로 번져가는지 조사할 때 사용할 든든한 자료를 처음 갖게 된 것이다. 파의 '인구통계주보'가 없었다면 스노는 거리에서 사례나 풍문 또는 직접 관찰을 통해 수집하는 수준에 머물렀을 것이다. 그래도 나름의 콜레라 이론을 구축할 수 있었을지는 모르나, 이론의 정당함을 타인에게 설득하기란 거의 불가능했을 것이다.

파는 과학을 믿었기 때문에 통계를 통해 의학적 수수께끼를 해결할 수 있으리라는 스노의 신념에 동의했다. 하지만 파는 독기 이론 진영의 가정을 믿었으므로, '인구통계주보'의 방대한 자료를 독기 이론을 보강하는 데 활용했다. 파는 환경오염을 확인할 때 제일 믿을 만한 예측 지표는 고도라고 생각했다. 제방에 어린 불결한 안개 속에 사는 사람은 햄스테드처럼 높고 상쾌한 공기 속에 사는 사람보다 콜레라에 걸릴 가능성이 높다고 생각했다. 파는 1849년 발병 직후 콜레라 사망자 통계를 고도에 따라 분석해보았는데, 실제로 고지대가 저지대보다 안전하다는 결과가 나왔다. 하지만 이는 잘못된 인과관계의 오류이다. 고지대 거주자들은 템스강 근처 복잡한 거리의 주민들보다 여유 있게 흩어져서 사는 경향이 있었고, 강과의 거리가 멀기 때문에 오염된 물을 마실 가능성도 낮았다. 고지대가 안전한 것은 사실이지만 독기가 없어서 그런 것이 아니었다. 깨끗한 물을 마실 가능성이 높기 때문이었다.

　파가 스노의 이론에 전적으로 반대한 것은 아니었다. 콜레라가 템스강의 탁한 물에서 발원한 뒤 강 위의 뿌연 공기로 피어올라 독한 기체로 변한다는 발상을 궁리한 적도 있는 것 같다. 그리고 파가 스노의 출판물이나 강의 내용을 몇 년이고 착실히 쫓아간 것은 분명해 보인다. 파는 종종 '인구통계주보'에 사설을 곁들였는데, 가끔 스노의 이론을 언급하기도 했다. 하지만 파는 콜레라가 전적으로 수인성이라는 주장에 대해서는 끝까지 의혹을 품었다. 또한 스노가 이론을 입증하기는 꽤나 어려울 것이라고 지적했다. 파는 1853년 11월의 사설에 이렇게 썼다. "좋은 물 또는 나쁜 물의 효과를 측정하기 위해서는 동일한 고도에 살고 동일한 공간에서 움직이며, 생활수준이 같고 같은 일에 종사하지만 단 한 가지 점이 다른, 이를테면 한쪽은 배터시의 물을 마시고 다른 쪽은 큐의 물을 마시는 두 거주자 집단을 찾아야 한다. … 하지만 런던의 상황은 그런 결정적 실험을 허락하지 않는다."[80]

　파의 마지막 문장은 틀림없이 스노에게 모욕적으로 느껴졌을 것이다. 4년 전에 처음으로 콜레라 소논문을 발표했을 때도 결정적 실험이 필요하다는 지적을 들었기 때문이다. 파는 의혹을 품긴 했으나 스노의 수인성 이론에 충분히 끌리고 있었기 때문에, '인구통계주보'에 새로운 분류를 하나 추가하기에 이르렀다. 콜레라 사망자의 나이, 성별, 거주지 고도의 기록과 더불어 추가 변수, 즉 어디서 물을 사 마셨는가를 기록하기로 한 것이다.

상수 공급원과 연관된 사망률

깨끗한 식수를 찾는 일은 문명의 역사만큼이나 오래된 과제다. 많은 인간이 한 곳에 정주하기 시작하자마자 이질 같은 수인성 질병이 인구 증가를 옥죄는 결정적 요인이 되었다. 인류 역사를 돌아보면 이 고질적인 보건 문제에 대한 사람들의 해결책은 물을 정화하는 것이 아니었다. 알코올을 마시는 것이었다. 깨끗한 물 공급이 어려운 공동체에서 '순수한' 액체에 가장 가까운 물질이 알코올이었다. 초기 농경 시대에는 맥주(후에는 와인)로 인한 건강상의 위험이 아무리 많다 해도 알코올의 항균 효과와 바꿀 만했을 것이다. 간경화로 40대에 죽는 편이 이질로 20대에 죽는 편보다 나았다. 유전학을 아는 역사학자들 중에는 도시 생활과 알코올의 발견이 합세한 순간, 수렵채집 생활을 포기한 사람들의 유전자에 대규모 선택압이 작용했을 것으로 보는 이도 있다.

알코올이 치명적인 독이자 심각한 중독물질이라는 건 부인할 수 없는 사실이다. 그런 물질을 다량 소화하기 위해서는 인체가 알코올 탈수소효소를 대량으로 생산해야 하는데, 이 형질은 인간 DNA 중 네 번째 염색체에 놓인 일군의 유전자가 조절한다.[81] 초기 농경사회 사람들 중에는 이 형질을 지니지 못한 자가 많았다. 유전적 이유에서 '한잔할 수' 없는 사람들이었고, 그들 대부분은 알코올 남용 때문이든 수인성 질병 때문이든 어린 나이에 후손 없이 죽고 말았다. 따라서 세대가 지남에 따라 초기 농부들의 유전자 풀은 정기적으로 맥주를 마실 수 있는 사람들이 점령했다. 오늘날의 세계 인구는 대부분 이러한 초기 맥주 소비자들의 후손이기 때문에 사람들이 대체로 알코올에 대한 유전적 내성을 지니고 있는 것이다. (락토오스 내성도 마찬가지이다. 과거에는 드문 유전적 형질이던 것이 가축 사육이 시작되면서 목동의 후손을 따라 전해져 급기야 주류가 되었다.) 아메리카 원주민이나 오스트레일리아 원주민처럼 수렵채집인의 직계 후손인 사람들은 이런 유전적 병목을 경험한 적이 없다. 그래서 오늘날 알코올 중독에 빠지는 비율이 높은 것이다. 아메리카 원주민의 고질적 알코올 중독 문제를 논하면서 유약한 '원주민 체질'을 비방하거나 미국 원주민 보호 거주지 시스템의 열악성을 비난하는 등 여러 가지로 진단하지만, 그들이 원래 알코올 내성이 약하다는 점도 한 가지 원인일 것이다. 그들의 선조가 도시에서 살지 않았던 탓이다.

재미있는 점은 맥주 등 모든 발효 주정의 항균 성질도 미생물들의 작업, 즉 발효라는 오래된 대사 전략 덕분에 생긴다는 것이다. 맥주 제조에 사용되는 단세포 효모균 같은 발효 촉진 생명체들은 당과 탄수화물을 ATP라는 생명 공통의 에너지 통화로 치환함으로써 살아간다. 찌꺼기 없이 깔끔한 과정은 아니다. 효모 세포들은 분자를 분해하는 과정에서 두 가지 쓰레기 산물을 내놓는데, 이산화탄소와 에탄올이다. 전자는 거품을 내고, 후자는 취기를 만든다.[82] 인간 정주지의 불결한 물 재활용 체계 때문에 보건 위기에 직면한 초기 농부들은 어쩌다 보니 발효체들이 생산하는 미생물적 쓰레기 물질을 소비하는 대응 전략을 발견한 것이다. 인간은 자신의 배설물을 마시는 환경에서 집단 멸절하지 않기 위해 대신 효모의 쓰레기를 마셨다. 물론 의식한 일은 아니었으나 좌우간 인류는 미생물이 가하는 위협을 상대하기 위해 다른 종류의 미생물을 길들인 것이다. 인류 문명이 처음에 맥주를, 다음에 와인과 기타 주정들을 발견해내는 수천 년의 세월 동안 이 전략은 널리 활용되었다. 그러다 마침내 차와 커피가 등장함으로써 발효 미생물들의 수고 없이도 비슷한 보호 효과를 누릴 수 있게 되었다.

19세기 중반, 다른 곳은 몰라도 최소한 영국에서는 물이 도시민들의 식생활에 파고들어 제 역할을 하기 시작했다. 1700년대 중반부터 개인 소유 상수관이 도시 여기저기에 놓이기 시작하여 부유한 런던 가정에 수돗물을 공급했다(집 근처 물탱크까지만 물을 전달하는 경우도 있었다). 아무리 감탄해도 지나치지 않을 만큼 혁신적인 발전이었다. 식기세척기, 세탁기, 수세식 변기, 샤워기 같은 현대 가정의 이기들은 안정적인 물 공급을 전제로 한다. 집 안에서 수도꼭지를 틀어 컵에 물을 받는 일이 지금은 당연할지 몰라도 이 광경을 처음 목격한 런던 시민에게는 기적에 가까운 일이었을 것이다.

1800년대 중반에는 체계 없이 저마다 수도관을 운영하던 작은 회사들이 10개의 큰 회사로 통폐합되어 각기 도시의 일정 구역을 담당하게 되었다. 뉴리버 상수회사는 도시 전역에, 첼시 상수회사는 웨스트엔드에 물을 댔다. 템스강 남쪽은 서더크앤드복스홀(S&V라고도 한다)과 램버스라는 두 회사가 맡았다. S&V사와 램버스사는 물론이고 여러 회사의 유입관이 템스강 하류 조수 유역에 있었다. 따라서 그들이 고객에게 제공한 물은 갈수록 늘어나는 런던 하수관들의 하수를 받아들여 온갖 쓰레기로 잔뜩 더럽혀진 강물이었다. 열혈 독기론자에게도 이런 상황은 불쾌했으므로, 1850년대 초에 의회는 모든 런던 상수회사들이 1855년 8월까지는 유입구를 조수 상승선 위 상류로 옮겨야 한다는 법을 통과시켰다. S&V사는 막판까지 이전을 미루며 계속 배터시에서 물을 끌어 썼지만, 램버스사는 1852년에 훨씬 깨끗한 템스디턴 물로 바꾸었다.[83]

스노는 1849년에 조사를 시작할 때부터 상수회사들의 움직임을 추적하고 있었다. 램버스사의 유입구 이전 결과가 어떤지도 알고 있었다. 그러던 중 11월 26일자 '인구통계주보'의 주석을 본 스노는 진짜 돌파구가 열렸음을 감지했다. 사우스런던 콜레라 사망자를 기록한 통계 밑에 파가 무심히 한 줄을 첨가해놓았다. "세 가지 사망 사례의 경우 … 한 구역에 두 상수회사가 물을 대는 지역이었다."

기반시설에 대한 이 작은 정보가 스노의 눈에는 엄청난 기회로 보였다. 같은 공간, 같은 고도에 사는 사람들이 두 상수회사의 물을 먹고 있는 것이다. 한쪽은 도시의 오수로 더럽혀진 물이고, 다른 쪽은 비교적 깨끗한 물이다. 파의 주석이 예기치 않게도 스노에게 결정적 실험의 실마리를 제공한 것이다.

스노에게 필요한 것은 자료를 세분하는 일이었다. 즉, S&V사 물을 받는 집의 사망자 수와 램버스사 물을 받는 집의 사망자 수를 가르는 것이다. 스노의 이론이 옳다면 S&V사 집들은 램버스사 집들과 나란히 있어도 비교할 수 없을 정도로 높은 사망률을 보일 것이다. 고도나 대기 질은 같고 물만 다른 것이다. 경제 수준이나 양육 환경까지 무시해도 좋을지 모른다. 상수회사를 선택하는 일은 부자나 가난한 자 사이에 별 차이가 없었기 때문이다. 환경은 같지만 물이 다른 토머스 가의 건물들을 다시 만나게 된 셈이었다. 단, 이번에는 어마어마하게 규모가 컸다. 수십 명이 아니라 수천 명 규모였다. 스노는 후에 이렇게 설명했다.

이 실험은 … 가장 규모가 큰 것이었다. 남자와 여자, 온갖 연령과 직업, 온갖 계층과 지위, 신사부터 아주 가난한 자까지 30만 명이 넘는 많은 사람이 스스로 선택한 일도 아닌데 두 개의 집단으로 나뉘어 있었고, 사람들은 대부분 그 사실을 알지도 못했다. 한 집단은 콜레라 환자들의 찌꺼기도 포함되어 있을지 모르는 런던의 오수를 공급받고, 다른 집단은 불순물 없이 상당히 깨끗한 물을 공급받고 있었다.[84]

결정적 실험은 스노의 예상보다 훨씬 까다로웠다. 파의 원래 보고서는 통계를 구역 단위로만 다루었고, 스노는 그 자료를 상수 공급원에 따라 다시 여러 개의 하부구역으로 나누었다. 하부구역 중 12군데는 전적으로 S&V사만, 다른 세 군데는 램버스사만 쓰고 있었다. 두 집단의 콜레라 사망률은 실로 확연한 차이가 있었다. S&V 하부구역의 사망률은 100명당 한 명꼴인 데 반해 램버스사 물을 마시는 1만 4,632명 중에는 콜레라로 죽은 사람이 한 명도 없었다. 편견 없는 사람이라면 이 수치에 설득되고도 남겠지만, 스노는 자신의 청중이 그 이상을 원하리라는 것을 잘 알았다. 램버스사만 쓰는 하부구역은 비교적 잘사는 교외 지역인 반면 S&V사를 쓰는 하부구역은 매연 자욱한 산업 지역이기 때문이다. 스노는 독기론자들이 동네의 환경 차이를 확인하는 순간, 자신의 주장은 대번 물거품이 되리란 걸 알았다.

따라서 실험은 S&V사와 램버스사의 물을 둘 다 받는 나머지 16군데 하부구역들의 결과에 따라 결정될 상황이었다. 이 구역들 내에서 상수원에 따라 콜레라 사망률이 차이 난다는 것을 보일 수만 있으면 그것이야말로 이론에 대한 결정적 증명이 될 것이고, 심지어 독기 이론에 쏠린 여론을 끌어올 수 있을지도 몰랐다. 문제는 자료가 모호하다는 점이었다. 16군데 하부구역의 수도관은 너무 난잡하게 얽혀 있어서 주소만 보고는 어느 회사의 물을 받는지 알 수 없었다. 특정 건물의 상수회사를 알아내려면 발에 땀이 나도록 뛰는 원시적 조사를 할 수밖에 없었다. 스노는 파의 기록에 등장하는 집들을 가가호호 방문하여 어느 물을 쓰느냐고 물어보아야 했다.

이렇게까지 조사를 하고자 했던 스노의 의지에 대해 잠시 생각해 보자. 스노는 빅토리아 시대 의료계의 정점에 오르고, 손수 개척한 의료법을 여왕에게까지 적용했으면서도 1초라도 시간이 남으면 런던의 가장 위험한 동네에서 수백 가구를 일일이 방문하며 특히 희대의 질병으로 피해 입은 집을 찾아다녔다. 직업적 성공이나 왕족의 비호 같은 안전한 세상을 기꺼이 뒤로하고 집요하고 대담무쌍하게 거리로 나갈 준비가 되어 있지 않았다면 스노 스스로 '거대한 실험'이라고 불렀던 작업은 결실을 맺지 못했을 것이다. 독기론은 아무런 도전도 받지 않은 채 군건했을 것이다.

그런데 몸소 거리를 누비며 취재하는 것도 결과적으로는 만족스럽지 못한 방법으로 밝혀졌다. 자신이 마시는 물이 어디서 오는지 모르는 주민이 많았던 것이다. 다른 데 사는 집주인이 요금을 지불하는 집도 있고, 고지서를 받아도 회사 이름은 전혀 신경 쓰지 않는 집, 오래된 문서 따위는 보관하지 않는 집도 있었다. 상수관을 직접 보고 판단하려고 해도 어찌나 뒤범벅인지 보는 것만으로는 그 집에 연결된 것이 램버스사의 관인지 S&V사의 관인지 알 수 없었다.

　그래서 스노의 조사는 제대로 된 정보를 캐기 위해 그보다 더 작은 차원까지 내려가야 했다. 몇십만 명의 삶을 조감하며 시작했던 거대한 실험이 결국 맨눈으로 볼 수 없을 정도로 작은 분자들을 다루는 일로 압축되었다. 취재 도중에 스노는 S&V사의 물이 램버스사의 물보다 염도가 네 배 정도 높다는 사실을 발견했다. 집의 실험실에서 간단히 확인하면 어느 회사에서 공급한 물인지 금세 알아낼 수 있었다. 그때부터 스노는 자기가 어느 회사의 물을 마시는지 모르는 주민을 만날 때면 작은 병에 물 시료를 담아왔다. 그리고 주소를 기록한 뒤 집에서 내용물을 분석했다.

　콜레라가 골든스퀘어에 당도했을 무렵 존 스노는 이런 상황에 있었다. 일상의 시간을 클로로포름과 발로 뛰는 조사로 양분한 채, 유명 마취 전문가인 동시에 사우스런던 탐정으로도 사는 이중생활을 영위하고 있었다. 1854년 8월 말에 스노의 거대한 실험은 필수 요소들을 모두 갖춘 상태였고, 이제 곧 성과가 있으리라는 희망이 보였다. 켄싱턴, 브릭스턴, 워털루의 보도를 누비는 데 몇 주, 그 후 수치를 취합하는 데 몇 주 정도 추가로 시간이 필요할 뿐이었다. 스노의 아파트로부터 몇 블록 떨어진 곳에서 콜레라가 등장했을 때, 스노는 그냥 무시하고 거대한 실험이나 계속하자는 심정이었을 게 틀림없다. 파의 주석을 일별한 이래 근 1년간 추적해온 실마리를 머지않아

풀 수 있었기 때문이다. 다른 사건에 관심을 쏟았다가는 주의가 산만해질지도 모른다. 그러나 브로드 가 발병이 더없이 지독하다는 소문을 듣자, 스노는 골든스퀘어 사례가 사우스런던 조사만큼이나 많은 가능성을 지니고 있을지도 모른다는 생각이 들었다. 그래서 월요일 저녁에 물 시료 검사가 무위로 돌아가고 전염병은 여전히 주변에서 창궐하고 있을 때, 스노는 다시금 이 집 저 집 문을 두드렸다. 다만 이번에는 자신이 사는 동네가 대상이었다. 어디를 보나 황폐화의 징후가 만연했다. 〈옵서버〉는 후에 이렇게 보도했다. "월요일 저녁의 브로드 가, 시체를 치우려고 순찰을 도는 영구 마차는 관이 너무 많아 그 안은 물론이고 위에까지 무작정 실어야 했다. 런던에서 그런 광경은 흑사병 시대 이래 처음 보는 것이었다."[85]

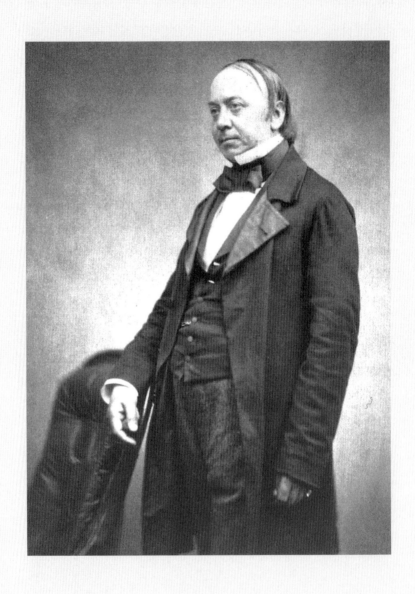

에드윈 채드윅

악취가 질병이다

채드윅의 캠페인

처음으로 확실한 희망의 빛이 동네에 비친 것은 화요일 아침이었다. 나흘 만에 처음으로 헨리 화이트헤드는 끔찍한 재앙이 마침내 수그 러들지도 모르겠다는 생각을 했다. 재단사 G 씨의 아내가 그날 아침 에 죽었지만 화이트헤드가 보기에 한 명이 죽을 때마다 극적으로 회 생하는 사람도 한 명 있는 것 같았다. 화이트헤드가 금요일부터 살피 고 있는 한 파출부 여인은 임종의 자리가 될 것으로 보였던 병상에 서 털고 일어났으며, 안색도 한결 나아졌다. 사춘기 소년 한 명과 소 녀 한 명도 죽음의 문턱에서 돌아와 가족들을 기쁘게 했다. 그런데 세 생존자가 공통으로 지적하는 회복 비결이 있었다. 아프기 시작하 고부터 브로드 가 펌프에서 길어온 물을 엄청나게 많이 마셨다는 것 이다. 화이트헤드는 그들이 그토록 빨리 완전하게 회복한 것에 깊은 인상을 받았고, 이후 몇 주간 그 생각을 머리에서 떨치지 못했다.

정오가 다 된 무렵, 조촐하지만 공식적인 정부 관료 행렬이 발병 지역을 시찰하기 위해 골든스퀘어에 도착했다. 보건국 관계자들이었다. 행렬에서 주목할 만한 점은 선도자가 새 보건국장인 벤저민 홀 경이라는 사실이었다. 홀은 진취적이지만 평가가 엇갈리는 인물이었던 에드윈 채드윅의 후임자로 한 달 전에 취임한 참이었다. 〈모닝 크로니클〉은 국장 교체에 대해 무미건조하게 논평하면서 새 국장에게 "한 가지 대단한 이점이 있다"고 했는데, "전임자들이 그렇게 인기가 없었으니 불공평한 비교를 당할까 봐 걱정할 필요가 조금도 없는" 점이라고 했다.

관료들이 뒤푸르플레이스와 브로드 가를 걸어 지나자 살아남은 주민들 중 일부가 인도에 나와 보건국의 방문에 감사를 표했다. 사람들은 병이 잠잠해지고 있다는 느낌 때문에 기분이 밝았다. 보건국 서기는 시찰에 대한 보도 자료를 주요 신문에 뿌렸다. 대부분의 신문이 협조적으로 기사를 실었으며, 다음과 같은 보건국의 자화자찬 발언도 빼놓지 않았다. "건강의 수호자들은 최고로 정력적으로 활약하고 있으며, 응당 인정을 받을 만하다."[86] 하지만 그들이 얼마나 정력적이었는지 알 수 없었고, 그들이 한 활약이 정확히 무엇인지 꼭 집어 말하기도 어려웠다. 병이 자취를 감춰간다고 하지만 여전히 괴물 같은 속도로 사람들의 목숨을 채가고 있었다. 골든스퀘어 인근 주민 가운데 500명 이상이 지난 닷새간 사망했고, 전날에도 76명이 새로 앓아누웠다. 〈타임스〉도 보건국이 질병과의 싸움에서 정확히 무슨 일을 하는지 제대로 설명하지 못했다. 그저 상황 조사를 위한 위원회 구성 계획이 있다고 말할 뿐이었다. 훨씬 후에 보건국은 브로드 가 이야기에서 특별한 역할을 맡게 될 것이었지만, 지금 이 순간의 활약은 전시 효과에 불과했다.

보건국이 지시한 처방 중 딱 한 가지, 동네를 걷는 사람이라면 누구나 즉시 알아볼 만한 조치가 있긴 했다. 거리 전체가 염화석회에 젖어 표백제 냄새로 진동하는 바람에 평소의 쓰레기 악취가 가려진 것이다. 전 국장 에드윈 채드윅의 영향력이 임기보다 길었음을 증명하는 광경이었다. 사람들이 염화석회를 동원한 것은 채드윅이 평생의 숙적으로 여기며 비판에 온 경력을 바치고 죽을 때까지 존재를 믿어 의심치 않았던 공중위생의 저주, 바로 독기를 처단하기 위해서였다.

정부의 바람직한 역할에 대한 현대적 이상을 구축하는 데 에드윈 채드윅이 미친 영향은 실로 어마어마하다. 채드윅은 1832년 구빈위원회에 임명된 것을 시작으로, 1842년에는 노동자 계급의 위생에 대한 기념비적인 연구 논문을 발표했고, 1840년대 말에는 하수 위원회 위원 임기를 무사히 마쳤으며, 최종적으로 보건국을 지휘하는 자리에 올랐다. 그 과정에서 채드윅은 오늘날 우리가 당연히 여기는 일군의 개념을 굳히는 데 기여했다.

채드윅은 다음과 같은 개념을 최초로 도입하지는 않았지만 공고화하는 데 누구보다 기여했다. 즉, 국가가 시민의 건강과 복지를 보호하는 일에 직접 개입해야 한다는 생각, 특히 가장 가난한 자들을 보호해야 한다는 생각, 전문가로 구성된 중앙집중식 관료 체제로 자유 시장이 무시하거나 심지어 악화시키는 사회 문제들을 해결할 수 있다는 생각, 공중보건 문제를 풀려면 국가가 기반시설이나 보호막을 구축하는 데 막대한 투자를 해야 할 때도 있다는 생각이다. 좋은 일인지 나쁜 일인지 모르지만 채드윅은 자신의 경력을 통해 우리가 이른바 '큰 정부'라고 일컫는 개념을 처음으로 일궈냈다.

오늘날의 평가로는 채드윅의 캠페인이 일으킨 대규모의 움직임들이 결과적으로 긍정적인 효과를 낳은 듯하다. 극단적 자유주의자나 아나키스트가 아니라면 정부가 하수도를 건설하고 질병통제센터에 자금을 대고 상수의 질을 감시하는 게 잘못이라고 할 수 없을 것이다. 그런데 채드윅의 유산은 길게 보면 발전적인 것이었지만, 1854년 당시의 단기적 평가로는 그렇지만도 않았고 좀 복잡했다. 산업사회에서 궁핍화를 겪은 사람들의 참혹한 환경에 관심을 쏟게 한 점, 나아가 문제를 바로잡기 위해 여러 세력을 동원한 점에서는 같은 시대의 어느 누구보다도 훌륭했다. 하지만 채드윅이 구축한 중요한 사업들 중 몇몇은 재앙에 가까운 결과를 낳고 말았다. 1850년 대에 수천 명의 콜레라 사망자가 발생한 것은 채드윅이 1840년대에 내린 여러 가지 결정 때문이었다. 채드윅의 경력은 하나의 크나큰 역설이었다.[87] 사회 안전망이라는 신선한 발상을 만들어내는 과정에서 의도와는 다르게 런던 시민 수천 명의 수명을 단축시키고 말았던 것이다.

고귀한 열망에서 비롯한 행위가 어떻게 그토록 처참한 결과를 낳았을까? 채드윅의 경우는 간단히 설명할 수 있다. 채드윅은 고집스러울 정도로 코에만 의존했던 것이다. 채드윅은 런던의 공기가 시민들을 죽이고 있으므로 공중보건을 개선하려면 유해한 악취를 없애는 일부터 시작해야 한다고 주장했다. 1846년에 런던 하수 문제를 점검하는 의회 위원회에서 채드윅이 한 증언을 보면 이 신념이 잘 드러난다. "모든 지독한 악취는 심각한 질병을 유발한다. 우리는 이 렇게 말할 수 있다. 신체를 억압하고, 다른 요인들의 활동을 무력하게 만들기 때문에 모든 악취는 곧 질병이다."[88] 가장 유명하고, 또 가장 웃기기도 한 문장이다.

공해 제거 및 전염병 예방법

초기 빅토리아 시대 사람들이 씨름했던 문제는 몇 가지 예외가 있지만 대부분 100년이 넘게 흐른 지금도 유효하다. 빅토리아 시대를 다룬 교과서를 보면 잘 설명되어 있는데, 당시 사람들은 다음과 같은 사회적 질문을 두고 토론했다. 사회가 인간적인 방식으로 산업화할 수 있는가? 정부가 자유 시장의 폐해를 어떻게 억제할 수 있는가? 노동자의 집단 교섭력을 어느 정도까지 허락해야 하는가?

이런 엄정한 주제들과 당시에는 나란히 토론되었지만, 오늘날 씌어지는 전기나 토론에서는 그다지 주목받지 못하는 문제가 하나 더 있다. 빅토리아 시대 사람들이 공리주의나 계급의식 같은 묵직한 주제를 놓고 골머리를 앓았던 것은 사실이지만 당대의 가장 뛰어난 인재들이 그에 못지않게 헌신했던 또 다른 골치 아픈 문제는 바로 이 것이었다. 이 많은 배설물을 어떻게 처리하지?

런던의 분뇨 처리 문제가 심각하다는 사실은 누구나 동의하는 바였다. 도시의 쓰레기 처리 현황이 얼마나 혐오스러운지 꼼꼼히 지적했던 채드윅의 1842년 연구는 큰 영향력을 발휘했다. 〈타임스〉 등의 신문에는 이 소재를 다룬 투고가 끝없이 들어왔다. 1849년의 한 조사에 따르면 조사 대상 1만 5,000가구 중 약 3,000가구가 열악한 배수 시설로 인해 역겨운 악취를 풍겼으며, "매우 역겨운 상태의 옥외 변소나 수세식 변소"를 가진 집이 1,000곳이나 되었다. 인분이 지하실을 가득 채운 곳도 스무 집 중 한 집꼴이었다.[89]

저명한 개혁가들 중에는 이런 인분 관리 실태를 경제적 손실로 보는 사람도 많았다. 아득한 옛날부터 인류는 인분을 도시 주변 녹지에 비료로 주곤 했지만, 200만 명의 배설물을 가지고 시도한 적은 없었다. 어떤 사람들은 그런 사업을 추진하면 극히 비옥한 토양을 만들 수 있을 것이라고 열렬히 주장했다. 한 전문가는 식량 생산이 네 배 늘 것이라고 추정했다. 1843년에는 주철 하수도를 건설하여 저 멀리 켄트와 에식스 지방까지 인분을 운반하자는 제안도 있었다.

헨리 메이휴만큼 이 문제에 열광한 사람도 드물 것이다. 메이휴는 쓰레기 재활용이야말로 맬서스가 말한 인구 증가 한계를 뛰어넘을 수 있는 방안으로 보았다. "우리가 배설하는 것을 식물이 섭취하고, 우리가 내쉬는 것을 식물이 들이쉬고, 우리의 쓰레기가 식물의 식량이라면, 인구를 증가시키는 것은 퇴비의 양을 증가시키는 것이고, 퇴비의 양을 증가시키는 것은 식물의 식량을 늘리는 것이므로 결과적으로 식물을 풍성하게 하는 것이다. 식물이 사람에게 영양을 제공한다지만 사람도 식물에게 영양을 제공할 방법이 있다."

생명의 순환을 숙고하던 메이휴는 곧 열심히 계산에 매달렸는데,

원래 그의 성격이 그랬다.

1841년에서 1846년까지 수입 내역 평균을 참고하면, 우리는 우리 땅에 쓸 외국산 구아노(새나 물범의 똥이 퇴적된 것_옮긴이), 골분, 기타 비료를 사오는 데 매년 200만 파운드를 쓴다. 1845년에는 동물 퇴비 22만 톤을 이카보(조류 서식처로 유명한 나미비아의 섬_옮긴이)에서 국내에 들여오려고 최소 683척의 배를 동원했다. 그러면서 정작 우리는 훨씬 뛰어난 비료가 될 가능성이 있다고 입증된 물질을 매일 11만 5,000톤씩 템스강에 내버린다. 우리가 오물로 간주하는 하수 200톤을 1에이커의 초지에 준 사례가 있는데, 그해에 그 땅에서 생산된 일곱 가지 작물이 각각 6파운드에서 7파운드에 달했다고 한다. 생산량이 두 배로 증가한 것이다. 이처럼 오물을 농지에 비료로 주면 매년 1에이커당 20파운드씩의 증산을 거둘 수 있다. 하수 100톤당 10파운드씩 작물을 생산할 수 있는 것이다. 런던의 하수구들이 템스강으로 배출하는 오물 총량은 어림잡아 연간 4,000만 톤이므로, 이런 계산이라면 우리는 매년 400만 파운드의 돈을 낭비하고 있는 셈이다.[90]

이런 식의 계산기 두들기기는 이후 수십 년간 정책 토론에서 절대 빠지지 않는 요소였다. 한 학자는 1864년의 의회 증언에서 런던 하수의 가치가 "잉글랜드, 아일랜드, 스코틀랜드의 지방세 규모"에 맞먹는다고 말했다. 빅토리아 시대 사람들이 말 그대로 돈을 변기에 쓸려 버리고 있으며, 더 나쁜 경우 지하실에서 썩어가게 방치하고 있다는 주장이었다.

에드윈 채드윅 역시 하수의 경제적 가능성을 확실히 믿었다. 채드윅의 도움으로 완성된 1851년의 한 문서를 보면, 런던의 쓰레기를 교외 퇴비로 쓰면 땅값이 네 배까지 상승할 것이라고 했다. 채드윅은 이 이론을 물에 적용한 아이디어도 냈다.[91] 갓 수거한 배설물을 적절한 방식으로 수로에 투입하면 더 큰 물고기가 나올 것이라고 주장했다.

그런데 채드윅을 포함한 사회개혁가들이 한없이 차오르는 분뇨 문제를 고민했던 주된 이유는 경제성 때문이 아니라 공중보건 때문이었다. 모든 사람들이 악취가 곧 질병이라는 채드윅의 극단적 확신을 공유한 것은 아니었지만, 지하실이나 길거리에서 썩어가는 방대한 양의 분뇨가 정말 공기에 독을 불어넣고 있다고 믿었다. 거리를 산책하다가도 인분에서 나는 끔찍한 악취에 압도당할 정도니, 뭔가 조치를 취해야 했다.

이론적으로는 간단한 해답이 하나 있었다. 가정에서 나오는 배설물을 위생적이고 안전하게 제거할 런던 전역 하수망을 건설하면 된다. 매우 거대한 사업이지만 수십 년 만에 전국적 철도망을 구축하고 산업혁명의 첨병에 나선 나라로서 그 정도는 해낼 수 있을 것 같았다. 어려운 것은 실행 자체가 아니라 관할권을 조율하는 일이었다. 초기 빅토리아 시대 런던의 기반시설은 헤아리기 힘들 정도로 많은 지역 위원회들이 쪼개어 다스리고 있었다. 의회가 수백 년간 200개 이상의 조례를 발효하면서 만들어놓은 상황이었다. 구역의 도로 포장, 가로등 설치, 배수로 및 하수도 건설을 담당하는 위원에게는 시 전역에 대한 조정 권한이 전혀 없었다. 2.8킬로미터에 불과한 스트랜드 길을 관할하는 포장국이 아홉 개나 있는 지경이었다. 통합 하수망이라는 역사적 사업을 하려면 천재적 기술력이나 등이 휘도록 일할 노동력 이상이 필요했다. 우선 도시 생활의 권력관계에 변혁이 이루어져야 했다. 자발적으로 형성된 청소부 조직이 그때그때 상황에 따라 재활용을 담당하는 체계를 버리고, 계획가가 지휘하는 체계로 바뀌어야 했다.

에드윈 채드윅은 이 역할을 위해 태어난 사람이나 마찬가지였다. 퉁명하고 고집스럽기가 무례해 보일 정도였지만, 채드윅은 여러 면에서 빅토리아 시대의 로버트 모지스(1888~1981, 뉴욕시에 큰 영향을 미친 도시 계획가이자 행정가)였다(물론 완벽히 닮으려면 모지스처럼 경력 중반부에 시의 권력 구조에서 밀려나 이후 30년간 방관자 같은 비평가로 지내야 했겠지만 말이다). 채드윅은 충실한 공리주의자이자 제러미 벤담(1748~1832)의 친구였다. 1830년대에는 온 나라를 시끄럽게 만든 1832년에서 1834년의 구빈법 제정과 개정에 참여했는데, 1840년대부터는 차차 위생 문제에 골몰했다. 채드윅의 개혁운동이 정점을 이룬 것은 공중보건법을 통과시킨 1848년이었다. 이때 위원 세 명으로 구성된 중앙보건국이 창설되었고, 채드윅이 수장을 맡았다.

그런데 단기적으로 볼 때 런던 시민의 건강에 가장 극적인 영향을 미친 것은 같은 해에 통과된 '공해제거 및 전염병 예방법'이었다. 이것 역시 채드윅이 수년간 주장해온 법 제정이었는데, 법령의 이름에서 '공해'가 가리키는 것은 오직 한 가지, 분뇨였다. 건물 신축 시 하수도까지 배수관을 연결하도록 규정한 지는 벌써 몇 년이 되었지만, 기존 건물에도 하수 연결관을 설치하도록 강제한 것은 통상 '콜레라

법'이라고 불린 이 법이 처음이었다. 새뮤얼 피프스(1633~1703, 영국의 행정가로 1660년대에 적은 상세한 일기로 유명하다)가 1660년 일기에 적은 표현처럼, "산더미 같은 똥 무더기"로 제 집 낡은 지하실을 채우고 말겠다는 사람들에게 처음으로 따끔하게 한마디 하는 법이었다. 물론 법령의 표현은 이렇게 노골적이지 않다. 장황하긴 해도 몹시 섬세한 표현으로 문제를 설명하고 있다.

시티, 타운, 자치구, 교구의 가정집이나 건물 또는 타운 의회나 수탁자나 위원회 위원, 구빈관, 보건국 관리 또는 이 고지를 이행하는 다른 어떤 관리인의 관할에 속하는 장소 중 공해가 되거나 사람들의 건강에 해를 미칠 지경으로 지저분하고 불결한 상태인 곳 또는 그런 관리인의 관할에 속하는 대지 중 더럽고 역겨운 도랑, 홈통, 배수로, 변소, 오물 구덩이, 재 구덩이가 있는 곳 또는 공해가 되거나 사람들의 건강에 해를 미칠 지경으로 설치되었거나 유지되고 있는 어떤 도랑, 홈통, 배수로, 변소, 오물 구덩이, 재 구덩이 또는 공해가 되거나 사람들의 건강에 해를 미칠 지경으로 유지되고 있는 동물 사육 장소나 똥, 분뇨, 폐물, 찌꺼기, 쓰레기, 기타 등등의 물질이 쌓인 장소, 또는…[92]

그런데 새 법령을 준수하기 위해서는 그 "분뇨, 폐물, 찌꺼기"를 치울 곳이 필요했다. 즉, 제대로 기능하는 하수망이 필요했다. 런던의 오래된 배수 체계는 오늘날까지도 도시 지하를 흐르고 있는 10개 남짓의 개울 및 작은 강을 따라 자연적으로 진화한 것이었다. (가장 큰 수로인 플리트강은 패링턴로드를 따라 지하로 흐른 뒤 블랙프라이

어스 다리 아래에서 템스강과 만난다.) 하수도 건설에 관한 의안은 헨리 8세 시절부터 있었지만, 과거 런던의 하수도들은 표층수를 강으로 보낼 목적으로 설계되었기 때문에 1815년까지만 해도 하수도에 쓰레기를 투척하는 것은 불법이었다. 오물 구덩이가 넘치면 분뇨 제거인을 불러 퍼가게 했다. 그래서 악취 풍기는 지하실은 많아도 템스강의 물은 비교적 맑게 유지되었고, 그리니치 다리와 푸트니 다리 사이에는 북적북적 어업이 성행했다. 하지만 인구가 폭발적으로 성장하고, 기존 하수도에 쓰레기를 버리는 집이 늘어나면서 템스강 수질은 걱정스런 수준으로 나빠지기 시작했다. 하수관이 쓰레기로 꽉 막혀서 지하에서 메탄가스가 폭발하는 사고도 종종 일어났다.[93]

채드윅이 1840년대와 1850년대 초반에 시행한 사업들은 사태에 악영향만 미쳤다. 보건국장으로 있으면서 했던 일도 그렇고, 신설된 수도 하수도 위원회의 위원으로서 했던 일도 그랬다. 도시 하수망을 넓히는 사업은 몇 년 동안 수없이 계획되고 토론되었지만, 실제 진행되는 내용이 없었다. 일이 진척되기 시작한 것은 조지프 바잘젯 (1819~1891)이라는 뛰어난 기술자가 사업 책임을 맡으면서였다. 그전까지 관료들이 집중한 것은 오물 구덩이를 없애는 일이었다. 바잘젯은 후에 이렇게 적었다. "약 6년간 3만 개의 오물 구덩이가 폐쇄되었고, 덕분에 가정과 거리의 쓰레기는 모두 강으로 투척되기 시작했다."

위원회 소속 기술자들은 얼마나 많은 쓰레기를 건물에서 끌어내 강에 버렸는지 자랑하는 보고서를 1년에 몇 차례씩 발표했다. 1848년 봄에는 2만 2,172세제곱미터의 쓰레기를 강에 버렸는데, 불과 다음 해 겨울에는 6만 1,164세제곱미터로 불어났다. 연어 떼가

버글거리는 어장이었던 템스강은 약 35년 만에 세계에서 가장 오염된 수로로 변모했다. 공중보건의 기치하에 말이다. 유명 건설가 토머스 큐비트는 이렇게 빈정댔다. "사람들이 각기 하나씩 오물 구덩이를 가지는 대신 이제 템스강이 하나의 거대한 오물 구덩이가 되었다."[94]

1840년대 말의 영국 공중보건 실정은 이처럼 앞뒤가 맞지 않았다. 한편에서는 스노가 콜레라의 수인성 이론을 구축하고 있는데, 다른 한편에서 채드윅은 콜레라균을 런던 시민들 입에 곧장 배달해줄 정교한 시설을 짓고 있었다. (현대의 생물무기 테러리스트도 이보다 더 독창적이고 범상한 계획은 못 세울 것 같다.) 1848년과 1849년에 콜레라의 역습이 닥친 것은 어쩌면 당연한 일이었다. 하수도 위원회가 자랑스럽게 내보이는 보고서에서 강에 투기하는 쓰레기의 양이 늘어날수록 콜레라 사망자의 수도 늘었다. 발병이 진정될 때까지 약 1만 5,000명이 죽었다. 현대적이고 중앙집권화된 공중보건 기구가 최초로 자신 있게 취했던 행동이 전 시민에게 독을 먹이는 일이었던 셈이다. (과거에도 채드윅의 바보짓에 버금가는 사건이 있긴 했다. 흑사병이 창궐한 1665년에서 1666년, 사람들은 개와 고양이가 병을 퍼뜨린다는 속설을 믿었다. 런던 시장은 도시의 모든 애완동물과 주인 없는 동물들을 신속히 학살하도록 지시했고, 관리들은 성실히 명령을 수행했다. 그러나 주지하다시피, 흑사병은 쥐를 통해 퍼진다. 국가가 갑작스레 쥐의 천적을 몰살시킨 덕분에 오히려 쥐의 수는 기하급수적으로 늘었다.)

어째서 관료들은 템스강을 망가뜨리는 어처구니없는 결정으로 치달았을까? 각종 위원회의 위원들도 쓰레기를 강에 쓸려 보낼 경우 수질이 끔찍하게 나빠질 것이라는 사실을 충분히 알고 있었다. 인구 중 상당수가 그 물을 마신다는 사실도 모르지 않았다. 콜레라의 수인성 이론을 믿지 않는 사람이라도 갈수록 많은 분뇨를 상수원에 투기하면서 즐겁게 환호하는 정책은 미친 짓으로 다가오지 않았을까? 실제로 그것은 광기라 할 만했다. 이론이라는 주술에 든 나머지 생긴 광기다. 악취가 곧 질병이라면, 런던의 보건 위기가 전적으로 오염된 공기 탓이라면, 건물과 거리에서 독기를 제거하는 일은 어떤 대가를 치르더라도 가치 있게 보였던 것이다. 템스강을 거대한 하수구로 타락시키는 한이 있어도 말이다.

독기 이론

당시의 독기론자들 중 가장 영향력 있는 인물은 채드윅이었겠지만, 그 못지않게 열심인 동료들도 많았다. 여타 위대한 사회개혁 운동가들도 채드윅만큼이나 나쁜 공기와 질병의 연계를 확신했다. 1849년에 〈모닝 크로니클〉은 콜레라의 심장부인 강 남쪽 버몬지로 헨리 메이휴를 급파했다. 메이휴가 쓴 기사는 후각적 기사라는 독창적 분야를 개척했다고까지 할 만하다.

전염병으로 고립된 섬 같은 구역에 들어서면 공기에서 문자 그대로 묘지의 악취가 난다. 곰팡내 나는 공기를 마시는 데 익숙하지 않은 사람이라면 금세 어지럼증과 답답함을 느끼게 된다. 공기에 유황 수소가 가득 담겨 있다는 사실은 코뿐만 아니라 위장으로도 느낄 수 있다. 악취 풍기는 도랑 위에 이상한 모양으로 놓여 썩어가는 다리를 건너는 순간, 한때 백연 페인트로 하얗게 칠해져 있었을 문설주와 창턱들이 까맣게 변색한 게 보이므로, 우리는 공기에 유독 기체가 잔뜩 차 있다는 사실을 화학 실험으로 확인한 것처럼 확신할 수 있다. 때때로 물에서 커다란 거품들이 솟아오르는 것을 보면 악취의 일부가 어디서 비롯되는지 짐작할 수 있다. 또한 도랑 둑 한쪽에 줄줄이 늘어선 문 없는 옥외 변소들, 도랑 건너편 집들의 벽에 검은 찌꺼기가 더덕더덕 붙은 길을 따라 하수가 흐르는 것을 보면, 도랑을 더럽히는 물질이 어디서 오는지 짐작할 수 있다.[95]

주류 과학계 역시 독기 이론에 단단히 뿌리박고 있었다. 1849년 9월에 〈타임스〉는 콜레라에 대한 현존 이론들을 한 자리에서 소개하는 연속 기사를 실었다. "콜레라는 어떻게 발생하는가? 어떻게 퍼지는가? 인체 내에서의 활동 방식은 어떠한가? 모든 이들의 입에 이런 질문이 오르고 있다."[96] 신문은 이렇게 말한 뒤, 이런 질문에 대한 답을 찾기는 어려울 것이라는 확연히 비관적인 입장을 취했다.

이런 문제들은 자연의 해독 불가능한 비밀들 중 하나이며, 아마 앞으로도 그럴 것이다. 이것들은 인간 지성으로는 결코 접근할 수 없는 영역의 질문들이다. 어떤 힘들이 이 현상을 일으키는지 우리는 알지 못한다. 우리는 생명을 방해하거나 억압하는 해로운 힘들에 대해 아는 게 거의 없는 만큼 생명력 자체에 대해서도 아는 게 없다.

음울한 예측을 내놓긴 했지만 어쨌든 〈타임스〉는 존재하는 이론들을 하나하나 짚어보았다. "독이 땅에서 발산한다고 가정하는 토양 발원론", 대기 조건을 논하는 "전기 이론", 공기에 오존이 부족할 때 질병이 터진다고 생각하는 오존 이론, "하수나 묘지에서 발산한 부패성 효모 등의 물질"로 인해 콜레라가 생긴다는 이론 등이었다. 신문은 질병이 미세한 극미동물이나 곰팡이를 통해 퍼진다는 이론도 언급했는데, 다만 "관찰된 모든 현상을 포괄하지 못하기" 때문에 현실성은 낮다고 평했다.[97]

오존, 하수도 발산물, 전기까지 정말 다양해서 놀라운데, 모두를 꿰뚫는 공통점이 있다는 것도 놀랍다. 하나를 제외하고는 모든 이론이 콜레라가 어떤 식으로든 대기를 통해 전달된다고 가정했다. (스노의 수인성 이론은 이미 대중에 발표된 의견임에도 불구하고 한마디도 소개되지 않았다.) 공기가 콜레라의 수수께끼를 푸는 열쇠이며, 다른 질병들도 대부분 마찬가지라는 것이다. 이런 철학이 가장 또렷하게 드러난 글을 찾자면, 빅토리아 시대에 최고의 영향력을 누렸고 최고로 사랑받았던 의료계 인사, 플로렌스 나이팅게일의 글을 보면 된다. 나이팅게일이 1857년에 발표한 《간호에 관하여》라는 개척자적 저작의 앞머리에는 이런 문장이 있다.

간호에서 제1의 철칙, 간호사가 처음이자 마지막으로 관심을 쏟아야 할 부분, 환자에게 가장 필수적인 것, 이 원칙을 무시한 간호는 아무 소용이 없기 때문에 그럴 바에야 나머지 일들은 신경 쓰지 않아도 좋다고까지 말할 수 있는 원칙은 환자가 최대한 바깥 공기처럼 깨끗한 공기를 숨쉴 수 있도록 조치하라는 것이다. 물론 오한에 떨게 방치해서는 안 되겠지만 말이다. 그런데도 사람들은 어쩌면 이렇게 무관심한가? 환기를 염두에 두는 때에도 아주 어처구니없는 오해들이 횡행할 때가 많다. 환자의 방이나 병실에 공기를 들이면서 어디서 온 공기인지 생각하는 사람이 거의 없다. 다른 병실들과 통풍되는 복도에서 온 공기일 수도 있고, 언제나 환기가 되지 않은 채 온갖 연기와 음식 냄새와 다양한 곰팡내로 가득한 홀에서 온 공기일 수도 있고, 지하 부엌이나 개수대, 세탁실이나 수세식 변소, 심지어 내가 직접 목격한 처량한 광경에 따르면 오물 가득한 하수구에서 온 공기일 수도 있다. 이런 공기로 환자의 방이나 병실을 환기하는 것은 말로는 환기라고 하지만 실상 독기를 들이는 것이다.[98]

나이팅게일의 문제는 지나치게 환기를 강조한 데에 있다. 병실에 상쾌한 공기를 들이는 것은 전혀 잘못된 일이 아니다. 문제는 깨끗한 공기를 공급하는 일이 의사나 간호사의 제1 임무이고, 애초에 환자의 병을 유발한 '독'이 공기에 있다고 가정한 데 있다. 나이팅게일은 콜레라, 천연두, 홍역, 성홍열이 모두 본질적으로 독기에 기인한다고 믿었고, 학교나 가정이나 병원에서 '공기 테스트' 시행을 권고했다. 화학자 앵거스 스미스가 고안한 공기 테스트는 공기 중의 유기 물질을 감지하는 기법이었다.

아침에 공기 테스트를 시행하여 간호사와 환자, 회진을 도는 상급 관리자가 밤중의 대기 상태를 점검할 수 있다면, 바람직하지 못한 관리가 반복되는 것을 방지하는 대단한 안전 효과가 있으리라고 생각한다.
아, 그리고 북적거리는 학교 교실! 아이들이 걸리는 여러 전염병의 기원인 그곳에서 공기 테스트를 해보면 어떤 결과가 나타날까! 부모들은 "공기 테스트 결과가 '최악'으로 나온 학교에는 내 아이를 보내지 않겠소"라고 정당하게 말할 수 있어야 한다. 위대한 영국 기숙학교들의 기숙사는 또 어떤가! 공기 테스트 결과가 '나쁨'이라고 나오는 것을 보면 성홍열이 접촉을 통해 전염된다는 주장은 수그러들고 우리는 진정한 원인을 알게 될 것이다.

더 이상 "알 수 없는 섭리"나 "돌림병과 역병" 등이 "하느님의 손"에 달렸다는 식으로 이야기해서는 안 된다. 하느님께서 이미 우리 손에 일을 맡기셨기 때문이다. 간단한 공기 테스트 한 번이면 "알 수 없는 역병"의 원인을 밝히는 동시에 문제를 바로잡을 수도 있을 것이다.[99]

이런 설명이나 진단에는 겸손함이 빠져 있기 일쑤였다. 아직 확증된 이론이 아니라는 생각은 조금도 하지 않는 듯했다. 당시 권위자들은 독기 이론을 믿은 것도 문제였지만, 추호의 의혹도 없이 끈질기게 잘못을 고수하는 태도도 문제였다. 독기 이론에서 흠을 찾기는 어렵지 않았다. 심지어 독기론자들의 저작에서도 구멍은 얼마든지 찾을 수 있었다. 가령 하수관 수색꾼은 그릇된 이론에 경종을 울리는 사례가 될 만했다. 하루 종일 몹시 유독하고 때때로 폭발을 일으키는 공기에 노출된 사람들인데, 이상하게도 별 문제 없이 잘 지내는 것 같았다. 메이휴는 《런던의 노동자 계급과 빈민》에서 다소 혼란스러운 어조로 이 사실을 인정했다.

하수관 수색꾼이라면 필시 창백한 낯빛으로 불결한 직업의 흔적을 드러내어 보일 것이라고 생각하는 사람이 많다(하수관에서 발생하는 불쾌한 기체 속에서 대부분의 시간을 보내는 이들이기 때문이다. 거리의 맨홀 뚜껑 사이로 피어오르는 기체의 악취는 질병의 기미를 풍기므로 누구나 무서워하고 꺼릴 수밖에 없다). 그런데 현실은 전혀 그렇지 않다. 이상한 일이지만 하수관 수색꾼들은 강하고 튼튼하고 건강한 사내들로서 보통 혈색도 불그레하게 좋으며, 병이라고는 이름이나 들어봤을까 하는 사람도 많다. 하수관을 누비는 무리를 이끄는 연장자들 중에는 나이가 예순 살에서 여든 살 된 사람들도 있는데, 그들은 평생 이 직업에 종사했다.[100]

스노가 여러 차례 글에서 밝혔듯이, 같은 생활환경에서 같은 공기를 마셔도 이른바 유해 기체라고 하는 데 대해 상반된 반응을 보이는 집단의 사례는 무수히 찾을 수 있었다. 정말 독기가 런던 시민을 죽인다면 그야말로 무작위로 희생자를 고른다고 할 수밖에 없었다. 채드윅과 정부 위원회들이 그 많던 오물 구덩이의 제거 작업을 크게 진전시켰는데도 콜레라는 1853년에 다시 찾아와 도시를 초토화시켰다.

상황이 이렇다 보니 저절로 떠오르는 의문 하나. 독기 이론은 왜 그토록 설득력 있게 보였을까? 그릇된 이론이라는 증거가 산처럼 쌓였건만, 왜 뛰어다니는 수많은 인재들은 독기 이론에 목을 매었을까? 이런 의문을 품을 때, 우리는 기존에 알려진 지식의 역사와 대칭 관계에 놓일 듯한 새로운 지식사를 보게 된다. 돌파구와 발견의 순간들이 기록된 역사가 아니라, 헛소문과 잘못된 단서들로 수놓인 그릇된 역사이다. 똑똑한 사람들이 반대 방향을 알리는 수많은 증거를 무시하면서 척 보기에도 잘못된 발상에 집착할 때는 틀림없이 무언가 흥미로운 힘들이 작용하고 있을 것이다.

독기 이론의 경우에는 여러 가지 힘이 수렴함으로써 진작 수십 년 전에 사라졌어야 할 이론을 떠받쳐주었다. 어떤 힘은 이데올로기적인 것으로, 사회적 편견이나 관행의 문제였다. 또한 어떤 힘은 개념의 한계, 상상력의 빈곤과 분석의 실패와 맞닿아 있는 문제였고, 어떤 힘은 인간이 가진 뇌의 기본 배선에 관한 문제였다. 각각을 보면 공중보건 체계를 움직여 미처리 하수를 템스강에 내버리게 만들 정도로 강력한 힘들은 아니었다. 하지만 그것들이 뭉치니, 완벽한 실수의 폭풍이라고 할 만한 것이 탄생했다.

독기 이론은 전통의 지지를 받는 이론이었다. 'miasma'라는 단어 자체가 '오염'을 뜻하는 그리스어에서 왔다. 질병이 오염된 공기를 통해 전달된다는 개념은 기원전 3세기경 그리스 의학에서부터 있었다. 히포크라테스도 공기의 질에 몹시 집착했다. 히포크라테스의 의학 문헌 중에는 풋내기 기상학자를 위한 지침서라고 해도 좋을 만한 것도 있다. 〈공기, 물, 장소에 관하여〉라는 논문은 이렇게 시작한다. "의학을 제대로 탐구하고자 하는 사람은 다음의 단계들을 따라야 한다. 우선 1년 중 어느 계절인지 고려해야 한다. 계절마다 발휘하는 효과가 서로 다르고, 계절 변화에 따라 상당히 달라지기 때문이다. 다음에는 뜨겁고 차가운 바람들을 고려해야 한다. 특히 모든 지역에 공통으로 있는 바람이 무엇인지, 그리고 각 지방에만 특수하게 있는 바람이 무엇인지 본다."[101] (그로부터 수백 년 후에 파가 이 철학을 이어갔다. 파의 '인구통계주보'는 사망자 통계를 말하기 전에 반드시 간략한 기상 기록을 곁들였다.) 의학사에 기록된 모든 전염병이 최소한 한 번쯤은 오염된 독기 탓으로 분석된 바 있다. 말라리아는 병명 자체가 이탈리아어로 '나쁜 공기'를 뜻하는 'mal aria'에서 왔을 정도이다.

독기 이론은 종교 전통과도 흠 잡을 데 없이 어울렸다. 성직자니까 당연하겠지만, 헨리 화이트헤드는 골든스퀘어 전염병이 하느님의 뜻이라고 믿었다. 그리고 독기 이론으로 신학적 설명을 보충했다. 화이트헤드는 "현재 세상을 뒤덮고 있는 대기가 가공할 만한 위력의 전염병을 생산하기에 알맞은 상태"로 변했다고 믿었다.[102] 화이트헤드가 고약한 현실을 창조주의 자비로움과 양립시키기 위해 생각해낸 타협점은 교묘한 다윈주의적 설명으로 읽힌다. 신이 전염병을 내리는 것은 전 지구적 대기 변화에 인체를 적응시키기 위함이며, 그로 인해 수천, 수백만 명이 죽더라도 그 과정에서 새로운 환경에 적응할 수 있는 세대가 탄생한다는 설명이었다.

하지만 전통만으로는 독기 이론의 압도적인 영향력을 다 설명할수 없다. 독기에 집착했던 빅토리아 시대 사람들은 어느 면으로 보나혁명의 시기를 살아간 진정한 혁명가들이었다. 채드윅은 공중보건을 다룰 참신한 정부 모형을 발명했고, 파는 통계 활용에 혁신을 일으켰다. 나이팅게일은 간호 분야는 물론이고 직업 세계에서의 여성의 역할에 대한 숱한 통념을 깨뜨렸다. 디킨스, 엥겔스, 메이휴 등도 성격상 의문 없이 현상을 받아들일 사람들이 아니었다. 각기 방식은 다르지만 하나같이 싸움을 좋아하는 사람들이었다. 그러니 독기 이론이 단지 유래가 깊어서 그들의 마음을 잡았다고 볼 수는 없다.

독기 이론이 19세기까지 살아남은 것은 지적 전통 때문이기도 하지만 인간의 본능 때문이기도 했다. 독기를 다룬 문헌을 보면 하나같이 도시의 악취에 대한 본능적 혐오감이 주장 사이사이에 끼어들어 있다. 후각은 인간의 감각 중에서도 가장 원초적인 것이라고 한다. 강력한 욕구나 반감을 일으키며, 비자발적 기억méoire involontaire[소설가 마르셀 프루스트(1871~1922)가 만든 말로, 일상에서 마주친 어떤 계기 때문에 저도 모르게 떠올리게 된 기억을 말한다_옮긴이]을 자극한다. (프루스트의 소설에서 마들렌을 계기로 백일몽을 전개하는 유명한 장면은 사실 미각을 통한 자극이다. 하지만《잃어버린 시간을 찾아서》에는 후각의 힘 또한 중요한 주제로 거듭 등장한다. 게다가 후각은 미각의 필수 요소이다.) 현대 뇌 영상 기술을 통해 우리는 후각 체계와 뇌의 감정 영역 간에 긴밀한 생리학적 연관이 있음을 알게 되었다. 감정 센터들 중 많은 수가 변연계에 놓여 있는데, 변연계는 한때 '후뇌', 즉 '코 뇌'나 '냄새 뇌'라고 불렸다.

2003년의 한 연구에 따르면 강한 냄새는 편도 및 배쪽 섬엽의 활동을 자극한다.[103] 편도는 뇌의 진화 역사상 고대의 유물에 해당하는 부분으로, 포유류의 고등 기능을 담당하는 신피질보다 훨씬 오래되었다. 위협에 대한 본능적 반응 및 격한 감정적 흥분이 편도에서 비롯되는 현상이다. 배쪽 섬엽은 굶주림, 갈증, 메스꺼움, 몇몇 공포증 같은 생물학적 충동에서 중요한 역할을 맡는 듯하다. 두 영역은 이른바 뇌의 경고 센터이다. 인간의 경우, 이 영역들의 능력은 언어에 기반한 추론을 담당하는 신피질에 우선한다. 연구 과정에서 사람이 뚜렷하게 불쾌한 냄새를 맡을 경우 편도와 배쪽 섬엽에서 평균 이상의 강한 반응이 야기된다는 사실을 뇌 스캔을 통해 알아냈다.

쉬운 말로 하면 사람의 뇌는 어떤 종류의 심한 냄새를 맡을 경우, 똑똑하게 사고하는 능력을 앞질러 즉각 무의식적 혐오 반응을 일으키게 하는 효율적 경고 체계를 진화시킨 것이다. 따라서 냄새와 관련된 물체를 피하려는 강력한 욕구를 만들어낸다. 왜 이런 형질을 낳은 진화적 압력이 생겼는지는 쉽게 상상할 수 있다. 썩기 시작한 고기나 채소를 먹는 일은 건강에 심각한 위협이다. 배설물로 더럽혀진 음식을 먹는 일도 마찬가지이다. 정확히 말하면 분해 작업을 하는 미생물들 때문이다. 부패 음식물은 푸트레신이나 카다베린 같은 몇 가지 유기 화합물을 공기 중에 발산한다. 또한 배설물에 저장된 에너지를 재활용하는 박테리아들은 황화수소를 방출한다. 이런 화합물의 냄새에 구역질을 느끼는 것은 인간의 보편적 특질이다. 이것은 일종의 진화적 패턴 인식이다.

수백만 년의 진화 역사 동안 자연 선택은 공기에 황화수소 분자가 있을 경우 주변에 위험한 미생물이 있다는 신호임을 깨달았고, 이에 따라 뇌는 그런 분자들이 감지될 때 경고를 보내는 체계를 진화시켰다. 구역질 역시 생존을 위한 메커니즘이다. 방금 먹은 산양 고기에서 악취가 나는 걸 두고 보느니, 이미 위에 들어간 것까지 게워내는 편이 낫다.

하지만 황화수소나 카다베린처럼 존재감이 분명한 분자는 위협을 가리키는 단서일 뿐 그 자체가 위협은 아니다. 썩은 바나나나 양고기에 코를 박으면 틀림없이 구역질이 나겠지만 아무리 끔찍해도 그 때문에 질병에 걸리지는 않는다. 물론 순수한 메탄가스나 황화수소를 흡입하면 사망할 수도 있다. 하지만 박테리아의 분해 활동으로는 주변을 채울 만큼 많은 기체가 절대 나오지 않는다. 한마디로 메탄, 푸트레신, 카다베린 등은 불에서 피어오르는 연기이다. 진짜 불은 미생물들이다.

냄새에 의존한 경고 체계는 수렵채집인의 일상을 이루는 환경에 적합했다. 사람들이 작은 무리로 방랑하던 세상에서는 썩는 물질이나 배설물의 악취가 흔하지 않았다. 수렵채집인들은 낮은 인구 밀도에 유동적인 생활을 영위했으므로 아프리카 사바나에는 하수도나 똥 무더기가 없었다. 쓰레기를 뒤에 남기고 다른 장소로 이동하면 그만이었다. 사람들이 다시 그 장소에 돌아올 때는 박테리아들이 쓰레기를 재활용해버린 뒤일 가능성이 높았다. 혐오를 통한 경고 체계가 진화한 것은 부패 유기물 섭취가 심각한 위험이라는 사실과 더불어 부패 물질을 알리는 냄새가 흔치 않기 때문이었다. 사방에서 그런 냄새가 난다면, 가령 흔한 아프리카 식물 하나가 꽃에서 황화수소 냄새를 풍기기 시작했다면 인간의 뇌는 전혀 다른 부패 물질 식별 기법을 진화시켰을 것이다.

문제는 수렵채집인의 생활양식에 최적화된 생존 전략이 인구가 200만인 현대 도시에서는 전혀 다르게 작용한다는 점이었다. 문명은 인간의 삶에 많은 변화를 가져왔다. 농장, 바퀴, 책, 철도가 생겼다. 문명화된 삶의 또 다른 특징은 냄새가 많은 삶이 되었다는 것이다. 현대적 쓰레기 관리 체계가 없는 상태에 많은 인구가 몰려 살았으니 심하게 역한 냄새들이 무럭무럭 피어났다. 버몬지의 황화수소 냄새에 반감을 느꼈던 메이휴의 글을 떠올리면, 당시는 한 공간에

서로 다른 세 시대가 모여 아웅다웅했던 게 아닌가 싶다. 산업 시대 런던에서 쓰레기 처리 체계만큼은 엘리자베스 시대의 것이었고, 인간은 홍적세의 뇌로 그 현상을 인식했다.

독기론자들은 과학과 통계와 사례 증거들을 충분히 갖고 있었다. 악취가 사람들을 죽이는 게 아니라는 걸 입증할 수도 있었다. 하지만 그들의 육감이나 편도가 생각을 바꾸지 못하게 했다. 존 스노가 상수회사나 호슬리다운 콜레라 감염 경로에 대해 아무리 상세하고 철저하게 분석해봤자 버몬지 공기를 한 숨 들이마시는 경험에는 상대가 되지 않았다. 독기론자들은 억겁의 세월 동안 진화해온 경고 체계를 거역하지 못했다. 그들은 연기를 불로 착각했다.

독기 이론의 지배력에는 생물학적 근거가 한 가지 더 있었다. 미세한 것을 인지하는 데 코는 눈보다 민첩하다. 썩는 냄새를 맡는 일은 간단하다. 카다베린 분자 몇 개가 위쪽 비강의 후각 수용체들에 붙으면 충분하다. 반면 눈은 분자 몇 개 차원에서는 무용지물이다. 사실 사람의 시각적 인지력은 여러 면에서 지구상의 어떤 생명체에도 뒤지지 않을 만큼 뛰어난 편인데, 밤중에 식량을 구하거나 사냥했던 야행성 포유류 조상의 유산 덕분이다. 그러나 분자 몇 개라는 건 인간의 시각적 역치 수준에 한참 못 미치는 차원이다. 우리는 분자 여러 개로 이루어진 세포조차 잘 보지 못한다. 세포들이 군집을 이루고 있어도 말이다. 물컵에 콜레라균 1억 마리가 헤엄치고 있어도 맨눈으로는 못 본다. 당시는 현미경이 사용된 지 200년이 넘은 시점이었고 몇몇 연구자는 독자적으로 실험실에서 미생물을 목격하는 데 성공하기도 했지만, 박테리아 차원의 소우주가 존재한다는 사실은 빅토리아 중기 사람들의 마음에는 여전히 환상 아니면 억측으로 느껴졌다. 반면 썩는 냄새는 너무나 실재적이었다. 100번 보느니 한 번 냄새 맡는 것이 더 확실했다.

그 밖에도 독기 이론의 힘은 여러 곳에서 유래했다. 이것은 시각의 한계 못지않게 상상력의 위기였다. 콜레라가 수인성이라고 주장하려면 연구자는 인간 경험의 한계를 벗어나 마음의 여행을 펼쳐야 했다. 한없이 작은 것, 즉 눈에 보이지 않는 미생물의 세상은 물론이고, 소화 기관의 해부 구조, 우물물을 마시거나 상수회사에 요금을 지불하는 사람들의 일상적 습관, 나아가 '인구통계주보'에 기록된 생사의 주기라는 거대한 세상까지 파악해야 했다. 한 가지 차원에서만 콜레라를 바라보면 곧 모호한 의문에 빠지기 때문에, 별수 없이 독기 이론으로 귀착하기 쉬웠다. 어쨌든 유력인사들이 오래전부터 지지한 이론이니까 말이다. 독기 이론은 복잡할 것이 별로 없었다. 통섭적인 논증의 사슬을 구축할 필요도 없었다. 그저 공기를 가리키며 이렇게 말하면 되었다―이 냄새, 나지요?

물론 통계 증거가 독기 이론을 뒷받침하는 것처럼 보이는 사례도 적지 않았다. 급수 시설이 불결한 동네는 대기 질도 나쁘기 마련이었다. 파가 '인구통계주보'에 끈질기게 기록했던 대로 그런 동네들은 대개 저지대였다. 60대까지 행복하게 장수하는 하수관 수색꾼이 한 명이라면 버몬지 저지대에서 죽어가는 사람은 100명이었다.[104]

부당한 사회적 편견도 한몫했다. 지금 보면 부끄럽기 짝이 없는 당대의 몇몇 과학 이론, 가령 골상학 같은 것이 그랬듯이 독기 이론도 근거 없는 온갖 계층적, 인종주의적 선입견들을 정당화하는 데 동원되곤 했다. 공기에 널리 독소가 찼더라도 누가 병에 걸릴 것인가, 어떤 병에 걸릴 것인가 하는 점은 공기를 마시는 개개인의 체질에 달린 것이라고 했다. 토머스 시드넘(1624~1689, 영국의 저명 의사)이 주장한 전염병의 내적 체질론도 이런 맥락인데, 일기 예보와 중세 체액론을 괴상하게 조합한 이론이었다. 전염병이 퍼지려면 특별한 대기 조건을 갖추어야 한다. 하지만 실제로 발생하는 질병의 속성은 부분적으로나마 개인의 신체 조건에, 즉 천연두나 독감이나 콜레라에 체질적으로 얼마나 민감한가에 달려 있다는 것이다. 자극성 원인과 경향성 원인을 구별하기도 했다. 자극성 원인은 특정 질병을 부추기는 대기 조건을 말한다. 특정 기후 상태가 황열병이나 콜레라를 낳을지도 모른다는 것이다. 경향성 원인은 환자의 몸에 내재한 것이다. 사람들은 체질 허약을 도덕적 해이나 사회적 실패, 즉 가난, 알코올 남용, 불결한 생활과 연결 짓곤 했다. 전문가로 보이는 한 필자가 1850년에 쓴 글을 보자. "(차분하고, 온화한) 날씨일 경우, 주말, 토요일, 일요일, 그 밖에 하층 계급들이 유흥과 방탕에 빠질 기회가 주어지는 날에 발병이나 병세 악화의 가능성이 높다고 믿는다."[105]

개인의 체질이 질병 발생을 좌우한다는 생각은 하층 계급의 도덕적 타락에 대한 사회적 편견을 강화하는 데만 유용한 것이 아니고, 독기 이론에 존재하는 거대한 맹점을 얼버무리는 데도 도움이 되었다. 독기론자들의 말마따나 대기 중에 널리 순환해야 할 독소가 이상할 정도로 변덕스럽게 희생자를 고르는 경우, 이를테면 같은 공기를 마시는 같은 집 사람들 가운데 두 명만 죽이고 두 명은 남겨둔 경우에 독기론자들은 희생자와 생존자의 체질 차이를 지적함으로써 간단하게 설명을 마무리했다. 유독한 기체가 고르게 분포하더라도 마시는 사람의 체질에 따라 취약한 정도가 다르다는 것이다.

독기 이론을 받치는 여타 추론들이 그렇듯이 내적 체질의 문제라는 발상도 전적으로 틀린 것만은 아니었다. 인체의 면역계는 사람마다 달라서 어떤 사람은 정말 콜레라나 천연두나 흑사병 같은 전염병에 저항력이 클 수도 있다. 오래도록 독기 이론의 발판이 되어온 근거들은 이처럼 절반의 진실과 잘못된 인과관계들이었다. 메탄이나 황화수소가 유독 물질이라는 건 사실이었다. 단지 해로울 정도로 공기에 포화되지 않았을 뿐이다. 저지대 사람들이 콜레라에 더 많이 희생되는 것도 사실이었다. 파가 상상했던 이유 때문이 아니었을 뿐이다. 가난한 사람이 부자보다 감염 확률이 높은 것도 사실이었다. 도덕적 해이 때문이 아니었을 뿐이다.

그런데 독기 이론은 보수주의자들뿐만 아니라 자유주의자들에게도 좋은 재료였다. 채드윅, 나이팅게일, 디킨스는 노동 계급에 편견을 가진 이들이 아니었다. 그들이 볼 때 독기는 하층민들의 도덕적 해이를 드러내는 상징이 아니라, 하층민들이 처한 삶의 조건이 얼마나 개탄스러운가를 보여주는 상징이었다. 수많은 사람을 그렇게 개탄스러운 환경에서 살게 내버려두면 건강에 해로울 것은 논리적으로 자명했다. 자유주의적 독기론자들의 가정도 기본적으로는 옳다. 하지만 공기를 주범으로 가정한 부분이 옳지 않았다.

이런 배경 때문에 〈모닝 크로니클〉 편집자들은 신임 보건국장 벤저민 홀을 환영하는 8월 29일 기사에서 신랄한 문장으로 에드윈 채드윅을 깎아내리면서도 독기 이론 자체는 두 팔 벌려 포용한 것이다. 나아가 새 국장에게 전임 국장의 공해 제거 및 전염병 예방법 작업을 이어가라고까지 했다. 독기 이론의 어두운 역설을 극명하게 보여주는 상황이었다. 골든스퀘어의 악몽이 시작되던 바로 그날, 런던의 유력 일간지는 식수 오염에 박차를 가하라며 보건국을 종용했으니 말이다.

맥락은 좀 다르지만 독기 이론은 프로이트가 '중층결정over-determination'이라고 한 상황에 걸맞은 사례인 듯하다. 한 가지 사실에만 의존하는 게 아니라 서로 양립 가능한 여러 사실이 교차하는 지점에 놓여 있기 때문에 설득력을 지닌다는 점에서 말이다. 이리저리 흩어져 있던 각각의 물줄기들이 갑자기 수렴하여 하나의 강을 이루듯이 말이다. 전통의 무게, 혐오 본능의 진화, 현미경 기술의 한계, 사회적 편견 등이 굳게 힘을 모았기 때문에, 그래드그라인드(찰스 디킨스의 소설《어려운 시절》의 주인공으로, 통계와 공리주의를 극단적으로 신봉하는 인물_옮긴이)식 합리주의를 자랑하던 빅토리아 시대 사람들도 독기 이론의 눈속임을 알아챌 수는 없었다.

인류의 사상사를 돌이켜보면 가치가 있든 없든 모든 연구 패러다임이 이처럼 비등한 여러 힘들의 복합적 작용으로 지탱되었다. 그런 의미에서 해체주의자나 문화 상대주의자의 관점은 최근 들어 조롱의 대상이 되긴 했어도 어느 정도 옳다. 다만 이들은 이데올로기적 힘을 지나치게 강조한다. (독기 이론은 정치의 산물이기도 했지만, 생물학의 산물이기도 했다.) 지적 진보라는 강은 훌륭한 아이디어가 줄줄이 등장해 꾸준히 좀 더 나은 아이디어로 나아가는 식으로 흐르지 않는다. 이 강은 외부 요인들이 조성해놓은 지형을 따라 흐르므로, 장애물이 많은 지형을 만나면 잠시 역류하기도 한다. 19세기 중반의 독기 이론은 바로 그런 사례였다.

하지만 막힌 댐은 언젠가 터진다. 과학은 합의와 관습의 한계 안에서 작동하는 게 사실이고, 과학사에는 오류로 드러나 폐위된 체제들이 수없이 많다. 그러나 다른 체제들보다 나은 체제가 있는 것도 사실이고, 과학은 더 나은 설명 모델을 위해 앞선 모델들을 내치며 꾸준히 나아가는 것이다. 간혹 성공한 모델이 파멸의 씨앗을 뿌린 격이 되기도 한다. 독기 이론이라는 모델이 그랬다. 너무나 강력한 이론이었기 때문에 오물 구덩이를 비워 공기를 정화하자는 대규모 정부 사업을 부추길 수 있었고, 수백만 인구의 일상에 개입할 수 있었다. 그러나 계산이 잘못된 개입이었던 탓에 전염병의 양태를 한층 더 두드러지게 하는 역설적인 효과를 빚었고, 관찰력이 있는 사람의 눈에는 그 양태가 보였던 것이다. 패턴을 정확히 파악하면 궁극에는 진보를 이룰 수 있었다.

존 스노는 패턴을 찾으면서 화요일을 다 보냈다. 아침이 되자 스노는 집집마다 대문을 두드리고, 거리에서 낯선 사람들에게 질문을 퍼붓고, 마주치는 사람마다 전염병과 사망자들에 대한 사례를 아는 게 없느냐고 묻고 다녔다. 결정적 단서가 잡힐 듯 말 듯한 상태였지만, 노크에 대답하지 않는 집이 너무 많았다. 죽은 사람들한테서는 물 마시는 습관을 들을 수 없었다. 게다가 개별적 증언만으로는 완벽한 논거를 구축할 수 없었다. 그래서 스노는 정오 무렵 중앙등기소 사무실을 방문했다. 파가 작성한 지난 주 통계를 미리 받아보기 위해서였다. 파의 자료에는 목요일부터 토요일까지 소호의 사망자가 83명이라고 기록되어 있었다. 스노는 주소까지 적힌 목록을 받아 들고 브로드 가로 돌아와 추적을 재개했다. 스노는 펌프 발치에 서서 목록에 적힌 주소들을 훑어보았다. 그러다 주변의 텅 빈 거리를 망연히 응시하며 주민들이 물을 길러 다녔을 경로를 상상하기도 했다.

펌프가 브로드 가에 전염병을 퍼뜨린 범인임을 입증하려면, 사망자 수 외에 더 이상의 무언가가 있어야 했다. 스노에게는 사람들의 발자취가 필요했다.

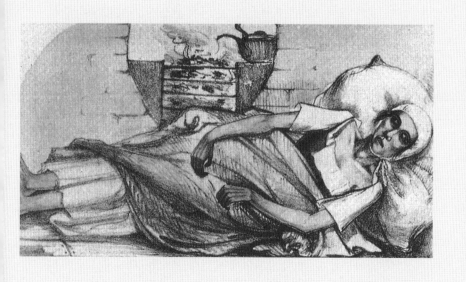

경련성 콜레라의 청색 단계

사건의 재구성

독기 이론에 대한 스노의 저항

브로드 가 펌프 서쪽으로 90미터 떨어진 크로스 가의 어두운 골목 10번지. 거기에는 재단사가 살고 있었다. 다섯 자녀와 방 하나를 나누어 썼는데 아이 중 둘은 다 자랐다. 후텁지근한 여름밤이면 좁아터진 집 안의 열기가 참을 수 없는 지경이었으므로, 자정이 넘으면 잠에서 깨어 아들 중 한 명에게 차가운 우물물을 길어오게 했다. 찌는 듯한 더위를 견디기 위해서였다. 그들은 리틀말버러 가 펌프에서 두 블록 떨어진 곳에 살았지만, 그곳 물에서는 역한 냄새가 났기 때문에 몇 블록 더 걸어 브로드 가 펌프까지 가곤 했다.

재단사와 열두 살 된 아들 하나는 동네에 병이 나타난 지 몇 시간 만에 앓아누웠고, 둘 다 토요일에 죽었다. 스노는 파에게서 구한 사망자 목록에서 이 가족의 주소를 보았다. 크로스 가로 기록된 사망자는 이들 말고도 몇 명 더 있었다. 스노는 죽은 자들의 주소를 가지고 펌프로 돌아와 주변 거리를 조사하려는 순간, 제일 먼저 크로스 가의 주소에 눈길이 갔다. 파가 기록한 사망자 주소 중 절반가량은 눈에 뻔히 보이는 지점이었다. 나머지도 브로드 가에서 몇 발자국만 나서면 되는 곳들이었다. 그런데 크로스 가의 사망자라니, 이건 특이했다. 크로스 가에서 브로드 가 펌프까지 오려면 두 개의 작은 골목을 구불구불 지나 우회전을 하여 마셜 가로 접어든 뒤, 좌회전을 한 번 해서 브로드 가를 걸어 내려와야 했다. 반면 리틀말버러 가 펌프로 가려면 그냥 골목을 죽 따라가서 북쪽의 짧은 블록 두 개를 지나면 되었다. 크로스 가 끄트머리에 서면 눈에 들어오는 위치에 리틀말버러 가 펌프가 있었다.

파의 기록을 살펴보던 스노는 또 한 가지 사실에 주목했다. 크로스 가 사망자들은 펌프 바로 근처의 사망자들보다 훨씬 불규칙하게 흩어져 있었다. 브로드 가에서는 거의 집집마다 한 명씩은 해를 입었는데 크로스 가에서는 여기저기 흩어진 몇 가지 사례가 전부였다. 이게 바로 스노가 찾던 것이었다. 스노는 발병이 펌프 주위에 몰려 일어났다는 걸 증명할 수 있으리라 확신했지만, 이제까지의 경험상 그것만으로는 독기론자들을 만족시키지 못하리라는 것도 알았다. 발병이 집중된 것은 소호에서도 그곳 하늘에만 독한 공기가 있었기 때문일지도 모른다. 수챗구멍이나 오물 구덩이, 어쩌면 펌프에서 솟아난 독기였을지도 모른다. 따라서 스노는 예외적인 사례를 수집해야 주장을 완성할 수 있음을 깨달았다. 필요한 것은 죽음이 예상되는 지역에서 나온 생존자 또는 생존이 예상되는 지역에서 나온 사망자와 같은 변칙 사례, 평균에서 벗어난 예였다. 크로스 가는 리틀말버러 가 펌프와 더 가까우니 스노의 이론에 따르면 발병으로부터 안전한 지역이어야 했다. 파가 기록한 네 가지 사례를 제외하고는 실제로 위험을 피한 편이었다. 이 사망자들이 브로드 가와 연관이 있을까?

안타깝게도 스노가 재단사의 아이들 중 생존자와 이야기를 나누기 위해 크로스 가 10번지를 찾았을 때는 너무 늦었다. 이웃사람의 말로는 온 가족이, 그러니까 다섯 아이와 아버지가 나흘 만에 모두 죽었다. 늦은 밤의 갈증을 달래려 마신 브로드 가 물이 일가족을 쓰러뜨린 것이다.

스노는 마음속에 이미 지도를 그리고 있었다. 그는 골든스퀘어 일대를 포괄하는 지도 위에 브로드 가 펌프를 중심으로 비뚤비뚤 동그라미가 그려진 것을 상상했다. 경계 안의 주민은 오염된 우물에 가까이 사는 것이고, 경계 밖의 주민은 다른 곳에서 물을 길어 마시는 게 편하다고 볼 수 있었다. 스노가 파의 초기 자료에 근거해 동네를 조사해보니, 경계 밖에서 발생한 사망자는 10명이었다. 그중 둘이 크로스 가의 재단사와 아들이었다. 그리고 몇 시간가량 사람들과 이야기를 나눈 결과, 또 다른 세 명은 브로드 가 근처의 학교에 다녔던 아이들이었다. 슬픔에 잠긴 부모들의 말에 따르면 아이들은 학교를 오가는 도중에 펌프물을 마시곤 했다. 또 다른 세 사망자는 친척들의 말을 들어보니 다른 우물에 가까이 살면서도 브로드 가 물을 마시는 습관이 있던 사람들이었다. 따라서 경계 밖에 살면서 브로드 가와 관계가 없는 것처럼 보이는 사망자는 둘뿐이었다. 그러나 스노는 일주일에 두 명의 콜레라 사망자는 당시 런던 전 지역의 평균에서 벗어나지 않는 수준임을 잘 알았다. 그들은 전혀 다른 곳에서 질병에 감염되었을 수도 있다.

스노는 사건의 재구성에는 정반대 사례들도 포함되어야 한다고 생각했다. 펌프 가까이 살지만 어떤 이유에서건 오염된 우물물을 마시지 않아서 살아남은 주민들의 사례 말이다. 스노는 다시 파의 목록을 점검하면서 이번에는 명백한 빈자리를 찾아보았다. 폴란드 가 50번지를 보니 한 손으로 꼽을 정도의 사망자 수가 기록되어 있었다. 얼핏 보면 예상을 벗어나지 않는 수였다. 폴란드 가는 펌프 바로 북쪽에 있어서 스노가 마음에 그린 경계 안에 들어왔다. 하지만 목록을 찬찬히 살펴보니, 충격적일 정도로 적은 수라는 것을 알게 되었다. 폴란드 가 50번지라면 535명이 기거하는 세인트제임스 구빈원 주소였기 때문이다. 브로드 가 바로 근처에서는 10명 중 두 명 정도가 사망하는 것이 평균이었다. 펌프 가까이에 사는 500명이라면 수십 명은 죽었어야 정상이다. 매일 동네를 순찰하던 화이트헤드는 이미 이 사실을 알고 있었다. 구빈원은 빈한하고 도덕성도 미심쩍은 사람들로 가득 찬 곳인데도 성지라도 된 양 질병을 비껴갔다. 스노는 즉시 구빈원 관리자들을 탐문해보고 이유를 알아냈다. 구빈원은 그랜드정션 상수회사에서 물을 공급받았는데, 스노가 이전 조사를 통해 알아낸 바로는 수질이 믿을 만한 상수회사였던 것이다. 구빈원에는 내부인들끼리 사용하는 우물도 따로 있었다. 구빈원 정문에서 브로드 가 펌프까지 고작 45미터밖에 떨어져 있지 않았지만 굳이 그 물을 쓸 이유가 없었다.

스노는 파의 목록에서 또 하나 빈 공간을 발견했다.[106] 브로드 가 50번지의 라이온 양조장은 일꾼 70명을 거느려 인근에서 두 번째로 큰 일터였다. 그런데도 그 주소에서는 사망자가 단 한 명도 없었다. 물론 노동자들이 집으로 돌아가 죽었을 가능성도 있다. 스노는 확인차 양조장을 방문했다. 운영자인 에드워드 허긴스와 존 허긴스도 상당히 당황한 기색으로, 어쩐 일인지 전염병이 자기네 공장을 건너뛰었다고 말했다. 약한 설사 증세를 보고한 일꾼이 두 명 있었을 뿐, 심각한 징후를 보인 사람은 한 명도 없었다. 스노는 공장에 물을 어떻게 공급하는지 물었다. 대답은 구빈원과 마찬가지로 전용 상수관과 전용 우물을 갖고 있다는 것이었다. 그리고 금주가인 의사를 약 올리기라도 하듯이 어쨌든 일꾼들은 물을 거의 마시지 않는다고 했다. 매일 배급되는 맥아주만으로도 충분히 갈증을 달랠 수 있다는 것이다.

이후 스노는 엘리 브라더스 공장을 방문했다. 그곳의 상황은 훨씬 긴박했다. 운영자에 따르면 일꾼 중 수십 명이 쓰러졌고, 전염병 발발 며칠 만에 집에서 죽은 사람도 많았다. 스노는 일꾼들이 마실 물을 담아두는 커다란 통 두 개를 보았다. 어디서 길어온 물인지 물어볼 필요도 없었다.

스노는 엘리 형제의 어머니와 사촌이 골든스퀘어에서 멀리 떨어진 곳에 사는데도 콜레라로 죽었다는 사실을 소문으로 들어 알고 있었다. 스노는 이 우연한 상황을 듣자마자 사태를 깨달았던 것 같다. 〈런던 메디컬 가제트〉가 수년 전에 스노에게 숙제로 던졌던 결정적 실험을 떠올렸을지도 모른다. 스노는 분별 있는 사람이었으므로 보나마나 몹시 신중하게 질문을 던졌을 것이다. 수산나 엘리가 브로드 가 펌프물을 마셨을 가능성이 있을까? 스노에게는 고민되는 순간이었을 것이다. 어떻게 하면 형제의 효성이 어머니의 사망 원인이었다는 사실을 알리지 않으면서 필요한 정보를 얻어낼 수 있을까? 형제가 정기적으로 햄스테드에 우물물을 배달했다는 이야기를 들을 때, 스노의 무뚝뚝한 성격이 도움이 되었을 법하다. 처신이 가벼운 사람이었다면, 결정적 단서가 드러나는 순간 얼굴에 감정을 드러냈을지도 모르는 노릇이다. 스노가 엘리 형제에게 어떤 감정을 비쳤는지는 알 수 없다. 어쨌거나 공장을 나서 환한 브로드 가에 다시 선 순간, 스노는 사건이 멋지게 하나로 이어지고 있음을 깨닫고 조금이나마 만족을 느꼈을 것이다. 독기론자들은 이제야말로 적수를 만나게 될 참이었다.

이런 식의 이야기는 곧잘 신화로 빠져든다. 외로운 천재가 순수한 지성의 힘을 이용해 통념의 사슬을 풀어헤쳤다는 식이다. 스노가 독기 이론 및 주류 의학계와 벌인 싸움을 설명할 때, 그의 지성이나 끈기 같은 특성이 결정적 역할을 한 게 사실이라 해도 그것만 지적하면 곤란하다. 독기 모델의 영향력이 여러 세력을 교합하여 탄생했듯이 독기 이론이 환영임을 알아본 스노의 능력도 여러 요인이 바탕이 되었다. 독기 이론은 지식의 세계를 잠식한 전염병과 같았다. 무서운 속도로 지식인들을 감염시키며 퍼졌다. 어째서 스노만 면역되었던 것일까?

스노가 과거에 에테르와 클로로포름을 연구했다는 사실이 한 가지 대답이다. 스노는 에테르와 클로로포름 기체가 인체에 미치는 효과를 예측할 수 있다는 사실을 통찰해냄으로써 의료계에서 처음으로 찬사를 받았다. 기체의 밀도를 통제하는 한 흡입한 사람들의 반응은 개인차가 크지 않았다. 스노 집 실험실의 개구리나 새들도 마찬가지였다. 정확한 예측을 할 수 없었다면 스노는 마취 전문가로서 빛나는 경력을 쌓을 수 없었다. 과정에 따라 신뢰도가 달라진다면 위험이 편익을 능가할 것이기 때문이다.

에테르도 하나의 유독 기체로서 나름대로 독기였다. 그런데도 흡입하는 사람의 '내적 체질'에 전적으로 무관하게 작용하는 것 같았다. 독기론자들이 묘사하는 독기의 패턴대로 에테르가 움직인다면, 에테르는 환자의 체질에 따라 극단적으로 상이한 반응을 일으켰을 것이다. 어떤 환자는 불가사의할 정도로 정신이 멀쩡하고, 어떤 환자는 마구 웃음을 터뜨리고, 어떤 환자는 몇 초 만에 의식을 잃기도 할 것이다. 지난 6년간 스노는 기체로 마취된 환자를 수천 명 목격했고, 마취 과정이 기계적일 정도로 일정하다는 사실을 직접 체험했다. 어떻게 보면 스노는 인체에 흡입된 기체의 생리적 효과를 예측할 수 있다는 사실을 온 경력을 바쳐 증명한 셈이다. 그러므로 한 방을 쓰는 사람들 중 절반은 독기에 굴복하는데 나머지 절반은 멀쩡하다는 현상을 설명하고자 독기론자들이 체질을 운운하고 나섰을 때, 스노는 자연스레 독기 이론 자체를 의혹의 눈길로 보게 되었다.[107]

또한 스노는 클로로포름이나 에테르를 다루면서 기체가 환경에 흩어지는 방식이 어떤지 직관적으로 파악했다. 환자의 폐에 주입되는 농축된 형태의 에테르는 치명적인 물질이었다. 하지만 환자에게서 한 발짝 떨어져 에테르를 다루는 의사는 눈곱만큼도 영향을 받지 않았다. 공기 중 에테르 분자의 밀도는 흡입자로부터 거리가 멀어질수록 급격히 떨어지기 때문이다. 기체 확산 법칙으로 알려진 이 원칙은 스코틀랜드 화학자 토머스 그레이엄이 진작 발견하여 분석한 것이었다. 스노는 동일한 논리를 독기에 적용했다. 오물 구덩이나 뼈 삶는 솥에서 피어오른 유독 요소들은 공기에 나오자마자 널리 확산되고, 건강에 해가 되지 않을 것이다. (물론 스노의 생각은 절반만 옳다. 유독 기체들이 전염병과 무관한 것은 맞지만 장기적으로는 인체에 해로웠다. 당시의 산업 매연은 대부분 발암성 물질이었으니까 말이다.) 브로드가 사건 후 몇 년이 지났을 때, 스노는 벤저민 홀의 공중보건 위원회에 참석하여 공공연히 이런 연관관계를 주장했다. 런던 대기 오염의 주범으로 고소당한 '혐오 산업'(뼈 삶는 사람들, 비누 및 염료 제조업자들, 내장을 손질하는 사람들)을 판결하는 자리였는데, 스노는 그들을 변호하는 입장을 취해 논란을 일으켰다. 스노는 이렇게 말했다. "나는 (이 혐오 산업이라는 것이) 공중보건에 해롭지 않다는 결론에 도달했습니다. 이들이 공중보건에 해롭다면 산업에 종사하는 작업자들에게는 극도로 해로울 텐데 내가 아는 한 실상은 그렇지 않습니다. 기체 확산 법칙을 생각할 때, 산업이 가동되는 바로 그 장소에서 해롭지 않다면 한참 멀리 떨어진 사람들에게 해롭기란 불가능합니다."[108] 이것을 하수관 수색꾼 원칙이라고 해도 좋겠다. 정말 악취가 곧 질병이라면, 쓰레기 가득한 지하 굴로 내려가는 청소부들은 그 자리에서 죽어야 옳을 것이다.

스노는 의사로서 환자의 육체적 징후를 관찰하는 데도 숙련되어 있었다. 그는 질병이 육체에 어떤 효과를 일으키는지 관찰함으로써 질병의 원인에 대한 중요한 단서를 잡을 수 있다고 생각했다. 콜레라 환자의 경우 몸에서 가장 변화가 큰 부분은 소장이었다. 콜레라는 반드시 장액과 배설물이 마구 쏟아지는 현상으로 시작되었다. 그렇게 수분이 유출된 후에야 다른 증상들이 따라왔다. 스노는 콜레라가 인체에 가하는 끔찍한 공격 뒤에 숨은 진짜 요인이 무엇인지 정확히 몰랐다. 하지만 장이라는 지정된 부위를 공격한다는 사실은 관찰을 통해 알 수 있었다. 반면 호흡계는 콜레라의 전횡에 거의 영향을 받지 않았다. 스노가 보기에 인과는 분명했다.[109] 콜레라는 흡입하는 게 아니라 삼키는 것이었다.

스노의 관찰력은 인체 너머로도 미쳤다. 스노의 콜레라 수인성 이론에서 슬픈 아이러니라고 할 수 있는 것은, 1848년에서 1849년 사이 겨울에 이미 1차적 의학 설명이 갖추어진 상태였는데, 그로부터 거의 10년간 아무도 스노의 주장을 들어주는 사람이 없었다는 것이다. 결국 상황이 바뀐 것도 의사나 과학자로서 스노의 재능 때문은 아니었다. 실험실 연구로 사람들을 설득한 것도 아니고, 콜레라균을 직접 관찰했기 때문도 아니었다. 그것은 스노가 뚝심을 가지고 철저하게 도시의 삶과 시민 일상의 패턴, 이를테면 라이온 양조장에서 맥아주를 마신 사람, 더운 여름밤에 차가운 물을 찾아 마실을 나섰던 사람, 거미줄처럼 얽힌 사우스런던의 상수관을 관찰한 덕분이었다. 스노가 마취제 연구에서 돌파구를 연 것은 의사, 연구자, 발명가로서 다방면에 다재다능했기 때문이라면 콜레라 이론은 사회학자로서의 재능에 빚지고 있었다.

스노가 관찰 대상들과 사회적 연계를 맺고 있었다는 점도 중요하다. 의사인 스노는 숱하게 많은 콜레라 사건을 경험했다. 그들 가운데서도 스노의 집에서 고작 여섯 블록 떨어진 곳의 사건이 결국 스노를 유명하게 만든 것은 우연이 아니다. 스노는 헨리 화이트헤드와 마찬가지로 브로드 가 사건에 진정한 토박이 지식을 적용했다. 소호 거리에 위풍당당하게 등장했던 벤저민 홀과 공중보건 위원들은 관광객에 지나지 않았다. 그들은 절망과 죽음의 풍경을 잽싸게 둘러본 뒤 안전한 웨스트민스터나 켄싱턴으로 퇴각했다. 하지만 스노는 진짜 토박이였다. 동네가 돌아가는 모양새를 잘 알았고, 주민들로부터 신망을 얻었다. 그리고 스노의 조사는 질병에 대한 주민들의 1차 지식에 의존한 것이었다.

스노와 가난한 골든스퀘어 노동자들의 공통점은 같은 동네에 산다는 것만이 아니었다. 스노는 오래전에 자수성가한 입지전적 인물이었지만, 그의 세계관은 시골 노동자의 아들이라는 출신의 영향에서 자유롭지 않았다. 특히 세상의 지배적 의견에 쉽게 물들지 않는 점이 그랬다. 질병을 논한 스노의 글 어디에도 발병에 도덕적 요인이 있다는 말은 등장하지 않는다. 가난한 자들의 체질이 병에 취약한 원인이라는 전제도 없다. 스노는 젊은 수습의사로서 킬링워스 탄광의 전염병을 목격한 후, 사회적 지위가 낮은 사람들일수록 병으로 고생하기 쉽다는 사실을 깨달았지만 불균형의 원인을 인체 내부가 아니라 외부에서 찾았다. 정확한 이유는 모르겠지만 아마 합리적 관찰과 스스로의 사회의식을 결합한 결과였을 것이다. 가난한 사람들이 상대적으로 많이 죽는 것은 도덕적으로 해이해서가 아니라 유독 물질에 오염되었기 때문이었다.

스노가 독기 이론에 저항한 데는 방법론적인 이유도 있었다. 스노 모델의 강점은 특정 차원에서 관찰한 현상을 이용해 더 높거나 낮은 차원의 행위를 예측해낸다는 데 있었다. 인체 특정 기관이 망가진 것을 관찰함으로써 그 사람의 전체 행위를 예측하고, 그로부터 하나의 개체로서 사회의 행위까지 예측할 수 있었다. 콜레라의 증상이 소장에 집중적으로 나타난다면 콜레라 희생자들의 식습관에 확연한 특징이 있어야 한다. 콜레라가 수인성이라면 감염 패턴은 런던의 상수 공급 패턴과 관련이 있어야 한다. 스노의 이론은 사다리 같았다. 각각의 디딤판도 충분히 인상적이지만, 이론의 진짜 힘은 그것을 타고 바닥에서 꼭대기까지 올라갈 수 있다는 데 있었다. 소장의 내벽에서 시작해 도시 전체까지 올라갈 수 있었다.

이 모든 이유들 덕분에 독기 이론에 대한 스노의 면역성은 독기 이론만큼 굳건했다. 우연한 직업적 관심의 결과이기도 했고, 개인적 사회의식의 반영이기도 했다. 또한 통섭적으로 박식하게 세상을 이해하려는 태도 때문이기도 했다. 스노가 탁월한 인물이었다는 건 두말하면 잔소리이다. 하지만 탁월한 사람이라도 정설이나 편견으로 인한 실수를 할 수 있는데, 멀리 갈 것도 없이 윌리엄 파를 보면 된다. 브로드 가에서 죽어간 불운한 영혼들과 마찬가지로 스노도 일련의 사회적, 역사적 매개 현상들이 교차하는 지점에 놓여 있었고, 그 덕분에 통찰을 얻을 수 있었다. 스노가 아무리 똑똑해도 산업 도시 런던의 인구 밀도가 높지 않고, 파의 통계 관리가 엄밀하지 않았다면, 그리고 스노가 노동자 집안에서 자라지 않았다면 이론을 입증하기는커녕 어쩌면 애초에 생각해내지도 못했을 것이다. 위대한 지적 돌파구는 보통 이렇게 열린다. 고립된 천재가 실험실에 혼자 있다가 문득 발견의 순간을 맞는 것도 아니고, 앞선 것들 위에 딱 하나 더 쌓아 올리는 작업만으로 이루어지는 것도 아니다. 뉴턴(1642~1727)의 유명한 말처럼 그저 거인들의 어깨에 오르기만 하면 되는 것도 아니다. 위대한 돌파구는 범람하는 평야와 같다. 갈라져 흐르던 여러 지류가 합류하고 수위가 불어 오르면 천재는 서서히 높은 곳으로 떠받쳐 올라가 자기 시대의 개념적 장벽을 넘어서는 시야를 갖게 되는 것이다.

스노가 수요일에 한 일을 보면 마침내 모든 지류가 하나로 합류했음을 알 수 있다. 생애에서 가장 중요한 조사를 수행하는 순간에도 현역 의사의 일을 놓지 않았던 스노는 그날도 기체의 확산을 관리했다. 치핵 제거술을 받는 환자와 치아를 뽑는 환자에게 각각 클로로포름을 처방한 것이다.[110] 일을 마친 후에는 동네를 누비며 탐색하고, 질문을 하고 경청했다. 친근하고 개인적인 대화였지만, 파의 통계를 객관적으로 분석하는 행위였다. 스노는 개개인의 병증을 동네 전체의 상황과 연결 지었다. 의사에서 사회학자로, 그리고 통계학자로 매끄럽게 시각을 이동했다. 머릿속에 지도를 그리며 패턴과 단서를 찾았다.

질병의 경로

헨리 화이트헤드는 자신만의 콜레라 이론 같은 것은 갖고 있지 않았다. 하지만 며칠의 경험을 통해 남의 이론들을 하나씩 기각하는 중이었다. 화이트헤드는 골든스퀘어 옆 부자 동네 사람들이 질병의 원인에 대해 얄밉게 떠드는 중이라는 걸 잘 알았다. 리전트 가를 경계로 허름한 쪽에 해당하는 소호 빈민들이 재앙을 자초했다는 소문이었다. 소호의 물리적 위기는 빈민들의 도덕적 위기를 반영한 것이며, 신이 내린 벌이라고 했다. 혹은 빈민들이 질병에 대한 두려움으로 무릎을 꿇는 바람에 콜레라가 한층 기세를 높인 것이라고 했다.

화이트헤드는 며칠째 중상모략에 대한 화를 속으로 삭였지만, 드디어 분노가 솟구쳤다. 세인트루크 교회 성서 봉독자인 제임스 리처드슨이 정오로 예정된 교구 모임에 불참했을 때였다. 화이트헤드의 절친한 친구이기도 한 리처드슨은 전직 근위병으로서 밤 늦게까지 형이상학 토론을 즐기는 호탕한 사내였다. 화이트헤드가 집으로 찾아가보니 리처드슨은 콜레라의 습격을 받아 몇 시간째 앓고 있었다. 병상의 리처드슨은 자신이 겁에 질린 한 주민과 나눈 대화를 들려주었다. 콜레라를 물리칠 최선책이 무엇이냐고 묻기에 이렇게 대답했다는 것이다. "무슨 약을 먹어야 좋을지는 모르지만 무슨 일을 해야 할지는 압니다. 콜레라를 예방하거나 낫게 하지는 못하는 일이지만, 콜레라보다 더 나쁜 것, 즉 두려움으로부터 보호해줄 수 있는 일이지요. 나라면 하느님을 우러르겠습니다. 그분께서 나를 쓰러뜨린다 해도 그분을 믿겠습니다."

화이트헤드는 용기의 화신인 제임스 리처드슨도 병에 걸린다면 '내적 체질'이니 뭐니 하는 설명이 거짓에 불과한 것이라고 생각했다. 새로 발병하는 사람의 수가 줄어드는 듯하고 사람들이 떠난 동네는 고요했으므로, 화이트헤드는 상황을 찬찬히 살펴볼 여유가 있었다. 그는 만연한 편견을 물리칠 방법을 궁리하기 시작했다. 화이트헤드는 과학은 몰랐지만 질병의 경로에 대해서는 누구보다 잘 알았다. 화이트헤드가 자신의 체험을 기록으로 남겼다면 매우 가치 있는 자료로 널리 읽혔을지도 모른다. 그날 아침 〈타임스〉에 실린 파의 '인구통계주보'에는 다음과 같은 문장이 있었다. "템스강 북쪽으로는 세인트제임스 구역에서 눈에 띄는 발병 사례들이 있었다." 사태를 참으로 과소평가한 발언이다. 이렇게 짤막하게 평하는 것은 모욕에 가까웠다. 진정한 골든스퀘어 이야기는 아직 씌어지지도 않았다.

리처드슨이 지나는 말로 한 이야기가 세인트루크 교회로 돌아오는 화이트헤드의 뇌리에 남았다. 리처드슨은 토요일에 브로드 가 펌프물을 한 컵 마셨는데, 그로부터 하루 이틀 뒤에 증상이 나타나기 시작했다고 했다. 리처드슨은 평소에는 펌프물을 마시지 않기 때문에, 그것이 발병과 관련이 있지 않을까 했다. 하지만 화이트헤드의 생각에는 그럴 것 같지 않았다. 브로드 가 물을 마신 덕분에 나았다는 주민을 여럿 보았기 때문이다. 화이트헤드 자신도 며칠 전 밤에 한 컵 마셨는데 여태 이상이 없지 않은가. 어쩌면 리처드슨이 물을 너무 적게 마신 것인지도 몰랐다.

발 아래 브로드 가 우물의 컴컴한 물속에서는 무슨 일이 벌어지고 있었을까? 우리는 알 수 없다. 한 가지 분명한 사실은 수요일인 이날쯤에는 콜레라균이 사람의 소장으로 들어가기가 이미 어려워졌다는 점이다. 이미 많은 주민이 죽거나 떠났으므로 물을 긷는 사람의 수가 급격히 줄었다. 그 짧은 기간에 얼마나 많은 박테리아가 탄생했는지 생각해보면, 주말 동안 콜레라균의 증식은 대성공이었다. 그런데 얄궂게도 바로 그 성공이 몰락을 낳았다. 박테리아는 런던에서 가장 과밀한 곳의 인기 좋은 급수장에 터를 잡음으로써 들불처럼 일대를 점령하는 데 성공했지만, 불길의 기세가 너무나 갑작스럽고 거세었기 때문에 금세 땔감이 바닥났다. 이제는 기생할 소장이 없었다.

콜레라균이 브로드 가 펌프 아래 우물물에서 며칠 이상 버티지 못했을 가능성도 있다. 햇빛이 스미지 않으니 우물물에는 플랑크톤이 없었을 것이고, 탈출에 성공하지 못한 박테리아는 지하 6미터의 어둠 속에서 서서히 굶주려 죽어갔을지도 모른다. 우물물이 깨끗한 점도 한몫했을 수 있다. 콜레라균은 염도가 높거나 유기물 함량이 높은 물을 선호하기 때문이다. 증류수에서는 몇 시간 안에 죽는다. 그런데 개중 가장 현실성 높은 시나리오는 콜레라균이 또 다른 생명체와 생사를 건 싸움을 벌였으리라는 것이다.[111] 대상은 박테리오파지이다. 박테리오파지는 콜레라균을 이용해 번식한다. 콜레라균이 인간의 소장을 착취하지 못하도록 방해하는 셈이다. 박테리아 세포에 침투한 파지는 바이러스 입자를 수백 개씩 낳으면서 박테리아를 죽여버린다. 이런 활동이 며칠 지속되었다면 콜레라균 군집은 박테리오파지들로 대체되었을 것이다. 그리고 박테리오파지는 인간에게는 무해하다.

어떻게 설명하든 간에 전염병 발발 초기 며칠은 미생물들에게는 복권 뽑기나 마찬가지였다. 작은 우물에 콜레라균 군집이 있고 그들은 사람이 긷는 물에 담겨 올라가기를 고대한다. 밝은 바깥세상에는 영광스럽고 은밀한 번식의 기회가 기다리고 있다. 펌프 탈출에 성공한 균들은 희생자의 소장에서 몇조 마리의 후손을 만들겠지만, 뒤에 남는 녀석들은 죽을 것이다.

후에 화이트헤드가 일주일간의 사건을 되짚어보니, 브로드 가 물을 대량 섭취하고 나왔다는 사례가 더 많이 나왔다. 화이트헤드가 찾아낸 한 소년은 물을 11리터 마신 덕분에 회복했다고 말했다. 물을 19리터나 마셔 결국 회복한 소녀도 있었다. 그런데 사건을 시간 순으로 재구성하던 화이트헤드는 한 가지 특이한 점을 발견했다. 브로드 가 물을 많이 마시고 나왔다는 사람들은 다들 토요일 이후에 물을 마시기 시작했다. 그보다 일찍 주중에 펌프물을 마셨다는 사람은 찾아보기 어려웠다. 그런 사람은 대부분 죽었기 때문이다.

이 점을 볼 때 주말쯤에는 콜레라균이 이미 펌프에서 사라졌을 가능성이 높다. 6미터 위에서 질병이 창궐하는 동안 어둡고 차가운 물속에서 죽어갔을 것이다. 어쩌면 다른 생명체가 등장해 이 살인마들을 근절했을지도 모른다. 그리고 어쩌면 지하수의 자연적인 흐름으로 펌프에 깨끗한 물이 들어오고, 원래 있던 콜레라균들은 자갈과 모래와 점토로 된 소호 거리 아래 토양으로 쓸려 나갔을지도 모른다.

목록에 근거한 원인 파악

날이 저물 무렵, 스노는 펌프가 원인임을 설득력 있게 보여주는 통계 근거를 완성했다. 파의 목록에 등재된 사망자 83명 가운데 73명은 여러 공용 상수원 중 브로드 가 펌프에 가장 가까이 살았다. 그리고 73명 중 61명은 브로드 가 펌프물을 일상적으로 마시는 사람들이었다. 나머지 여섯 명만 확실히 브로드 가 우물을 사용하지 않았다. 스노는 후에 이 여섯 명은 "사망자 본인과 관련된 사람들마저 죽거나 떠났기 때문에" 의문으로 남게 되었다고 썼다. 브로드 가 펌프를 둘러싼 상상의 경계선 너머에서 발생한 10가지 사례도 의미심장했다. 그중 여섯 명은 브로드 가와 관련이 있는 것 같았다. 스노가 확인한 연관관계 중에는 파의 목록에 드러나지 않았던 것도 있다. 한 커피숍은 브로드 가 펌프물을 섞은 셔벗을 팔았는데, 주인에 따르면 손님들 중 무려 아홉 명이 사망했다는 것이다. 스노는 라이온 양조장과 엘리브라더스 공장의 상황이 얼마나 대조적인지 알아냈다. 폴란드 가 구빈원이 안전한 피난처 역할을 했다는 믿기지 않는 사례도 기록했다. 심지어 햄스테드의 사례는 결정적 실험이라고 할 수 있었다.

누가 보아도 대단한 조사였다. 동네가 열병을 앓던 상태임을 감안하면 더욱 그렇다. 스노는 파의 1차 자료를 받고 나서 24시간 만에 70명도 넘는 희생자의 이웃이나 생존 가족을 만나 희생자의 행동에 대한 상세 정보를 추적한 것이다. 얼마나 용기 있는 활약이었는지, 지금 생각해도 감탄스럽다. 도시 역사상 가장 사나운 발병으로 공포에 질린 주민들이 떠나버린 동네에서 스노는 흉사를 겪은 집과 재앙에서 채 벗어나지도 못한 집을 하나씩 방문하며 몇 시간이고 보냈던 것이다. 스노의 친구이자 전기학자인 벤저민 워드 리처드슨은 이렇게 말했다. "그가 어떤 비용을 치르고 어떤 위험을 감수하며 얼마나 노력했는지, 그와 친밀한 사람이 아니면 상상도 하지 못할 것이다.

콜레라가 방문한 곳이라면 어디든지 한가운데 그가 있었다."[112]

그날 런던 사람 가운데 존 스노나 헨리 화이트헤드만큼 사건의 규모를 잘 이해한 사람은 없었을 것이다. 그런데 얄궂게도 두 사람은 브로드 가를 토박이처럼 잘 아는 만큼 그 너머에 미친 비극의 범위에 대해서는 완전히 짐작하지 못했다. 병원에서 앓고 있는 소호 주민의 수는 자기 집 문을 잠근 채 컴컴한 데서 죽어가는 사람 수의 두 배였다. 9월 1일 이후 3일 만에 120명이 넘는 콜레라 환자가 가까운 미들섹스 병원에 몰려 병원을 마비시켰다. 플로렌스 나이팅게일은 이 병원 환자들 가운데 창녀로 보이는 사람이 지나치게 많다는 관찰 기록을 남겼다. 환자들은 창이 열린 커다란 방에 한데 수용되어 염제와 감홍(염화수은)으로 치료를 받았다. 직원들이 염소와 황산이 담긴 커다란 접시를 병실 곳곳에 두었으므로 소독약 냄새가 진동했다. 공기를 정화하기 위한 조치였지만 소용은 없었다. 환자 중 3분의 2가 죽었다.

미들섹스 병원이 받기에는 환자가 너무 많아지자 이후의 환자들은 유니버시티 칼리지 병원으로 보내졌다. 9월의 첫 3일간 콜레라 환자 25명이 그곳에 입원했다. 웨스트민스터 병원은 발병 초기 며칠 동안 80명을 받았다. 다른 기관에도 눈에 띄게 입원자가 늘었다. 수요일에는 가이 병원, 세인트토머스 병원, 채링크로스 병원에 모두 합쳐 50명 이상의 콜레라 환자가 들어왔다.

콜레라 환자를 가장 많이 받은 곳은 세인트바솔로뮤 병원이었다.[113] 발병 첫 며칠간 200명 가까이 입원시켰다. 의사들은 피마자유, 고추, 심지어 찬물 요법까지 동원한 복합 처방을 실험했는데 효과는 들쭉날쭉했다. 혈청 염도와 비슷하게 만든 식염수를 두 환자에게 정맥 주입하기도 했다. 환자들은 잠시 소생의 기미를 보였으나 몇 시간 후에 죽고 말았다. 1832년 토머스 라타의 환자들과 마찬가지로 주사를 더 많이 맞지 못한 탓이다.

이런 상황이므로 골든스퀘어 위쪽 거리들의 참상은 알고 보면 이야기의 일부에 불과했다. 스노와 화이트헤드는 각자 수요일에 계산을 하고 두 자릿수 정도의 사망자 규모를 예상했다. 하지만 곧 그들은 턱없이 낙관적인 추산이었음을 알게 된다.

스노가 집요하게 질문을 퍼붓고 다닌 것이 전염병을 저지시켰을 가능성도 있다. 기록을 보면 그는 그 주에 동네 주민 수백 명과 대화를 나누었다. 대부분 브로드 가 펌프에 관한 대화였다. 다만 스노가 이야기 중에 콜레라의 근원에 대한 자기 이론을 밝혔는지는 알수 없다. 질의인 동시에 경고였을까? 어쨌든 스노는 의사였고, 가난하고 겁먹은 소호 주민들은 그의 환자였다. 펌프가 치명적인 질병을 퍼뜨린다고 믿으면서 정보를 혼자 갖고 있었을 것 같지는 않다. 존경받는 의사가 100번이나 주의를 주고 다녔다면, 주민들도 브로드 가 물에 대한 선호를 꺾지 않았을까? 사망자 수가 극적으로 떨어진 것은 화요일과 수요일이었다. 스노가 동네 탐사를 시작한 뒤로 이틀이 지난 때이다. 원흉이 펌프라는 이야기가 몇몇 사람 귀에 들어가면서 사망자가 줄어든 것인지도 모른다.

하지만 전염병은 하향세라고는 해도 보통을 넘어서는 무시무시한 수준으로 맹위를 떨치고 있었다. 스노가 조사를 통해 파악한 바에 따르면, 이 수요일에 발생한 사망자만 해도 최소 12명이었다. 동네 평균 사망률의 10배나 높은 수치였다. 주민들이 대규모로 이탈했다는 점을 감안하고 인구 대비로 계산하면 질병의 기세는 여전한지도 모른다. 스노는 이 통계가 수인성 이론에 대한 유력한 증거라고 생각했다. 사우스런던 상수회사들에 대한 연구를 함께 제시하면 더욱 좋을 것 같았다. 콜레라 논문을 다듬고, 〈랜싯〉과 〈런던 메디컬 가제트〉에 새 글을 제출해야 했다. 하지만 발등에 떨어진 불은 따로 있었다. 아직도 동네에서 사람들이 죽어가고 있었으며, 스노는 원흉이 무엇인지를 분명히 알고 있었다.

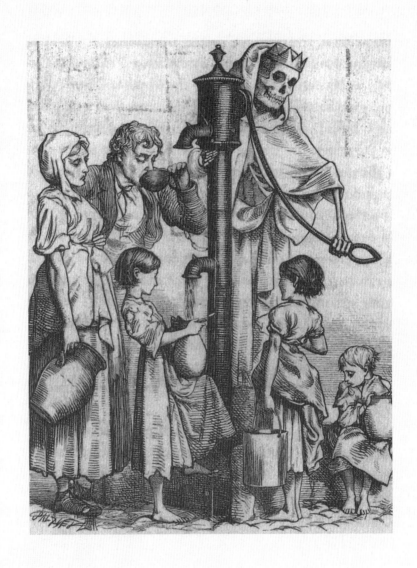

죽음의 무료 배급소

9월 8일 금요일

펌프 손잡이

역사의 반환점이 된 펌프 손잡이 제거

목요일 밤, 세인트제임스 교구의 이사회는 여전한 질병과 그에 대한 지역의 반응을 논하기 위해 긴급 모임을 소집했다. 회의가 반쯤 진행되었을 때, 한 신사가 이들에게 할 말이 있다며 합석했다. 존 스노였다. 그는 지난주의 참상을 조사한 자료로 무장하고 있었다. 이사회 앞에 선 스노는 쉰 듯한 별난 목소리로 말을 꺼냈다. 자신은 병의 근원을 알고 있으며, 동네의 발병 사례 대부분이 그 근원으로 거슬러 올라간다는 사실을 입증할 수 있다고 했다. 스노가 독기 이론에 반대하는 주장을 밝히며 세세한 부분까지 이야기했을 것 같지는 않다. 철학은 다음 기회로 미루고, 뚜렷하게 드러난 생사의 양상을 단도직입적으로 설명하는 편이 스노에게도 나았을 것이다. 스노는 펌프 근처에 사는 사람들의 생존율이 끔찍할 정도로 낮고, 물을 마시지 않은 사람들은 이상할 정도로 멀쩡하다는 것을 설명했다. 골든스퀘어에서 멀리 떨어진 곳에 살며, 브로드 가 물을 마신 것 외에는 골든스퀘어와 관련된 것이 없는 사망자들에 대해 말했다. 폴란드 가 구빈원에 대해 알려주었다. 사망자는 한 명 한 명 브로드 가 우물 바닥의 물로 연결되었다. 그런데도 아직 펌프는 정상 가동 중이었다.

이사회 위원들은 회의적이었다. 지역민들과 마찬가지로 그들도 브로드 가 물이 근처의 다른 펌프물에 비해 얼마나 깨끗하다고 소문이 났는지 잘 알고 있었다. 또한 그들은 동네를 뒤덮은 악취와 유해 매연을 몸소 체험했기 때문에 믿을 만한 브로드 가 물보다는 공기가 질병에 책임이 있을 거라고 생각했다. 하지만 스노의 주장은 설득력이 있었다. 게다가 다른 선택의 여지가 별로 없었다. 스노가 틀렸다면 몇 주간 동네 사람들은 갈증을 겪을 것이다. 반대로 스노가 옳다면 수많은 목숨을 구할지도 모르는 일 아닌가? 의논을 거친 이사회는 브로드 가 우물을 폐쇄하기로 의견을 모았다.[114]

다음날인 9월 8일 금요일 아침, 질병이 무시무시한 기세로 소호에 날뛰기 시작한 시점으로부터 정확히 일주일 지난 날에 펌프 손잡이가 제거되었다. 우물 바닥에 있을 위협적인 무언가는 당분간 그곳에 잠자게 될 것이었다.

소호의 죽음의 행렬은 일주일 더 이어지고, 브로드 가 우물을 폐쇄한 것이 일대에 어떤 영향을 미쳤는지 정확히 판단하려면 몇 달은 더 기다려야 했다. 신문들은 대체로 펌프 손잡이 제거 소식을 무시했다. 금요일에 〈글로브〉는 동네 현황을 설명하면서 낙관적이고 전형적으로 독기론적인 평가를 내렸다. "날씨가 유리하게 바뀐 덕분에, 구역에서 무섭게 창궐하던 전염병이 누그러졌고, 주민들은 최악의 상황은 넘겼다는 희망을 가질 만하다. 어제는 사망자 수가 극히 적었으며 오늘 아침에는 한 건도 보고된 바가 없다."[115] 그러나 바로 다음날 다시 고무적이지 않은 기사가 실렸다.

어제 〈글로브〉가 기사를 실은 이래, 심각하고 치명적인 콜레라 발병 사례들이 등장했고, 병의 확산을 막기 위해 유망한 예방책들을 동원하고 있음에도 불구하고 토요일 오전에 일고여덟 명의 사망자가 보고되었다는 안타까운 소식을 전한다. 골든스퀘어 구역은 너무나 쓸쓸하고 비통한 풍경을 연출했다. 거리마다 장의차와 관이 모습을 드러냈고, 구역 주민들은 자신들에게 닥친 재앙에 소스라치게 놀란 채 이웃과 친구들에게 마지막 애도의 인사를 보내기 위해 거리에 나와 섰다. 많은 상인들이 상점을 내버려두고 피난을 떠났으며, 닫힌 문에는 며칠간 영업을 중단하겠다는 안내문이 붙어 있다. 한편 가난한 이웃에게 뜨거운 물을 양껏 나눠주겠다는 공지를 건 양조업자 허긴스 씨들의 사려깊음은 칭찬할 만하다. 거처를 청소하거나 여타의 용도로 쓸 물을 밤낮 가리지 않고 제공하겠다는 것이다. 훈훈하고 친절한 이 행동에 이미 많은 사람들이 덕을 입었다.[116]

다음 주에도 수십 명이 더 죽었지만, 분명히 최악의 상황은 지난 것 같았다. 후에 최종 집계를 했을 때, 용케 살아남은 사람들도 이 질병의 극악함에 입을 다물 수가 없었다. 브로드 가 펌프로부터 229미터 반경 내에서 2주도 안 되는 기간에 거의 900명이 죽었다. 브로드 가 인구는 말 그대로 격감했다. 주민 896명 중 90명이 사망했다. 브로드 가와 케임브리지 가가 교차하는 곳으로부터 사방에 놓인 45채의 건물 중 한 사람도 거주자를 잃지 않은 곳은 네 집에 불과했다. 〈옵서버〉는 "이렇게 짧은 시간에 이토록 많은 사망자가 발생한 일은 국가 역사상 유례가 없다"고 전했다. 과거에도 도시 전역에 걸쳐 이보다 많은 사망자를 낸 질병이 있긴 했으나, 이렇게 좁은 영역에서 이토록 무시무시한 속도로 이렇게 많은 사람을 죽인 예는 없었다.

펌프 손잡이 제거는 역사적 반환점에 해당하는 일이었다. 런던에서 가장 폭발적이었던 질병에 종언을 내렸기 때문만은 아니다. 역사에는 단 몇 분 만에 세상을 변혁시킨 기념비적인 순간이 많다. 지도자가 암살당하고, 화산이 분출하고, 헌법이 비준되는 순간이다. 하지만 그보다 규모가 작되 의미는 작지 않은 반환점도 많다. 낱낱이 존재하던 100여 가지 역사적 추세가 별것 아닌 하나의 행위에 수렴하고, 향후 수년 또는 수십 년간 그 단순한 행위로부터 1,000가지 변화가 물결쳐 나오는 것이다. 부산한 도시의 한 길가에서 누군가가 펌프 손잡이를 비틀어 빼버린 일도 그런 행위였다. 그 순간 세상이 바뀐 것은 아니다. 변화가 가시화되려면 많은 시간이 걸렸다. 하지만 조용히 진화하는 변화라고 해서 덜 중대한 것은 아니다.

브로드 가 우물의 경우도 펌프 손잡이를 제거하기로 결정한 일은 단기적 효과로만 평가할 수 없는 더 큰 의미를 지녔다. 그렇다. 마지막 희생자가 사망하고 운 좋은 몇몇이 회복한 이후 며칠을 끝으로 브로드 가의 콜레라는 사라졌다. 동네는 몇 주, 아니 몇 달에 걸쳐 서서히 정상으로 회복되었다. 설령 스노가 이사회를 설득하던 시점에 이미 우물물에서 콜레라균이 자취를 감추었다 할지라도, 펌프 손잡이를 제거했기 때문에 그런 성과를 거둔 것이라고 말할 수 있을 것 같다.[117] 게다가 펌프 손잡이 제거는 지역의 회생 이상을 의미한다. 그것은 인간 대 콜레라균의 싸움에서 하나의 반환점이었다. 공공 기관이 과학적으로 옳은 질병 이론에 입각하여 콜레라에 대해 정당한 조치를 취한 최초의 사례인 것이다. 손잡이 제거 결정은 기상표나 사회적 편견이나 순진하게 가장한 중세적 체액 이론에 입각하여 내려진 게 아니었다. 전염병의 사회적 패턴을 체계적으로 조사하여 질병이 인체에 미치는 영향에 대한 특정 가설의 예측들을 확인한 결과를 바탕으로 했다. 그리고 도시라는 조직 덕분에 가시화된 정보를 활용했다. 사람들은 처음으로 미신이 아니라 이성을 무기로 도시를 장악한 콜레라균에 맞섰던 것이다.

하지만 이성에 귀를 기울이는 데도 시간이 필요하다. 특히 런던에 콜레라가 등장한 이래 관료들로부터 미신밖에 듣지 못한 브로드 가의 대중에게는 더 시간이 필요했다. 금요일 아침에 이사회 위원들이 펌프 손잡이를 빼내자, 우연히 광경을 본 행인들은 공공연히 조롱하고 빈정댔다. 주민들이 당황한 것도 이해할 만하다. 브로드 가 물을 명약 삼아 회복한 생존자도 많았다. 그런데 높은 분들이 그 물을 막아버리겠다고? 동네 사람들을 모조리 죽일 셈인가?

비단 소호 주민들만 스노의 이성에 귀를 막은 게 아니었다. 지역 이사회가 손잡이를 제거한 날, 중앙보건국장 벤저민 홀은 세 명으로 구성된 위원회를 발족시켜 브로드 가 사건 조사를 지시했다. 조사관들의 임무는 온 동네 건물을 일일이 검사하여 환경 상태에 대한 수많은 문항을 작성하는 일이었다. 아래에 홀의 지시 내용을 빠짐없이 옮겨보았다. 보건국이 독기 이론에 얼마나 집착하고 있었는지 잘 보여주는 목록이기 때문이다.

- 통풍과 관련하여 거리의 구조적 특이점들
- 공해 물질, 도살장, 유해 산업 등
- 거리의 냄새와 그 근원, 하수구 뚜껑, 도랑 등
  - 하수구 뚜껑이 잘 막혀 있는지, 하수구 뚜껑 근처의 집에서 환자나 사망자가 더 많은지 확인할 것.
  - 건물의 냄새와 그 근원, 밤중에 더 심해지는 악취 또는 건물이나 가게가 문을 열기 전 아침에 나는 심한 악취를 확인할 것.
  - 건물에 옥외 변소나 수세식 변소, 오물 구덩이가 있는지 확인하고 그 위치, 그곳에서 악취가 난다는 불평이 있는지, 상태가 괜찮은지, 수세식 변소에 물이 잘 공급되는지, 배수가 막히지 않았는지 등을 확인할 것.
- 이 구역은 아주 최근에 배수 시설이 설치되었으므로 다음 사항 확인
  - 새로 건설된 하수도로 직접 배수로가 연결된 집이 얼마나 되는지 확인할 것.
  - 건물 배수구가 집 아래를 지나 하수도로 가는지, 관이건 벽돌로 된 길이건 배수구의 구조와 상태는 어떤지, 중간에 차단된 데가 있는지, 그곳에서 악취가 나는지 확인할 것.
  - 지하층을 조사하여 고도가 거리로부터 얼마만큼 밑인지 확인하고, 발병 이전에 지하층이나 지하 저장고에 쓰레기가 쌓였던 적이 있는지, 그 상태가 건물의 전반적 통풍에 어떤 영향을 주는지,

특히 밤에 어떤지 고려할 것.

- 건물의 전반적 청결 상태와 통풍 수단을 점검하고, 뒷마당을 점 검하여 발병 이전에는 상태가 어땠는지 물어보고, 포장이 되어 있는지, 더러운 상태인지 확인할 것.

- 환자가 위층에서 발생했는지 아래층에서 발생했는지 점검하고, 가능한 경우에는 층별로 발병 비율을 알아낼 것.

- 인구 밀도, 개인위생, 습관, 식생활 등 주민들의 상태를 최대한 세 밀하게 점검할 것.

- 각 건물의 발병자 수를 확인하고 각 집마다 몇 명씩 죽었는지도 알아낼 것.

- 어떤 품질의 물을 어디에서 얼마나 얻는지 점검하고, 상수관으로 얻는지 저수통에 받는지, 저수통의 상태는 어떤지 점검할 것.

- 거리와 정원의 전반적 상태를 확인하고, 발병 전의 청소 상태는 어땠는지 물어볼 것.

- 리틀말버러 가의 오래된 묘지를 가로질러 하수도를 낼 때 토양에 생긴 교란 또는 그곳에서 흘러나와 하수도로 들어간 물질이나 구 역 하수에 흘러들었을 만한 다른 어떤 공해 물질들이 영향을 미 치지는 않았는지, 그리고 하수도 내부에 위험한 물질이 쌓인 곳 이 없는지 점검할 것.[118]

이것이 홀이 콜레라 위원회에 내린 지침이다. 연구 관계자들이 모 두 똑똑하고 신중하고 체계적인 사람들이라고 해도 지배적인 지적 패러다임 때문에 진실 추구가 어려울 수도 있음을 보여주는 사례이다. 홀의 목록은 앞으로 작성될 보고서를 구속하는 죄수복이었다. 지침을 훑어보기만 해도 어떤 보고서가 완성될지 상상할 수 있다. 1854년경 소호의 악취에 관해 믿을 수 없을 만큼 상세하고 풍부하게 조사한 보고서가 될 것이다. 문항의 절반이 냄새나 환기 문제를 콕 집어 거론하고 있다. 오물 구덩이 상태처럼 수인성 이론을 점검하는 데 유용할지 모르는 몇몇 문항에조차 냄새에 대한 홀의 관심이 스며들어 있다.

벤저민 홀이 위원회에 내린 지침은 50개 정도였다. 그중 상수의 질과 근원에 대한 두 문항만 스노의 수인성 이론을 입증하거나 반증하는 데 필요한 내용이었다. 하지만 그 두 가지 변수도 자체만으로는 무의미한 것이나 마찬가지였다. 스노도 전염병의 기세가 최고조였던 월요일 오전에 우물물에서 아무런 이상을 발견하지 못했다. 당시의 기술로는 수질을 분석해봤자 어느 쪽으로도 의혹을 해결하는 데 도움이 되지 않았다. 볼 게 없었기 때문이다. 바로 그해에 파치니가 현미경으로 박테리아를 목격하긴 했지만, 안타깝게도 향후 30년 동안 유일한 관찰로 남을 발견이었다.

콜레라를 '보는' 확실한 방법은 간접적으로 보는 것이다. 파가 '인구통계주보'에서 보여준 질병과 죽음의 패턴 위에 주민들의 물 마시는 습관을 얹어 지도로 그려보는 것이다. 두 데이터를 겹쳐보지 않으면 수인성 이론이 얼마나 강력하고 명료한지 알 도리가 없다. 하지만 홀은 물 마시는 습관을 조사하라는 지침 따위는 내리지 않았다. 물론 그 습관을 사망자 분포와 비교해보라는 지시도 내리지 않았다.

중요한 점은 홀이 역학 조사의 기초 원칙에 무지하지는 않았다는 사실이다. 스노는 전염병 진행 과정에서 통계적으로 특이하게 드러나는 패턴들을 관찰하면 질병의 원인을 추론할 수 있다는 명제를 잘 이해하고 자기 연구의 지침으로 삼았는데, 홀도 콜레라 사망자가 하수구 뚜껑이나 흑사병 묘지 근처에 집중했는지 알아보라고 시킨 걸 보면 그 점을 잘 이해하고 있었다. 다만 수인성 이론을 엄밀하게 조사하지 않았을 뿐이다. 스노가 이론을 발표한 지 오래되었을 뿐만 아니라 스노와 윌리엄 파가 콜레라와 상수원의 관계에 대해 이미 셀 수 없이 많은 대화를 나누었는데도 보건국장은 급수원 주변에 사망자가 집중되었는지 확인하는 일조차 불필요하다고 생각했다. 홀의 지침은 처음부터 스노의 이론에 반대할 채비를 갖추고 있었다.

하지만 홀의 대책 본부 말고도 브로드 가 사건을 조사하는 사람들이 있었다. 전염병이 터진 뒤 몇 주, 아니 몇 달간 동네를 누비며 이야기를 끼워 맞추고 단서를 찾아 헤맨 팀이 하나 더 있었다. 그 중심에는 소호의 어느 누구보다도 동네를 잘 아는 헨리 화이트헤드가 있었다.

한계는 끝이면서 곧 시작

펌프 손잡이 제거 소식을 들은 화이트헤드는 몹시 멍청한 짓이라고 생각했다. 화이트헤드는 금요일에 펌프 오염 가설을 전해 듣고 말도 안 된다는 반응을 보였으며, 브로드 가 군중의 빈정거림에 동의

했다. 또한 쉽게 가설을 반박할 수 있을 거라고 생각했다. 반증에 필요한 특수한 정보들을 갖고 있었기 때문이다. 스노가 이틀간 조사했다고 하지만 화이트헤드가 금요일의 첫 발병 이래 환자들 머리맡에서 보낸 시간에 비하면 그것은 새 발의 피였다. 젊은 목사는 이미 다른 이론들을 반박하는 증거도 모아두었다. 이제 수인성 이론도 그 목록에 포함할 참이었다. 화이트헤드는 이사회 사람들이야 스노 박사의 교묘한 인구통계 자료에 휘둘릴 만하다고 생각했다. 그들은 화이트헤드만큼 이 동네를 모를 뿐만 아니라 펌프물을 19리터 마시고 살아남은 소녀에 대해서도 알지 못했다. 추가 조사가 좀 필요하겠지만, 화이트헤드는 조만간 펌프의 누명이 벗겨지리라 자신했다.

"한계는 끝이면서 곧 시작이다." 몇 년 뒤에 소설가 조지 엘리엇이 《미들마치》에 쓴 문장이다. 펌프 손잡이 제거 이야기가 꼭 그랬다. 그것은 브로드 가 우물이 골든스퀘어에 가한 공습의 끝이자 새로운 공중보건 시대의 시작이었다. 그렇지만 우리의 탐정 이야기가 여기서 간단히 마무리되는 것은 아니다. 남은 주민들이 스노 박사를 둘러싸고 브로드 가의 미스터리를 풀었다며 칭송하는 일은 없었다. 벤저민 홀이 하룻밤에 독기 이론에 대한 집착을 버리는 일도 없었다. 스노의 조언을 따랐던 교구 이사회조차 스노의 이론에 감화된 것은 아니었다.

헨리 화이트헤드는 펌프를 범인으로 몬 주장을 결코 믿을 수 없었기 때문에 스스로 반박하겠다고 결심했다. 그러므로 브로드 가 사건의 서사는 막판에 와서 변증법적으로 한 번 꼬인 셈이다. 스노는 무력한 이사회를 설득하여 자신의 말을 듣게 하는 과정에서 본의 아니게 엄청난 적을 깨운 셈이다. 스노보다 훨씬 지역에 대해 꿰뚫고 있는 적수를 말이다. 이 맞수를 뛰어넘는 것이야말로 스노의 수인성 이론이 해내야 할 최고의 과제였다. 스노에게는 여전히 개종시킬 상대가 많았다. 벤저민 홀, 독기에 현혹된 조사관들, 윌리엄 파, 〈랜싯〉의 편집자들. 하지만 눈앞의 적은 단연 헨리 화이트헤드 목사였다.

화이트헤드는 처음부터 비공식적으로 단서들을 모아왔다. 펌프 손잡이 제거 소식을 듣기 전인 금요일에 그는 세인트루크 교회의 연단에 올라 일일 예배를 집전했다. 교회를 절반가량 채운 수척한 교구민들 앞에 섰을 때, 화이트헤드는 신도 중에 가난하고 나이 든 여성이 유독 많다는 것을 눈치 챘다. 화이트헤드는 "전염병에 대한 놀라운 면역력"을 지닌 그들을 축하했다. 하지만 말을 하면서도 속으로는 궁금했다. 어떻게 이럴 수 있을까? 나이 들고 빈한한 자들만 비껴가는 전염병이란 게 말이 되나?

다음 몇 달간 화이트헤드와 스노는 서로 별개로, 그러나 평행한 방향으로 브로드 가를 탐사해 나갔다. 스노는 조사 결과를 1849년 콜레라 소논문에 통합하여 개작하는 한편, 의학 잡지들에 기고할 요량으로 브로드 가 사건에 대한 글을 썼다. 소논문에서 브로드 가 사건을 설명하는 대목은 이처럼 극적인 문장으로 시작된다.

우리 왕국에서 발생했던 숱한 콜레라들 중 가장 끔찍한 것은 몇 주 전에 브로드 가, 골든스퀘어, 인근 거리들에서 발생한 사건일 것이다. 케임브리지 가와 브로드 가가 만나는 지점으로부터 229미터 반경 내에서 단

열흘 만에 치명적인 콜레라의 공격을 받은 사람이 500명이 넘게 나왔
다. 이 한정된 지역의 사망률은 전국에서 발생했던 어떤 질병의 사망률
못지않았다. 흑사병도 포함해서 말이다. 게다가 너무나 급작스러워서
발병자 가운데 압도적인 수가 몇 시간 만에 숨을 거두었다. 주민들이 동
네를 떠나지 않았다면 사망자 수는 훨씬 많았을 것이다. 가구 딸린 하숙
집에 살던 이들이 제일 먼저 떠났고, 그렇지 않은 사람들은 적당한 거처
를 찾으면 그때 짐을 옮길 생각으로 가구를 남겨둔 채 몸만 떠났다. 주
인이 죽어서 문을 닫은 상점이 많았다. 남기로 한 상인들도 가족은 떠나
보낸 경우가 많았다. 질병이 침략한 지 고작 엿새 만에 가장 피해가 큰
거리에서는 주민의 4분의 3 이상이 동네를 버렸다.

그해 가을, 화이트헤드는 〈베릭 가의 콜레라〉라는 17쪽짜리 소논
문을 황급히 작성하여 펴냈다. 이것은 일반인을 상대로 사건을 종합
적으로 설명한 최초의 글이었다. 화이트헤드가 처음 몇 주간 집중하
여 탐색한 것은 발병의 범위와 기간을 알아내는 일이었다. 화이트헤
드의 소논문은 이런 무뚝뚝한 나열로 시작한다.

뒤푸르플레이스—건물 아홉 채, 인구 170명, 사망자 아홉 명, 사망자가
없는 집 네 채. 슬프게도 이곳의 사망률은 실제보다 훨씬 부풀려져 소문
이 났다.
케임브리지 가—건물 14채, 인구 179명, 사망자 16명, 길 서쪽의 사망
자 10명, 동쪽의 사망자는 여섯 명이고 그중 세 명은 같은 집이었다. 건
물 다섯 채가 화를 면했다.[119]

화이트헤드는 병이 한창일 때에도 거주지 위생 상태와 사망률은 아무 연관이 없었다는 이상한 사실을 언급했다. 그는 피터 가의 한 모범적인 건물을 사례로 들었다. 몇 년 전에 동네에서 가장 청결한 건물로 관료들의 칭찬을 받았던 집인데, 무려 12명의 사망자가 나와 주변에서 최고를 기록한 것이다. 화이트헤드는 여러 가족이 당한 참상을 하나하나 추적했다. "남편과 아내가 며칠 간격으로 잇달아 죽은 집이 최소한 21군데 확인되었다. 부부와 자녀 네 명이 다 죽은 집, 부부와 네 자녀 중 세 명이 죽은 집도 있었다. 또 다른 집에서는 과부와 아이 셋이 모두 죽었다."[120] 세인트루크 교회의 정면 계단에서 15미터 안에 건물이 네 채 있는데, 거기서만 자그마치 33명이 죽었다.

화이트헤드의 소논문을 읽으면 젊은 목사가 사건에서 어떤 신학적 함의를 읽어내야 하는지 고뇌한 흔적이 보인다. 전염병의 발현은 어떤 면에서 신의 의지일 수밖에 없는데, 이 경우 신께서 세인트루크 교구를 골라 상상 이상의 극심한 형벌을 내리신 것 같았다. 성직자로서 직면하기 힘든 혼란스런 현실이었다. 콜레라가 몇 년 전부터 전국을 휩쓸긴 했지만, 하느님은 런던의 하고많은 교구들 중 하필이면 화이트헤드의 작은 공동체를 골라 런던 역사상 가장 폭발적인 전염병을 내리신 것이다. 소논문을 보면 처음에는 화이트헤드도 신의 뜻으로 사건을 설명하기가 어렵다고 토로한다. 하지만 곧 절반쯤 형성한 이론을 하나 제시하는데, 변증법적 논리를 따른 것이 분명하다.

하느님의 세상은 평등하지만, 인간의 세상은 평등하지 않다. 그리고 또한 가지 우리의 주의를 끄는 사실이 있는데, 이보다는 쉽게 설명할 수 있는 현상이다. 오물과 먼지가 불균형하게 쌓이고, 인구 밀도가 지나치게 높고, 주민들이 잘못 놓은 거리와 통풍이 안 되는 건물을 마냥 견뎌야 하고, 배수나 하수의 기본 원칙에 무관심할 때, 특정 지역에서 전염병이 악화된다. 그런데도 여기저기서 질병이 터지기 전까지는 관심 쏟는 이도, 경고를 울리는 이도 없다. 하지만 질병 덕분에 형편없는 상태로 굴러가던 도시 속 사람들이 깜짝 놀라며 깨닫는 것도 있다. 이런 위태로운 상황에서는 어느 거리나 교구라도, 반드시 가장 천하고 더러운 곳이 아닐지라도 하루, 아니 한 시간 만에 얼마든지 거대한 납골당으로 변할 수 있다는 것이다.[121]

"여기저기서 질병이 터지기 전까지는"이라고 했다. 전염병 발생은 너무나 잔인한 일이지만, 그럼에도 도심 생활의 빈곤과 절망을 알려주고, 특수한 절망이라는 빛으로 일상의 고통을 비추는 효과를 발휘한다. 화이트헤드의 생각에도 옳은 면이 있다. 전염병은 무서울 정도로 눈에 띄게 활약함으로써 도리어 치료의 씨앗을 심어주었다. 하지만 그 과정을 이끈 것은 신의 섭리가 아니었다. 도시의 인구 밀도였다. 세 블록 안에 1,000명이 붐비는 곳은 전염병 창궐에 알맞은 환경일 수밖에 없다. 하지만 전염병은 마구 날뛰는 과정에서 자신의 진짜 속성을 드러내기 마련이다. 전염병이 활짝 핀 길을 따라가다 보면 시드는 길도 아울러 보인다. 브로드 가 펌프는 도시의 안테나였다. 이 안테나가 사방으로 보내는 신호에는 특징적인 패턴이 있어서 그것을 읽을 수 있는 사람은 현미경 없이도 콜레라균을 '볼' 수 있었다. 하지만 펌프 주위에 수천 명이 몰려 살지 않는다면 신호는

허공으로 흩어졌을 것이다. 진공에서는 음파가 퍼지지 못하는 것처럼 말이다.

화이트헤드는 발병 후 몇 주간 이런 패턴들을 수집했다. 소논문에서 기존 이론들에 대한 반박 자료로 제시하기에 충분할 정도였다. 그리고 피터 가의 참상에 대한 관찰은 위생 상태 가설의 오류를 드러내기에 충분했다. 용감한 교구민들이 앓아누운 사례들은 '두려움이 사람을 죽인다'는 미신을 반박했다. 위층과 아래층의 사망자 비율을 계산한 결과는 콜레라가 층에 상관없이 골고루 공격했음을 보여주었다. 그런데 화이트헤드는 처음부터 펌프 손잡이 제거를 비웃었음에도 불구하고 소논문에서 브로드 가 우물에 대해서는 언급하지 않았다. 스노의 수인성 이론에 대해서 아직 충분한 반박 근거를 모으지 못해 미룬 것인지도 모르고, 탐구를 시작해보니 마음이 조금씩 바뀐 것인지도 모른다.

어쨌든 소논문은 시작에 불과했다. 화이트헤드는 향후 몇 달간 자신이 애초 상상했던 것보다 훨씬 엄밀하게 브로드 가 사건을 추적했다. 존 스노가 추구한 수준마저 뛰어넘을 정도였다. 11월 말에 세인트제임스 교구는 브로드 가 사건을 정리할 조사단을 꾸리기로 했다. 동네에 설문을 돌린 뒤 그 내용을 보건국 위원회 자료와 합쳐서 보고서를 작성할 계획이었다. 그런데 교구 이사회의 계획을 들은 보건국장 벤저민 홀은 보건국 위원회의 발견을 공유할 생각이 없다고 했다. "이런 종류의 조사는 독립적으로 수행할 때 훨씬 가치 있다"[122]는 것이 주된 이유였다. 결과적으로 홀의 푸대접은 전화위복의 계기였다. 설문도 소득이 적고 보건국의 도움도 기대할 수 없게 되자, 교구 이사회는 자체 조사단을 운영해야겠다고 생각했다. 그들은 화이트헤드 목사를 초빙했다. 최근 발표한 소논문의 가치를 알고 있었으며 화이트헤드가 공동체를 잘 안다는 사실도 높이 샀던 것이다. 또한 교구 이사회는 브로드 가 펌프의 상태에 대해 그토록 마음을 썼던 동네 의사를 초대했다. 존 스노였다. 스노와 화이트헤드는 발병 원인에 대해 합의하지 못하는 처지였지만, 이제 한 팀으로 일하게 되었다.

펌프 오염 이론과 지침 증례

화이트헤드는 스노의 지역 조사에서 결정적으로 누락된 사례들을 점검함으로써 펌프 오염 이론을 공격하기 시작했다. 스노는 소호 주민들 중 주로 사망자에 대해서만 초점을 맞추었고, 사망자 중 압도적 다수가 쓰러지기 전에 브로드 가 물을 마셨다는 사실을 알아냈다. 그런데 스노는 전염병을 이겨낸 주민들의 물 마시는 습관에 대해서는 조사하지 않았다. 그 집단도 비슷한 빈도로 브로드 가 펌프물을 마셨다면 스노의 이론은 기반부터 무너진다. 죽은 자와 산 자 구분 없이 모든 동네 사람들이 펌프물을 마셨다면 펌프물과 콜레라의 연관관계는 무의미할 것이다. 사망자들이 병에 걸리기 전에 언젠가 브로드 가 우물을 찾기는 했겠지만, 그것 때문에 콜레라에 걸렸다고 할 수는 없을 것이다.

화이트헤드가 동네를 잘 아는 것은 조사에 결정적인 이점이었다.

화이트헤드는 발병 후 몇 주 안에 동네를 떠나버린 수백 명의 주민을 일일이 좇을 수 있었다. 스노도 생존자들의 펌프 이용 비율을 조사하는 게 얼마나 중요한지 직관적으로 깨달았겠지만, 9월 첫 주에는 이미 생존자 중 대다수가 스노의 손이 닿지 않는 곳에 있었다. 그래서 사망자 조사를 기본으로 하고 특이한 생존 사례들(구빈원, 양조장)을 몇 개 덧붙일 수밖에 없었던 것이다.

반면 화이트헤드는 오래전부터 구축해온 광범위한 인맥을 동원하여 골든스퀘어를 떠난 피난자들을 추적할 수 있었다. 화이트헤드는 조사원으로 임명된 뒤 몇 달간 그레이터런던 전역을 샅샅이 누볐다. 도시 밖으로 대피한 주민이 있을 때는 우편으로 질문지를 보냈다. 결국 브로드 가 주민 497명에 대한 자료를 모았는데, 이는 발병 전 인구의 절반을 넘는 수준이었다.

새로운 단서를 찾기 위해 같은 건물을 다섯 차례나 방문하는 등 조사에 전력을 기울이는 동안, 화이트헤드는 펌프 오염 이론에 대한 애초의 저항이 옅어지는 것을 느꼈다. 생존자들의 기억을 뒤져보면 잊혀졌던 브로드 가 펌프와의 연결 고리가 툭툭 튀어나왔다. 첫날 남편을 잃은 젊은 부인은 자기 부부는 브로드 가 물을 마신 적이 없다고 말했지만, 며칠 뒤에 다른 기억을 떠올렸다. 13일 밤에 남편이 저녁 식사를 하며 마실 물을 펌프에서 길어오라고 했다는 것이다. 부인은 물을 마시지 않았다. (결국에는 살아남았지만) 콜레라에 걸린 남편과 딸을 둔 다른 여인은 집안 누구도 브로드 가 물을 좋아하지 않는다고 단호하게 증언했다. 하지만 여인이 화이트헤드 목사와의 대화 내용을 가족에게 들려주자 딸이 다른 말을 꺼냈다. 발병 며칠 전에 브로드 가 우물물을 마신 적이 있다는 것이다.

화이트헤드가 발굴한 이야기들을 보면 위와 같은 예가 전형적이다. 펌프로 이어지는 연결 고리 중 누락된 부분은 아이들이기 쉬웠다. 화이트헤드가 동네 사람들의 습관을 분석해보고 깨달은 점은, 가족이 마실 물을 긷는 일은 흔히 어린이들이 맡는다는 사실이었다. 예닐곱 살이 넘은 아이들은 브로드 가 펌프물 길어오는 심부름을 일상적으로 하고 있었으며, 우물에 익숙한 만큼 부모가 모르는 새 물을 마시는 아이도 많았다. 이런 이야기를 들을 때마다 화이트헤드의 마음속에는 펌프 손잡이를 제거하던 날 세인트루크 교회에 모였던 과부들의 모습이 떠올랐다. 이제야 왜 그들이 해를 면했는지 설명할 수 있을 것 같았다. 여인들이 죽은 자들보다 도덕적으로 우월해서도 아니고, 체질이 강건하거나 생활 습관이 위생적이어서도 아니었다. 여인들의 공통점은 나이 들고 허약하며 혼자 산다는 것이었고, 그래서 물을 길어다 줄 사람이 없다는 것이었다.

수치를 정리한 화이트헤드는 펌프에 대한 의혹이 짙어지는 것을 느꼈다. 펌프물을 마시는 사람들의 감염률은 스노가 이전 조사에서 개략적으로 밝힌 수준과 들어맞았다. 이상 없는 사람 두 명에, 앓아누운 사람 세 명꼴이었다. 마시지 않은 사람들의 감염률에 비하면 충격적인 수준이었다. 마시지 않은 집단에서 콜레라에 걸린 비율은 열에 하나꼴이었다. 화이트헤드는 이제껏 수인성 이론을 거부해왔지만,[123] 우물물을 마신 경우 감염 확률이 일곱 배나 높아졌다는 엄연한 사실에 직면했다.

그러나 여전히 펌프 오염 이론에 대한 세 가지 의문이 화이트헤드를 괴롭혔다. 스노는 소호에 살지만 브로드 가 토박이라고는 할 수 없었다. 오랫동안 브로드 가 우물이 뛰어나게 맑은 물을 주민들에게 제공하는 걸 보아온 화이트헤드는 도저히 스노의 이론을 납득할 수 없었다. 지역 급수장 가운데 감염 인자의 침입을 받을 만한 것을 고르라면 물에서 늘 나쁜 냄새가 나는 리틀말버러 가 펌프가 더 그럴싸했다.

생존자 문제도 있었다. 수치로만 보면 우물에 대한 혐의가 설득력 있었지만, 화이트헤드는 자신이 직접 목격한 일들을 마음에서 떨쳐 버릴 수가 없었다. 꼼짝없이 죽을 줄 알았는데 브로드 가 물을 몇 리터씩 마시고 살아났다는 교구민들을 보았다. 화이트헤드 자신이 살아 있다는 사실도 의문이었다. 그도 병이 기승일 때 우물물을 마셨다. 정말 우물이 오염된 것이라면 자신은 왜?

조사 과정에서 추가로 떠오른 의문도 있었다. 11월에 포장국이 브로드 가 펌프를 검사한 적이 있었다. 하수망에 문제가 있는 건 아닌지, 그래서 우물물이 쓰레기로 오염되지 않았는지 확인하는 조사였다. 그때의 판결은 분명했다. 검사관들은 우물에 "갈라진 틈이 전혀 없으며 달리 배수로나 하수관과 연결된 곳도 없어 나쁜 물질이 물에 들어갔을 리가 없다"고 했다. 수질 화학 검사 및 현미경 검사도 시행했는데, 어디서도 비정상적인 것은 탐지되지 않았다.

화이트헤드가 세 가지 의문 가운데 첫 번째를 해소하는 데는 존 스노의 연구가 결정적인 도움이 되었다. 하지만 나머지 두 가지 의문을 푼 것은 화이트헤드 본인이었다. 스노는 겨우내 콜레라에 대한 책을 개정하고 있었다. 사우스런던 상수회사 조사 결과와 브로드 가 사건 설명을 첨가하는 작업이었다. 1855년 초에 스노는 화이트헤드에게 자신의 소논문을 한 부 건넸다. 지난 9월의 사건에 대한 스노의 해설을 읽은 화이트헤드는 스노가 "전반적으로 불순한 수질 상태"를 비난하는 게 아님을 깨달았다. 스노는 하수도나 오물 구덩이에서 비롯한 "콜레라 환자들의 배설물"이 우물로 스며들어 "특수한 오염"을 일으킨 탓에 첫 환자가 생겼다고 가정했다. 전반적 수질은 스노의 이론과 무관했던 것이다. 콜레라를 일으킨 인자가 무엇이든 그것은 외부에서 우물로 들어온 것이었다.[124]

화이트헤드는 논문을 주어 감사하다고 인사하면서 스노에게 오염 이론에 대한 한 가지 "연역적 의문"을 제시했다. 만일 단 하나의 콜레라 사례가 사태를 일으킨 것이라면, 시간이 갈수록 콜레라가 급속히 퍼져가면서 물은 더 위험해져야 하지 않겠는가? 점점 더 많은 쌀물 대변이 우물물로 침투할 테니 말이다. 스노의 이론이 정확하다면 발병 패턴은 갑자기 치솟았다 차차 가라앉는 모양이 아니라 점진적으로 상승하는 모양이어야 할 것이다. 오염 경로의 문제도 있었다. 포장국은 브로드 가 우물과 근처 하수관들 사이의 연결을 전혀 발견하지 못했다. 화이트헤드가 보기에는 오물 구덩이가 우물을 오염시킨다는 건 더 말도 안 되는 일이었다. 목사가 아는 한 공해법 제정 이후 오물 구덩이는 거의 사라진 판이었다.

하지만 화이트헤드는 스노의 논문을 읽고 다른 자료들도 쌓아가면서 점점 수인성 이론을 수용하는 쪽으로 기울었다. 스노가 옳다면 현대 의학 용어로 '지침 증례index case'라는 첫 사례가 존재할 것이다. 최초의 콜레라 환자인 그 사람의 배설물이 어쩌다가 브로드 가 우물에 흘러들었을 것이다. 우물로 들어간 콜레라균이 첫 환자의 소장으로 옮겨가기까지 며칠의 잠복기가 있었다고 감안하면, 최초의 환자는 8월 28일쯤에 발병했어야 했다. 화이트헤드는 사건 몇 주 전의 '인구통계주보'를 뒤진 결과, 동네에 사망자 두 명이 있었음을 발견했다. 한 명은 12일에 죽었고 다른 한 명은 13일에 죽었다. 그러나 더 조사해보니 둘 모두 브로드 가 우물에서 꽤 먼 곳이라 관련이 있는 것 같지 않았다.

화이트헤드는 이후 몇 주간 막다른 골목에서 서성였다. 이제까지 모은 증거를 보면 반드시 지침 증례가 존재해야 했다. 지침 증례는 자신이 오래도록 거부해온 이론을 대번 확증해줄 것이다. 이제 화이트헤드는 우물 오염설을 거의 확신하고 있었으며, 깨끗하기로 유명했던 브로드 가 펌프가 교구에 벌어진 참상의 원인임을 믿었다. 하지만 누가 오염을 일으켰단 말인가?

화이트헤드는 교회에서 업무를 보거나 여기저기 흩어진 옛 주민들을 인터뷰하지 않는 시간이면 중앙등기소를 찾아 자료를 들추곤 했다. '인구통계주보'에 소개된 대강의 통계는 이미 그에게는 효용이 없었다. 화이트헤드는 윌리엄 파가 정리하기 전의 원래 자료들을 보며 특이한 점을 찾아내려고 했다. 그러던 어느 날 뭔가 동떨어진 사례가 없는지 찾던 중에 브로드 가의 한 사망자 기록이 그의 눈을 끌었다. "브로드 가 40번지, 9월 2일, 다섯 달 된 여자 아기: 사망 전 나흘간 설사에 시달려 탈진으로 사망."

화이트헤드도 루이스네 아기의 안타까운 사연은 익히 알고 있었다. 직접 조사한 사건들의 연대기에도 이 아기의 죽음이 포함되어 있었다. 지금 눈길이 간 것은 마지막에 붙은 설명 때문이었다. "사망 전 나흘간 설사에" 시달렸다는 것이다. 화이트헤드는 건장한 성인도 몇 시간 만에 죽는 병인데 아기가 하루 이틀 이상 앓았으리라고는 한 번도 생각해보지 못했다. 그런데 루이스네 아기가 나흘간 아팠던 게 사실이라면, 첫 희생자들이 속출하기 최소한 하루 전에 아기가 병이 났다는 말이다. 브로드 가 40번지라는 주소를 보면 루이스네 아기는 누구보다도 펌프에 가까이 살았다.

화이트헤드는 즉시 일손을 멈추고 서둘러 브로드 가로 갔다. 마침 루이스 씨 부인이 집에 있었고, 부인은 목사의 질문에 성실히 답할 준비가 되어 있었다. 부인에 따르면 딸이 쓰러진 것은 사실 파가 기록한 것보다 하루 전이라고 했다. 아기의 변이 묻은 기저귀를 어떻게 처분했느냐는 질문에 부인은 양동이 물에 빤 뒤 물은 뒷마당의 하수조에 버렸는데, 집 앞쪽 지하에 있는 오물 구덩이에도 조금 버렸다고 했다.

화이트헤드 목사는 줄줄이 이어진 사건들이 제자리에 끼워 맞춰지는 것을 느꼈다. 루이스네 아기는 완벽한 지침 증례의 조건을 갖추었다. 첫 번째 대규모 발병이 일어나기 사흘 전에 발생한 콜레라 환자였고, 환자의 배설물은 브로드 가 우물에서 고작 몇 미터 떨어진 곳에 버려졌다. 존 스노가 예견한 그대로였다. 화이트헤드는 즉시 교구 이사회를 소집했고, 이사회는 어렵지 않게 결정을 내렸다. 브로드 가 우물을 다시 검사할 필요가 있었다.

브로드 가 우물을 다시 파헤치는 일은 요크라는 지역 검사관이 맡왔다. 이번에는 브로드 가 40번지 지하의 오물 구덩이도 함께 점검하기로 했다. 검사 결과, 40번지 건물에서 하수관으로 이어지는 배수관은 이곳저곳에 설계상 결함이 있었다. 집 앞 오물 구덩이는 하수를 잠시 모았다 흘려보낼 웅덩이로 고안된 것이었지만, 실제로는 하수의 정상적인 흐름을 막아버리는 댐처럼 기능했다. 화이트헤드는 그곳에서 "물로도 씻겨 내려가지 않는 혐오스러운 것들, 자세히 말하기도 꺼려지는 것들"을 요크가 확인했다고 적었다.[125] 오물 구덩이 벽은 벽돌로 만들어져 있는데 어찌나 부식이 심한지 "힘을 주는 둥 마는 둥 해도 쉽게 부스러져 내렸다." 오물 구덩이 바깥 벽돌담에서 고작 80센티미터 거리에 브로드 가 우물이 있었다. 발굴 당시 우물의 수면은 오물 구덩이보다 82센티미터 정도 아래였다. 오물 구덩이와 우물 사이 공간은 어땠을까? 요크는 인분을 가득 머금은 "질척한 흙"을 발견했다.

애초의 발굴이 이 모든 상황을 놓친 것은 벤저민 홀의 지침에 따라 우물 내부만 점검했기 때문이다. 검사 내용도 대부분 수질에 관한 것이었다. 보건국의 독기론자들은 감염 경로나 흐름에는 관심이 없었다. 존 스노처럼 연이어 벌어진 사건들로 구성된 하나의 망으로서 사태를 파악하지 못한 것이다. 그들은 동네에서 가장 불결한 장소를 찾았지, 지침 증례를 찾지 않았다. 우물이 부분적으로라도 발병에 책임이 있다면, 문제는 우물 내부에서 발견될 것이라고 생각했다. 보건국 사람들은 안전한 우물이라도 외부로부터 질병이 '옮을' 수 있다는 생각은 전혀 하지 못했다. 보건국이 파견한 검사관도 우물을 뚫어져라 들여다보고 물 시료를 채취했을 뿐이다. 부식한 벽

뒤를 살펴보거나 다른 곳과의 연결을 찾아보는 귀찮은 일은 하지 않았다.

요크의 검사로 섬뜩한 진실이 백일하에 드러났다. 오물 구덩이의 내용물이 브로드 가 우물로 스며들고 있었다. 브로드 가 40번지 주민의 장 속에 있던 것이 다른 인간 1,000명의 소장으로 직접 들어갈 수 있었다. 콜레라균에게는 이 정도면 충분했다.

교구 이사회가 최종 보고서를 손질하는 동안, 화이트헤드는 스노의 이론에 대한 세 번째 의문에 관해서도 설명을 찾아냈다. 브로드 가 우물이 주민의 배설물로 오염된 것이라면 왜 주민들이 더 많이 죽을수록 물도 더 위험해지지 않았는가 하는 문제였다. 새로 환자가 생길 때마다 오염이 심각해질 테니 전염병이 기하급수적으로 퍼져야 하는데 말이다. 요크의 발굴 결과가 부분적으로 답을 주었다. 문제는 브로드 가 40번지에만 있었다. 주변 건물의 콜레라 환자들은 브로드 가 우물에 찌꺼기를 버리는 일이 없었으므로 그들이 앓더라도 수질에는 영향이 없었던 것이다. 하지만 브로드 가 40번지에서만도 다섯 명이나 죽었고, 재단사 G 씨나 그 아내의 경우 시기적으로 상당히 일렀다. 이들의 배설물도 병이 한창일 때 우물물에 흘러들었을 것이므로 불에 기름을 부은 격이 되었어야 하는데, 왜 그렇지 않았을까?

알고 보니 답은 단순하게도 건물 구조 문제였다. 건물 정면 오물 구덩이에 쉽게 접근할 수 있는 건 루이스 가족밖에 없었던 것이다. 위층에 사는 다른 주민들은 창문 밖으로 쓰레기를 던져 집 뒤로 난 꾀죄죄한 마당에 버렸다. 따라서 브로드 가 40번지 뒤편 컴컴한 땅에도 어마어마하게 많은 콜레라균이 서식하고 있었다. 죽은 자들의 소장에서 나온 녀석들이었다. 그러나 불결한 뒷마당에서 솟은 물을 마시려는 사람은 아무도 없었기 때문에 감염 사슬은 그곳에서 막혔다. 소호 전역에서 상상을 초월하는 속도로 콜레라균이 불어나고 있었지만 박테리아와 브로드 가 우물 사이의 고리는 루이스네 아기가 죽은 다음에 끊어진 것이다. 루이스 부인이 집 앞 오물 구덩이에 내다 버릴 게 없어지면서 말이다.

1855년 초에 화이트헤드는 자신이 발견한 것을 스노에게 알려주었다. 두 사람 사이에는 조용하지만 굳건한 우정이 싹텄다. 수년 뒤에 화이트헤드는 스노를 회상하면서 스노가 얼마나 "차분하고 예언자 같은" 태도를 취했는지 떠올렸다. 스노는 둘의 공동 조사가 미래에 어떻게 사람들 입에 오르내릴지 이야기하며 젊은 목사에게 이렇게 말했다. "자네하고 나는 그런 날을 보기 전에 죽겠지. 그런 날이 와도 내 이름은 완전히 잊혔을 걸세. 하지만 대규모 콜레라 발생이 까마득한 과거의 일로만 여겨지는 그런 날은 반드시 올 거라네. 그리고 질병의 전파 방식을 파악하는 것이 바로 질병 박멸의 수단이 될 것이네."[126]

교구 이사회의 전염병 보고서

지침 증례가 확인되었으므로, 교구 이사회는 보고서를 출간할 준비가 되었다. 스노의 가설을 철저히 변호하는 보고서가 될 참이었다.

보고서는 발병 이후 몇 달간 항간에 소문으로 떠돈 여타의 설명들, 즉 기상 조건, 하수구 공기, 흑사병 묘지에 어른거리는 해로운 그림자 등을 하나씩 체계적으로 기각했다. 콜레라는 특정 산업 종사자에만 해를 끼친 것도, 특정 경제 계급만 지목한 것도 아니었다. 위층 거주자나 아래층 거주자나 똑같이 변을 당했다. 청결한 집도 불결한 집만큼 고통을 겪었다. 이사회의 꼼꼼한 분석을 통해 나온 결론은 한 가지였다.

이사회가 만장일치로 취한 의견은 "콜레라 지역"의 극도로 높은 사망률은 … 어떤 방식으로든 브로드 가 우물의 불순한 물을 사용한 데 기인한다는 것이다.

이사회는 수인성 이론을 옹호하는 한편 독기 가설에 대해 예리한 비판을 날렸다. 전형적인 빅토리아 시대 문장으로서 심각한 사건을 진지하게 다루는 보고서의 문체로 손색이 없지만, 가만히 보면 무척 도전적인 글이다.

확증의 증거든 반증의 증거든 증거의 무게는 분명히 한 방향을 가리킨다. 한마디로 발병을 결정하는 데 물이 가장 큰 영향을 미쳤다는 사실이다. 만약 대기의 영향을 역설하면서 불순한 공기의 국지적 분포 때문에 몇몇 사람에게만 배타적으로 콜레라가 전염된 것이라고 주장하는 사람이 있다면, 거리, 고도, 하수 구멍, 주택의 배수, 풍향 등 온갖 것을 고려하더라도 대기 불순물의 국지적 존재를 입증하기는 어려울 것이라고 말해주겠다. 반면 개개인의 물 사용 행태는 실제로 추적한 것이다. 비합리적으로 끌어낸 결과가 아니다.[127]

교구 이사회의 브로드 가 전염병 보고서는 엄밀하게 따지면 스노의 수인성 이론이 기관을 상대로 거둔 두 번째 승리였다. 하지만 최초의 승리로 여겨질 만했다. 스노는 전에도 교구 이사회를 설득해 펌프 손잡이를 제거하도록 한 바 있지만, 그때는 사실 아무도 스노의 주장에 감화되지 않았다. 펌프에 대한 스노의 의견은 이제야 진정으로 교구 이사회의 마음을 잡은 것이다. 스노의 이론은 심지어 열성적인 훼방꾼의 공격까지 이겨냈다. 화이트헤드 목사는 처음에는 이론을 반박하려고 팔걷고 나섰으나, 나중에는 스노의 주장에 철저히 동의한 것으로도 모자라 주장을 완성시키는 증거를 제공하기까지 했다. 기소자가 피고 측 주요 참고인으로 돌변한 셈이다.

분명히 이쯤 되면 독기의 연기가 걷히고 과학이 주술을 이겨내야할 것이다. 하지만 과학이 그처럼 결정적인 한 방을 날리는 경우는 거의 없다. 브로드 가 사례도 예외가 아니었다. 교구 이사회의 보고서가 발표되고 몇 주가 흘렀을까, 이번에는 벤저민 홀의 보건국 조사단이 세인트제임스 콜레라 사건에 대한 나름의 기술을 발표했다. 조사단은 스노의 이론에 대해 가차 없었다. 가차 없는 기각 판결이었다.

매우 한정된 영역에서 벌어진 이번 발병의 놀라운 세력을 설명하면서 스노 박사는 다음과 같은 견해를 내놓았다. 이번 사건의 특수한 원인은 구역 중앙 브로드 가의 한 우물을 널리 사용하는 데 있었으며, 우물물이 콜레라 환자의 쌀물 배설물로 오염된 탓이라는 것이다(이것은 박사의 생각이다).

주의 깊게 조사한 결과, 우리는 이 견해를 채택할 근거가 없다고 본다. 우리는 박사가 추측하는 방식으로 물이 오염되었다는 증거를 찾지 못했다. 또한 우물물을 마시는 구역 거주자들이 다른 상수원을 활용하는 구역 거주자들에 비해 상대적으로 병을 많이 앓았다는 충분한 증거도 찾지 못했다.[128]

"이 견해를 채택할 근거가 없다고 본다." 보건국 위원회가 근거가 없다고 생각하는 것은 당연하다. 몇 달 전에 벤저민 홀이 위원회의 목표 초안을 잡은 시점부터 위원회의 시야는 독기 이론의 울타리로 한정되어 있었다. 스노의 이론을 통째로 기각한 것이 우리 눈에는 몹시 어리석어 보이지만, 사실 조사단도 비합리적인 사람들은 아니었다. 빅토리아 시대 이익 집단들을 위해 부정한 일을 수행한다거나 하는 비양심적 고용인은 아니었다. 정치나 개인적 야망 때문에 눈이 먼 것도 아니었다.

그들은 하나의 발상에 붙들려 눈이 멀었다.

가구별 방문 조사를 통해 확인한 결과, 발병 구역은 전반적으로 일대에서 가장 나쁜 위생 상태를 보이고 있었다. 바깥 거리의 공기는 상태가 나쁜 하수구에서 올라오는 악취로 역겨웠다. 거의 모든 건물이 나쁜 영향을 받고 있었는데, 공통 오염원의 영향을 받기도 하고, 건물 각각의 배수 결함이나 불결한 상태, 무절제한 도축이나 기타 혐오 산업의 영향을 받기도 했다. 인구는 지나치게 과밀한 상태였으며, 어쩌면 런던 최악의 수준인지도 몰랐다. 구역의 전반적인 설계도 통풍이 거의 불가능한 모양새였다.

우리가 근거한 원칙, 콜레라 분출 이론 가운데 가장 신빙성 있다고 널리 인정되는 원칙에 따라 분석하면, 이 구역은 고지대임에도 불구하고 (자극성 원인이 주어질 경우) 극렬한 전염병 발생에 취약한 모든 사전 조건을 갖추고 있다. 질병의 법칙에 정통한 자라면 누구라도 이 구역을 보고 이후에 닥칠 고통에 대한 극도의 위험성을 예측할 수 있었을 것이라고 믿는다.[129]

보건국 콜레라 위원회의 보고서에 담긴 논리를 평이한 말로 풀면 이렇다. "콜레라는 통풍이 나쁘고 인구가 많은 공간에서 횡행한다. 위생이 나쁘고 역겨운 냄새가 나는 장소이다. 우리가 브로드 가 구역을 점검해보았더니 통풍이 나쁘고, 인구가 많고, 위생이 나쁘고, 역겨운 냄새가 나는 장소였다. 더 말할 필요가 있는가?"

사람 목숨이 달린 일이 아니라면야 보건국의 보고서는 우스운 읽을거리에 불과했을 것이다. 아무 의미 없는 자료들을 그래드그라인드식으로 과다분석한 뒤 괴로울 정도로 상세히 진술한 보고서였다. 첫 100쪽은 마치 기상 보고서 같다. 과학계에 알려진 온갖 대기 관련 변수들을 나열한 표가 수십 개나 실려 있다. 그 장의 표제들만 옮겨보면 아래와 같다.

기압

기온

템스강의 수온

습도

풍향

풍압

풍력

정전기

오존(1)

비

구름

런던, 우스터, 리버풀, 더니노, 아브로스 기상과의 비교

바람

오존(2)

1853년 수도 내 구역들의 콜레라 전파 정도

1853년의 기상 현상

1853년 수도 내 구역들의 콜레라 상황에 비추어본 기상 현상[130]

　장황한 목록을 보면 어째서 보건국 위원회가 스노 박사의 이론을 믿을 이유가 없었는지 알 수 있다. 엄밀하게 말해서 보건국 위원회는 스노 박사의 이론을 전혀 조사하지 않았다. 브로드 가 물 소비 패턴을 조사하는 데 조금 더 시간을 들이고 더니노의 기상 자료를 모으는 데 시간을 조금 덜 썼더라면, 보건국도 스노의 주장이 설득력

있다는 걸 깨달았을지 모른다.

보건국 위원회가 스노의 주장에서 참고하지 않을 수 없었던 한 가지는 수산나 엘리 사례였다. 이 경우는 브로드 가 물이 감염 도구였다는 결론을 회피할 수 없었다. 하지만 결정적 실험도 보건국의 독기론자들이 보기에는 충분히 결정적이지 않았던 모양이다.

물이 유기 오염물질로 인해 불순해졌다는 사실은 부인할 수 없다. 앞에서도 논증했듯이, 전염병 침입 당시 공기의 영향으로 물 속 불순물이 특수한 독으로 바뀌었다면, 그 지역의 물은 불순물 함유 비중에 따라 공기와 비슷한 감염력을 가졌을지도 모르는 일이다.[131]

최악의 순환논법이다. 보건국은 콜레라가 공기를 통해 전달된다고 확언했었다. 그러다 확신을 반박하는 증거가 발견되자, 즉 콜레라가 물을 통해 전달된다는 분명한 사례가 제시되자 반대 증거를 오히려 원래의 확신에 대한 추가 증명에 활용했다. 공기의 독성이 너무 강해 물까지 감염시켰으리라는 것이다. 심리학자들은 이런 잘못된 추론을 '확증 편향'이라고 하는데, 새로운 정보를 기존 선입견에 끼워 맞추는 경향이다. 벤저민 홀의 보건국 위원회가 독기에 대해 보인 확증 편향은 실로 단단했다. 그래서 스노와 화이트헤드가 명료하게 인식했던 패턴을 보지 못했다. 보건국은 근본적으로 두 가지 면에서 눈이 멀었다. 우선 홀의 편향이 조사 틀에 영향을 미쳤으므로 애초에 적절한 자료를 얻을 수 없었다. 그 틈을 비집고 몇 가지 명백한 패턴이 등장했다 해도 조사단이 이미 기존 모형의 개념에 빠져 있었으므로 소용이 없었다. 수인성 이론에 대한 결정적 실험이 독기의 힘을 명백히 보여주는 증거로 돌변할 정도였다.

브로드 가 사건 직후에 당장 독기 이론이 무너지지는 않았다. 하지만 독기 이론이 위세를 떨칠 날은 얼마 남지 않았다. 결국 사람들은 스노와 화이트헤드의 조사가 콜레라를 상대로 한 싸움에서 결정적 전환점이었음을 인정하게 된다. 그러나 그런 방향으로 이야기가 흘러가기까지는 한 번 더 전염병이 창궐해야 했고, 10년 넘게 시간이 흘러야 했다.

사라 루이스는 딸의 마지막 나날을 돌보며 했던 행동이 런던 역사상 가장 처참한 전염병을 야기했다는 걸 알게 되었을까? 그녀가 감당하기에는 너무 버거운 소식이었을 것이다. 자신이 무심코 일으킨 사건 통에 남편까지 죽고 말았기 때문이다. 토머스 루이스는 9월 8일 금요일에 자리에 드러누웠다. 펌프 손잡이가 제거되고 몇 시간이 지나서였다. 보통 사람들보다 훨씬 더 오랜 투병으로 무려 열하루를 견뎠지만, 젊은 경관은 황폐해진 동네에 아이마저 잃은 부인을 홀로 남긴 채 9월 9일에 세상을 떴다. 전염병은 브로드 가 40번지에서 시작되고, 끝이 났다.

토머스 루이스가 앓은 시기를 보면 한 가지 으스스한 대체 역사를 상상할 수 있다. 브로드 가 전염병이 가라앉은 이유 중 하나는 우물과 주민들의 소장을 잇는 유일한 가시적 경로가 브로드 가 40번지 오물 구덩이였다는 점이다. 그런데 사라 루이스는 남편이 앓아눕자 다시금 양동이에 담긴 찌꺼기 물을 오물 구덩이에 내다버리기 시작했다. 스노가 그 시점에 이사회를 설득해 손잡이를 제거하지 않았다면, 신선한 콜레라균을 재충전한 우물물 때문에 다시 한 번 온 동네에 질병이 만연했을지도 모른다. 스노의 개입은 질병 확산을 막는 데 그치지 않고 재발까지 방지한 셈이다.

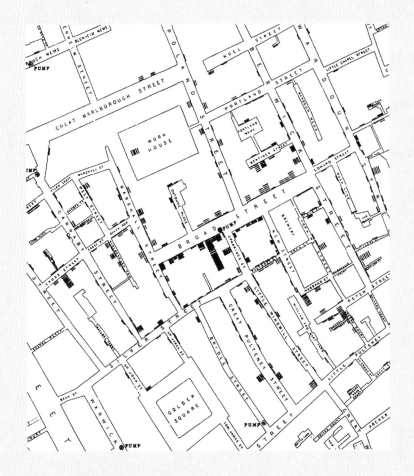

스노가 작성한 유령의 지도

유령의 지도

지도를 사용한 원인 설명과 설득

펌프 손잡이가 제거되고 며칠 뒤, 에드먼드 쿠퍼라는 기술자가 수도 하수도 위원회를 대행하여 브로드 가 전염병을 조사하기 시작했다. 하수도 건설 작업 때문에 흑사병 묘지에서 병을 간직한 채 썩어가던 시체들이 파헤쳐졌다는 소문이 돌았다. 신문들도 은근슬쩍 오래된 흑사병 묘지 이야기를 꺼냈다. (〈데일리 뉴스〉는 9월 7일 기사에서 이 지역 발굴 중에 "막대한 양의 인간의 뼈"가 드러났다며 하수도 건설자들을 비난했다.) 위원회는 시끄럽게 떠도는 난처한 소문을 조사하기 위해서 쿠퍼를 급파한 것이었다. 쿠퍼가 내린 결론은 200년 된 흑사병 시체들이 동네에 가하는 위협은 거의 없으며, 하수도 건설로 파헤쳐졌든 파헤쳐지지 않았든 마찬가지라는 것이었다. '인구통계주보' 자료와 현장 조사 결과를 보면, 사망자들의 지리적 분포는 하수도 건설과는 관계가 없는 듯했다.

쿠퍼는 상사와 일반인들의 이해를 돕기 위해 이 패턴을 명료하게 보여줄 방법이 필요했다. 그래서 발병을 기록한 지도를 만들었다. 쿠퍼는 새 하수도 선들이 표기된 동네 지도 위에 콜레라 사망자들의 위치와 오래된 흑사병 묘지의 위치를 표시했다. 사망자가 있는 집 주소에는 검은 막대기를 하나 그렸고, 같은 주소에 한 명 이상 사망자가 있을 때는 얇은 선들을 이어 그렸다. 지도 북서쪽 가장자리, 대강 리틀말버러 가 중심에 동그라미를 그린 뒤 "흑사병 매장지 추정 위치"라고 적었다. 지도를 흘끗 보기만 해도 콜레라가 다른 원인에서 유발된 것임을 이해할 수 있었다.

사망자들은 오래된 장지에서 남동쪽으로 몇 블록 떨어진 곳에 몰려 있었다. 동그라미 속에서 발생한 사망자는 얼마 되지 않았고, 동그라미 바로 남쪽이나 동쪽 지역은 그나마 전혀 없었다. 흑사병 매장지로부터 유해한 독기가 피어오른 것이라면, 분명히 장지 바로 위에 사는 주민들이 가장 높은 사망률을 보였을 것이다.[132]

나중에 쿠퍼는 이 도면을 확장시킨 두 번째 지도를 만들었다. 그해 가을에 이루어진 보다 광범위한 조사 결과를 결합한 것으로, 보건국에 제출되었다. 지도는 흑사병 장지에 씌워진 누명을 해소하는 데는 도움을 주었지만, 우습게도 보건국의 결론은 일대의 대기 오염 원천이 하수도인 것 같다는 내용이었다.

두 지도는 점묘도라는 새 기법을 잘 활용한 표본이었다. 각 발병 사례를 지도에 점(또는 막대기)으로 표기함으로써 전염병의 공간적 경로를 드러냈다. 두 지도는 브로드 가 사건을 높은 곳에서 조감하듯이 설명하고, 전염병이 어떤 패턴으로 동네를 휩쓸었는지 보기 위해 시도한 것으로서 무척 상세했다. 오래된 하수도 선과 신설 하수도 선이 잘 보이게 그려져 있고, 하수구 구멍마다 기호가 붙어 있으며, 교구 내 모든 건물의 번지수며 통풍구며 뒷문까지 표현되어 있었다. 물론 펌프들도 포함되었다. 쿠퍼의 지도는 몹시 정교했는데, 이야기를 잘 전달하기 위해서는 오히려 단순해질 필요가 있었다. 지도로 브로드 가 사건의 진정한 원인을 설명하려면 더 많이 보여줄 게 아니라 더 적게 보여주어야 했다.

존 스노가 브로드 가 사건 지도를 작성하기 시작한 것은 1854년 가을 초입이었다. 그해 12월에 역학회 모임에서 스노가 공개한 초안은 쿠퍼의 지도와 흡사했다. 다만 두 가지 약간의 변형이 있었다. 사망 사례 하나하나를 두꺼운 검은 막대기로 표현해서 사망자 수가 많은 건물은 훨씬 두드러져 보이게 했다. 그리고 세부 사항들을 과감히 제거했다. 기본적 거리 배치, 소호 일대에 있는 공공 급수 펌프 13개의 위치를 제외하고 나머지는 다 없앴다. 그 시각적 효과는 대단했다. 서쪽은 하노버스퀘어로부터 동쪽은 소호스퀘어까지, 남쪽은 피카딜리서커스까지 런던의 상당한 영역을 담은 지도였는데, 11개 펌프 근처에서는 콜레라 사례가 전혀 없다는 게 한눈에 들어왔다. 리틀말버러 가 펌프 근처에는 검은 막대기가 몇 개 있었지만 브로드 가 펌프와는 비교가 되지 않았다. 브로드 가 펌프 주변에는 사망자가 너무 많아서 거리를 둘러싼 검은 막대기들이 마치 엄숙한 고층건물처럼 보였다. 만약 브로드 가 펌프를 표시한 기호가 없었다면 사망자 분포는 특별한 형태가 없는 무질서한 덩어리처럼 보였을 것이다. 소호 서쪽에 구름이 하나 걸린 정도로 보였을 것이다. 하지만 펌프의 위치와 함께 살펴보면, 지도는 갑자기 명료한 의미를 띤다. 콜레라는 마구잡이로 번진 것이 아니었다. 하나의 원점으로부터 둥글게 퍼져나갔다.

스노는 브로드 가에 드리운 죽음과 어두움에 새롭고 명료한 의미를 부여했다. 사람들은 점차 스노의 지도가 가진 설득력을 인정하게 되었으며, 향후 지도 제작법이나 정보 설계, 공중보건을 다루는 교과서들은 이 지도를 여러 형태로 변형하여 싣곤 했다. 역학 분야의 기념비적 저작인 1911년작《세지윅의 위생과학 및 공중보건 원리》에도 10쪽 남짓 브로드 가 사건을 다룬 부분이 있는데, 이 지도의 개정판이 크게 실려 있다. 이처럼 관심이 이어진 덕분에 스노의 지도는 브로드 가 사건을 포괄하는 유일한 상징처럼 여겨지게 되었다.

그런데 지도의 영향력에 대해서는 약간 오해가 있다. 소호의 유령들을 검은 막대기로 표현한 충격적인 시각적 기교는 스노가 발명한 기법이 아니었다. 점묘도로 콜레라 발병을 시각화하려는 시도는 이전에도 있었으며, 브로드 가 사건을 기록한 지도도 스노가 작업하기 전에 최소한 하나는 이미 존재했다(쿠퍼의 지도 말이다). 스노의 지도에 개척적인 면이 있다면, 과학적으로 유효한 콜레라 전염 이론에 최첨단 정보 설계 기법을 결합시켰다는 점이다. 지도 제작 기술이 문제가 아니었다.[133] 지도가 드러내는 과학의 내용이 문제였다.

스노는 교구 이사회 보고서와 자신의 콜레라 논문 2판에 실을 생각으로 첫 지도를 변형하기 시작했다. 화이트헤드 등이 수집한 새 자료를 보완한 두 번째 지도야말로 스노가 질병 지도 제작 분야에 기여한 최고의 성과이다. [아이러니하게도 스노의 지도 제작을 상세히 설명한 에드워드 터프티(1942~, 예일 대학의 정보 그래픽 및 통계 권위자)의《시각적 설명》은 스노의 작업이 정보 설계의 규범이나 마찬가지라며 열심히 치켜세우면서도 두 번째 지도에 대해서는 한마디도 하지 않는다.] 스노는 역학학회에서 발표한 후 첫 번째 지도가 독기 이론적 해석의 손아귀에서 벗어나지 못할 수도 있음을 깨달았다. 브로드 가 펌프 주변에 사망자가 몰린 것은 펌프에서 나온 유해한 연기가 공기로 퍼진 탓일지도 모르는 일이었다. 스노는 펌프 주위의 통행량을 시각적으로 표현해야겠다고 생각했다. 사실 그것이야말로 스노가 그토록 수고도 마다 않으며 밝혀낸 정보였다. 스노는 죽음뿐만 아니라 삶을 보여줄 필요가 있었다. 주민들이 거리를 가로지르는 생생한 패턴을 보여주어야 했다.

스노는 문제를 풀기 위해 100년쯤 된 수학 도구를 끄집어냈다. 이후에 보로노이 다이어그램Voronoi diagram이라고 이름 붙여진 기법이다. (스노가 질병 지도 제작에 이 기법을 처음 적용한 사람이긴 하지만, 그 기법의 역사를 알았을 것 같지는 않다.) 보로노이 다이어그램은 보통 여러 점들이 각각의 '세포'로 둘러싸인 2차원 도면 형태이다. 한 세포로 둘러싸인 영역은 다이어그램 내 다른 점들보다 그 세포 내 점에 가까운 공간이라는 뜻이다. 풋볼 경기장을 상상해보자. 양쪽 골라인 위에 하나씩 점이 있다. 경기장을 보로노이 다이어그램으로 바꾸면, 경기장 한중앙의 45.7미터 선을 경계 삼아 양쪽으로 나뉜 두 개의 세포가 된다. 45.7미터 선의 한쪽, 가령 홈팀 쪽 세포 속에 있다면 반드시 상대팀 골라인의 점보다 홈팀 골라인의 점에 가깝다. 물론 대개의 보로노이 다이어그램에는 점이 훨씬 많다. 게다가 무질서하게 흩어져 있어서 그들을 둘러싼 세포들이 꼭 벌집처럼 보인다.

스노가 두 번째 지도에서 하려는 일은 13개의 펌프를 점으로 삼아 보로노이 다이어그램을 그리는 것이었다. 스노는 다른 펌프보다 브로드 가 펌프에 가까운 주소들이 한 덩어리의 세포로 드러나는 다이어그램을 그리고 싶었다. 다만 그 거리는 기하학적으로 그냥 잰 거리가 아니라 실제 도보 통행 거리여야 했다. 세포는 소호의 거리들을 따라 구불구불한 모양이 되어야 했다. 직선거리로는 브로드 가에 가깝지만 실제로 소호의 굽은 골목길과 샛길을 따라 걸어보면 다른 펌프에 훨씬 가까운 그런 주소들도 있었다. 역사학자 톰 코치가 적절하게 표현했듯이 이것은 공간과 시간을 그린 지도였다. 두 점 사이의 직선거리를 재는 대신, 한 점에서 다른 점으로 걸어갈 때 시간이 얼마나 걸릴지를 잰 지도였다.[134]

스노의 논문과 교구 보고서에 삽입된 것은 이 두 번째 지도였다. 사건의 중심을 둘러싸되 묘하게 구부러진 선으로 동네를 감싼 원이 보였는데, 사각형 대여섯 개가 옆구리에서 작은 반도처럼 툭툭 튀어나온 모양새였다. 이것이 브로드 가 펌프가 가장 가까운 상수원인 주민들을 묶는 세포였다. 사망자를 나타내는 검은 막대기들과 겹쳐보면, 무정형의 원은 갑자기 확연한 의미를 띠었다. 반도들이 튀어나온 것은 그곳에 상당수의 사망자가 있었기 때문인데, 세포 경계를 넘으면 검은 막대기의 수가 급격히 줄었다.

수인성 이론에 대한 시각적 증명은 두 가지 형태 요소가 절묘하게 상응하면서 완성되었다. 발병 지역의 형태와, 브로드 가 펌프에서 최단 거리인 공간의 형태였다. 콜레라가 펌프에서 방출된 독기 때문에 퍼졌다면 사망자의 분포 형태는 이와는 꽤 달랐을 것이다. 주변보다 취약한 집이 있고 그렇지 않은 집이 있으므로 완벽한 원형은 아니었겠지만, 그렇다고 이처럼 정확하게 브로드 가 우물에서 가까운 거리의 윤곽, 즉 도보 통행의 윤곽을 따를 수도 없었을 것이다. 독기는 거리 배치나 다른 펌프의 위치에도 영향을 받지 않았을 것이다.

브로드 가의 유령들은 그렇게 모두 모여 마침내 한 장의 초상화를 만들었다. 유령들은 초토화된 동네 거리에 늘어선 검은 막대기로 환생했다. 유령들은 자신의 죽음으로 집단적인 하나의 패턴을 그려냈고, 그 패턴은 근본적인 진실을 가리키고 있었다. 패턴을 사람들 눈에 드러나 보이게 하는 데는 누군가의 능력 있는 손길이 필요했지만 말이다. 그런데 이 지도가 몹시 우아하게 설계된 것은 분명했지만, 당시에 미쳤던 영향력은 요즘 흔히들 말하는 것처럼 그렇게 극적이지는 않았다. 이 지도는 사건을 둘러싼 의문들을 풀어주지 못했다. 펌프 손잡이 제거에 근거를 댄 것도, 그럼으로써 전염병 확산에 종지부를 찍은 것도 아니었다. 보건국을 상대로 수인성 이론의 가치를 설득하지도 못했다. 그럼에도 불구하고 스노의 지도는 상징적 지위를 누릴 만하다. 이 지도의 중요성은 크게 독창성과 영향력, 두 가지 방향에서 평가할 수 있다.

독창성이란 전염병을 지도화하기로 하거나 거리 위에 검은 막대기로 사망자를 표현하기로 한 결정을 뜻하는 게 아니다. 그것은 스노가 개발한 기법이 아니었으니 말이다. 형식상의 혁신이라면 두 번째 지도에서 구불거리는 선으로 사건 지역을 둘러싼 것, 즉 보로노이 다이어그램을 쓴 것뿐이다. 진정한 혁신은 다이어그램을 낳은 데이터와 그 데이터를 수집한 조사 자체였다.

스노의 브로드 가 지도는 일종의 조감도이지만 거리 차원의 지식에 기반해 작성되었다. 지도에 시각적으로 표기된 데이터는 동네를 메운 평범한 사람들의 평범한 삶을 직접 반영했다. 윌리엄 파의 '인구통계주보'를 보고 점묘도를 그리는 일은 누구라도 할 수 있었다. 하지만 스노의 지도는 더 깊고, 더 1차적인 자료원을 활용했다. 스노와 화이트헤드라는 두 명의 소호 거주자가 자기 동네 사람들에게 말을 걸고, 거리를 걷고, 사람들의 일상에 대해 정보를 얻고, 진작 떠나버린 주민들을 추적하기까지 하여 얻은 자료였다. 이전에도 물론 지역의 인구통계를 지도에 투사한 사례는 있었다. 하지만 모두 보건국 통계 수집자들의 공식 자료를 바탕으로 이루어진 것이었다.

화이트헤드의 토박이 지식으로 생명력을 더한 스노의 지도는 전혀 달랐다. 여기서는 한 구역이 스스로 자신을 표현하고 있었다. 자신의 존재를 지도에 찍음으로써 그 패턴으로부터 숨겨진 진실이 드러나게 했다. 정보 설계 및 역학 분야에서 탁월한 작업이었음은 두말할 필요도 없다. 하지만 그전에 그것은 특정 공동체에 대한, 거미줄처럼 얽힌 도시민들의 삶을 표상하는 것이었다. 역설적이게도 공동체에 가해진 야만적 재난 덕분에 구축된 표상이었지만 말이다.

영향력이라고 하면 존 스노가 역학 학회에서 지도를 공개하고, 감동한 청중의 우레와 같은 박수를 받고, 다음 주에 〈랜싯〉에 열렬한 찬사 기사가 실리는, 그런 광경을 상상하고 싶을 것이다. 하지만 현실은 그렇지 않았다. 우리가 보기에는 지도가 더할 나위 없이 설득력 있지만, 그건 독기 패러다임에 갇혀 있지 않기 때문이다. 처음으로 지도가 유통되던 1854년 말에서 1855년 초에는 극적인 충격은 없었다. 스노 자신도 자기 주장의 핵심은 사우스런던 상수회사에 대한 연구라고 생각했던 것 같다. 브로드 가 지도는 하나의 보강 증거를 곁들인 자료였다.

결국에는 과학계의 조류도 스노에게 유리한 쪽으로 흘렀고, 흐름이 바뀌자 브로드 가 지도의 명망은 높아졌다. 사건을 설명하는 자리에는 어떤 형태로든 지도가 빠지지 않았다. 교과서들이 수없이 자주 지도를 싣는 과정에서,[135] 원본 복사라고 해놓고는 잘못된 설명을 붙이는 예도 있었다. (대부분은 훨씬 더 결정적인 보로노이 다이어그램을 싣지 않았다.)

콜레라의 수인성 이론이 차차 받아들여짐에 따라 지도는 이론 뒤에 숨은 과학을 약식으로 설명하는 도구로 거론되었다. 눈에 안 보이는 미생물이라는 개념을 장황하게 설명하느니, 펌프를 가운데 놓고 불길한 모양새로 집중된 검은 막대기들을 가리키는 편이 쉬웠다. 지도는 스노의 바람처럼 동시대 청중에게 충격을 주진 못했지만, 문화에 은은한 반향을 남겼다. 그 지도에는 마치 콜레라처럼 사람들이 쉽게 널리 퍼뜨릴 만한 뭔가 인상적인 점이 있었고, 그런 재생산을 통해 지도는 수인성 이론을 널리 알렸다. 길게 보면 지도는 경험과학의 승리일 뿐만 아니라 마케팅의 승리이기도 했다. 더 많은 청중에게 훌륭한 발상을 팔았던 것이다.

스노의 지도가 미친 단기적 영향 중 한 가지는 결정적이었을지도 모른다. 입증된 사실이라기보다 추론에 가깝지만 말이다. 헨리 화이트헤드는 1855년 늦겨울에 스노의 개정 논문을 한 부 받은 뒤부터 결정적으로 수인성 이론에 흥미를 느끼기 시작했다. 논문에는 두 번째 지도가 실려 있었다. 브로드 가 펌프로부터 방사형으로 분포한 사망자들의 모습이 목사의 마음을 움직이는 데 한몫했을 가능성이 크다. 화이트헤드는 누구보다 오랫동안 이 생사의 모든 것을 직접 목격한 사람이었다. 처음에는 성직자로 병자들을 돌보았고, 다음에는 아마추어 탐정으로 사건을 조사했다. 그 모든 데이터를 하늘에서 내려다보듯 바라보는 것은 계시와도 같은 경험이었을 것이다.

지침 증례와 수인성 이론에 대한 인식 변화

고작 부목사 한 명에게 수인성 이론의 가치를 설득했다고 해봤자 별 볼일 없는 성취일지도 모른다. 하지만 브로드 가 미스터리를 해결하는 데 화이트헤드의 1855년 조사는 스노의 조사만큼 결정적이었다. 화이트헤드는 스노의 논문을 읽고 '개종 체험'을 한 탓에 지침 증례를 찾아 나섰고, 루이스네 아기를 발견했다. 그리고 이 발견 때문에 요크 검사관은 펌프를 발굴하게 되었고, 브로드 가 40번지 오물 구덩이와 펌프가 연결돼 있음을 확인했다.

화이트헤드 목사가 교구 이사회에 힘을 보태지 않았다면 브로드 가 펌프를 범인으로 지목하는 결단은 불가능했을 것이다. 물론 추정이긴 하지만 합리적인 추정이다. 지침 증례와 우물물의 명확한 연결고리가 없었다면, 게다가 동네에서 사랑받는 인물이 보낸 지지가 없었다면 교구 이사회는 얼버무리는 결론을 내리기 쉬웠을 것이다. 거리, 건물, 물과 공기의 한심한 위생 상태에 원인을 돌렸을 것이다. 교구 이사회도 보건국 위원회 보고서가 빠진 독기라는 함정에 쉽사리 빠져들었을 것이다. 하지만 시시한 설명을 도출하기에는 쌓아온 증거가 그야말로 압도적이었다. 스노의 1차 자료를 화이트헤드의 집요한 추적 결과와 합치고, 지침 증례와 삭아가는 벽돌 벽을 추가로 고려하면 결론은 하나였다. 펌프가 발병의 근원이었다.

교구 이사회의 판결은 수인성 이론을 지지한 최초의 공식 보고였다. 교구는 소호 밖의 공중보건 문제에 대해서는 아무 힘이 없었으니 참으로 작은 승리에 불과했지만, 그래도 스노와 미래의 지지자들에게는 의미가 있었다. 스노가 오랫동안 추구한 것이 바로 그 공식적 인정이었다. 이후 몇 년이 흐르고 몇십 년이 흐르고, 브로드 가 사건이 거론될 때마다 교구 이사회 보고서가 이야기에서 차지하는 비중이 높아졌다. 시간이 감에 따라 서서히, 이 보고서는 보건국 조사를 밀어냈다.

《세지윅의 위생과학 및 공중보건 원리》중 브로드 가를 다룬 12쪽 분량을 보면, 교구 이사회 보고서에서 인용한 부분은 아주 많지만 보건국 판결을 언급한 부분은 전혀 없다. 당대의 공중보건 관료들은 스노의 조사를 하찮게 여겼지만, 요즘 브로드 가 사건을 이야기할 때 이런 사실을 지적하는 사람은 거의 없다.

역사의 테이프를 거꾸로 감아 대체 시나리오를 상상해보는 것은 오락에 불과하다. 하지만 때로는 교훈을 얻을 수도 있다. 교구 이사회가 수인성 이론을 보증하지 않았다면 어떻게 되었을까? 브로드 가 사건은 치명적인 독기의 영향력을 다시 한 번 보여준 사료 정도로 기억되었을지도 모른다. 끔찍한 냄새로 가득 찬 과밀하고 불결한 동네가 응분의 벌을 받은 예라고 말이다.

스노의 개입은 부지런한 독불장군, 한 아웃사이더의 행동으로 여겨졌을지도 모른다. 스노는 당황한 이사회를 설득해 절망적인 심정으로 펌프 손잡이만이라도 빼내게 한 것 말고는 어디서도 자신의 가설을 인정받지 못한 상태였기 때문이다. 궁극적으로야 어떻게든 과학자들이 수인성 이론을 축조했겠지만, 아주 명료하게 재구성된 브로드 가 이야기와 지도가 없었다면 수십 년은 더 걸렸을 수도 있다. 그동안 몇천 명이 더 죽었을지도 모르는 일 아닌가?

인과관계로 보기에는 미묘할지 몰라도 어쨌든 있음직한 이야기이다. 지도가 화이트헤드의 마음을 수인성 이론 쪽으로 기울게 한 결과 지침 증례의 발견을 자극하면서 두 번째 발굴이 있었고, 교구 이사회는 스노의 이론으로 기울었다. 교구 이사회의 인정은 브로드 가를 독기론자들의 편에서 건져낸 것으로, 스노의 수인성 이론에 대한 가장 든든하고 매력적인 뒷심이었다. 덕분에 사건 당시에는 완강하게 반대했던 공중보건 기관들도 결국 이론을 채택하는 쪽으로 발길을 돌리게 되었다. 지도가 1855년 봄에 벤저민 홀을 설득하여 오염된 물의 위험을 알렸던 것은 아니었다. 하지만 장기적으로는 그 지도가 세상을 바꾸었다.

사건들의 연쇄를 이처럼 상상하다 보면, 분명히 깨닫게 되는 점이 하나 있다. 처음 펌프를 피의자로 지목할 때는 존 스노의 역할이 제일 중요했지만 결국 펌프의 혐의를 입증하는 긴요한 증거를 제공한 것은 화이트헤드였다는 점이다.

브로드 가 이야기를 요약, 설명하는 사람들은 모두 시야가 트인 한 과학자가 지배적 패러다임을 거스르는 작업을 홀로 추진하여 참혹한 질병 이면에 숨은 원인을 밝혀냈다고 한다. (대중적 설명 가운데 화이트헤드가 등장하는 경우도 있지만, 보통 스노의 방문 조사를 도와준 충실한 조수로 그려진다.) 하지만 브로드 가 사건은 재야 과학의 승리로만 평가할 게 아니다. 열정 넘치는 아마추어들의 승리로도 평가해야 한다. 어떻게 보면 스노부터가 아마추어였다. 스노는 콜레라에 대해서는 아무런 공식적 직함도 없었다. 콜레라에 대한 관심은 소명 의식이라기보다 취미에 가까웠다.

화이트헤드는 스노보다 더 아마추어였다. 화이트헤드는 의학 교육을 받은 적도 없고, 공중보건에 대한 배경 지식도 없었다. 런던 최악의 질병에 얽힌 미스터리를 파헤칠 자격을 들라면, 개방적이고 탐구적인 마음가짐과 공동체에 대한 깊은 식견 정도였다. 화이트헤드는 종교적 가치관으로 소호의 가난한 노동자들과 밀접한 관계를 유지하는 한편 과학의 가르침도 간과하지 않았다. 그러면서도 과학의 가르침에 눈을 감고 있지는 않았다. 스노의 두 번째 지도가 얼마나 중요한지 말할 때 공동체에게 표현의 기회를 주었다는 점도 지적해야 할 텐데, 화이트헤드야말로 그 표현을 가능케 한 매개체였다. 화이트헤드는 전문가나 관료나 책임자가 아니었다. 그는 그냥 동네 사람이었다. 바로 그것이 화이트헤드의 큰 강점이었다.

또한 브로드 가 최악의 공포, 일가족이 방 하나짜리 집에서 함께 죽어가는 소름 끼치는 장면을 조금이나마 만회해줄 만한 풍경이 있다. 1855년 늦겨울 몇 달간 스노와 화이트헤드가 뜻하지 않게 우정을 쌓아가는 풍경 말이다. 두 사람은 동네를 휩쓴 끔찍한 질병 때문에, 그리고 얄궂게도 스노의 이론에 대해 화이트헤드가 회의를 품었기 때문에 만났다. 두 사람이 서로 중요한 자료를 주고받았다는 것, 화이트헤드가 스노의 논문을 건네받았다는 것, 스노가 화이트헤드에게 콜레라의 미래에 대해 예언자적 발언을 했다는 것 외에 둘 사이의 개인적 교류에 대해서는 알 길이 없다. 하지만 화이트헤드가 이후 회고한 내용에 따르면 조용하고 주변 없는 마취 전문가와 서글서글하고 사교성 좋은 목사 사이에 필시 강한 유대가 생겼던 것 같다. 상상 이상의 공포가 엄습한 도시의 전장에서 함께 생환하고, 대학살 배후의 원인을 함께 밝혀냄으로써 생긴 유대였다.

단순한 감상이 아니다. 20세기 대도시의 삶은 하나의 이미지가 다른 이미지를 누르고 승리를 거둔 것이다. 치명적 전염병으로 인한 음습한 장례 이미지가 사라지고, 배경이 제각각인 타인들이 거리에 모여 아이디어를 나누며 유쾌하게 대화하는 이미지가 자리를 잡은 것이다. 존 스노가 1854년 9월 초에 처음 브로드 가 펌프를 찾았을 때는 둘 중 어느 이미지가 우세할 것인지 확신할 수 없었다. 런던은 자멸하는 듯했다. 도시 밖에서 주말을 보내고 돌아왔더니 동네 사람 10퍼센트가 장의차에 실려가 버린 일이 일어날 수도 있었다. 그것이 대도시의 삶이었다.

스노와 화이트헤드는 이 경향을 역전시키는 데 작지만 소중한 역할을 했다. 그들이 지역의 미스터리 하나를 푼 덕분에 전 지구적인 해결책이 줄줄이 엮여 나왔다. 그 해결책들은 대도시의 삶을 지속할 수 있도록 해주었으며, 죽음을 향한 집단적 질주가 될 법한 상황에서 벗어나게 해주었다. 그런데 애초에 해답을 얻게 해준 것도 바로 그런 도시적 관계였다. 배경이 다른 두 타인이 지리적 근접성과 우연한 상황 덕분에 만나 대도시라는 공공의 공간에서 각자의 귀중한 정보와 전문성을 나눈 것이다. 브로드 가 사건은 역학 조사의 승리이자 과학적 추론과 정보 설계의 승리였던 만큼 도시화의 승리였다.

존 스노는 승리가 구현되는 것을 끝까지 보지는 못할 것이다. 사건 이후 몇 년 동안 수인성 이론을 지지하는 사람들이 많아지고 반응도 활발해졌다. 스노의 논문에는 브로드 가 사건과 사우스런던 상수회사 연구가 함께 실려 있었는데, 이렇게 합쳐둔 덕분에 6년 전의 논문보다 더 빠른 속도로 사람들의 인식을 바꾸어놓는 것 같았다. 보건국을 위해 일한 저명한 검사관 존 서덜랜드도 여러 공식석상에서 수인성 이론을 부분적으로나마 인정하는 발언을 했다. 윌리엄 파의 '인구통계주보'도 갈수록 수인성 이론을 지지하는 성향을 띠었다. 스노의 전례를 언급하지 않은 채 새롭게 수인성 이론을 제기하는 글까지 등장했고, 심지어 몇몇은 수인성 콜레라 이론의 발견자로 윌리엄 버드를 지목하기까지 했다. 스노는 자신의 이름이 콜레라 조사를 통해 기억될 것이라고 예감했던 모양이다. 이런 글을 볼 때마다 정중하면서도 단호한 반론을 의학 잡지에 보내어 이 문제에 관한 한 자신에게 우선권이 있음을 동료들에게 상기시켰으니 말이다.[136]

독기 이론은 여전히 많은 이들의 발목을 잡았다. 스노는 과학계로부터 비아냥 섞인 대접을 받기도 했다. 1855년에 스노는 공해제거법을 다루는 의회 위원회에 출두해 '혐오 산업'을 대변하는 증언을 했다. 스노는 뼈를 삶거나 내장을 손질하거나 무두질을 하는 과정에서 방출되는 악취 때문에 전염성 질병이 퍼질 리는 없다고 유창하게 주장했다. 그는 여기서도 통계 분석에 입각한 추론을 따랐다. 독기가 전염병을 퍼뜨리는 것이라면 이런 산업에 종사하는 일꾼들은 일반 대중보다 질병에 걸릴 개연성이 훨씬 높다. 그들이 냄새에 푹 잠겨 지내는데도 감염률이 특별히 높지 않은 것을 보면, 질병의 원인은 다른 것이라는 주장이었다.

영원한 독기론자였던 벤저민 홀은 스노의 증언에 공공연히 불신을 표했다. 에드윈 채드윅은 스노의 추론이 비논리적이라고 즉각 반박했다. 가장 거센 공격은 〈랜싯〉이 가했다. 대단한 분노와 혐오를 머금은 무기명 사설을 통해 스노를 갈갈이 찢어놓았다.

그렇다면 어째서 스노 박사는 지지자 하나 없이 혈혈단신인가? 그는 증거가 될 만한 사실들을 갖고 있는가? 아니다! … 그런데도 스노 박사는 오염된 물 섭취가 콜레라의 전파 규칙임을 밝혀냈다고 주장한다. 물론 그의 이론은 다른 모든 이론들을 배척한다. 다른 이론들이란 나쁜 배수 환경이나 대기 불순물이 콜레라 확산 효율을 높인다고 보는 견해들이다. 스노 박사는 동식물이 분해될 때 나오는 기체는 무해하다고 말한다. 그러나 이것은 이성을 충족시키지 않고 하나의 이론만을 충족시키는 논리이다. 익히 알려져 있는 바와 같이 때때로 이론은 이성보다 횡포하다. 현실을 말하자면, 스노 박사가 위생상의 진리를 끌어오고 있는 우물이란 그가 빠진 하수구에 불과하다. 배수구는 그의 은거처나 밀실이다. 그는 자만을 늘어놓다가 그만 구멍에 빠졌고, 지금껏 빠져나오지 못

하고 있다.[137]

독기론자들의 자신감도 영원하지는 못했다. 1858년 6월에 숨 막힐 듯한 초여름 열파가 몰아쳤고, 오염된 템스강에서는 역사적일 정도의 악취가 발생했다. 언론은 재빨리 '대악취'라는 이름을 붙였다. 〈시티 프레스〉는 이렇게 말했다. "악취를 한 번이라도 마신 사람은 결코 그 냄새를 잊지 못할 것이고, 살아서 기억을 떠올릴 수 있는 것만도 다행으로 여길 것이다." 압도적인 악취 때문에 의회도 문을 닫았다. 〈타임스〉는 6월 18일에 이렇게 보도했다.

불행 중 다행으로 … 어제 온도가 10도나 떨어졌다. 의회는 엄청난 악취 때문에 거의 반강제적으로 런던의 공해 물질에 대한 법을 제정할 수밖에 없었다. 강렬한 열기 때문에 우리의 입법자들은 건물에서 강을 굽어보는 부분으로는 접근할 수 없었다. 주제를 깊이 조사하던 의원들 가운데 몇몇이 용감히 도서관까지 진출했지만, 모두 코를 손수건으로 막은 채 황급히 뒷걸음쳤다.[138]

그런데 윌리엄 파가 6월 초 몇 주간의 통계를 계산해보았더니 우스운 사실이 밝혀졌다. 전염병 사망률이 극히 정상이었던 것이다. 런던 역사상 최악의 독기 구름은 질병 사망률을 손톱만큼도 올리지 못했다. 에드윈 채드윅이 10년도 전에 대담하게 선언했듯이 악취가 질병의 원인이라면 대악취는 1848년이나 1854년 규모로 병을 일으켜야 했다. 하지만 비정상적인 일은 하나도 벌어지지 않았다.

우리는 존 스노가 '인구통계주보'에 실린 의외의 데이터를 보며 크게 기뻐하고, 〈랜싯〉이나 〈런던 메디컬 가제트〉에 제출할 간략한 글을 쓰는 광경을 상상하게 된다. 그런데 스노에게는 그럴 기회가 없었다. 그는 6월 10일 사무실에서 클로로포름에 대한 논문을 고쳐 쓰다가 뇌졸중을 일으켰고, 엿새 뒤 숨을 거두었다. 템스강의 구정물 위에서 풍기는 대악취가 절정을 구가하던 시점이었다. 향년 45세였다. 친구들은 스노가 자신의 몸을 대상으로 무수히 행했던 마취제 흡입 실험이 때이른 죽음의 이유라고 생각했다.

열흘 뒤에 〈랜싯〉에는 스노를 평가절하한 짤막한 부고 기사가 실렸다.

존 스노 박사―유명 의사인 그가 이달 16일 정오에 색빌 가 자택에서 뇌졸중으로 사망했다. 클로로포름 및 여타 마취제에 대한 그의 연구는 업계에서 널리 인정받고 있다.[139]

스노는 자신이 남긴 업적을 거론할 때 콜레라가 첫머리에 오길 바랐을지도 모른다. 하지만 사망 후 처음 실린 부고에서 콜레라에 관한 이야기는 단 한마디도 언급되지 않았다.

진보한 하수 체계

몇 년이나 얼버무리기 식으로 대처해온 관료들도 대악취가 닥치자 이제 중대한 주제를 다루지 않을 수 없었다. 존 스노가 10년 전에 파악했던 문제, 즉 템스강에 투하하는 하수로 인한 수질 오염 문제였다. 관료들은 몇 년간 줄곧 계획만 세우고 있다가 대악취 때문에 여론이 빗발치자 마침내 사업에 착수하기로 결정했다. 뛰어난 기술자 조지프 바잘젯의 손을 빌린, 19세기 사상 가장 야심찬 기술 사업이었다. 모든 하수와 지표수를 센트럴런던에서 매우 먼 동쪽으로 보낼 수 있는 방대한 하수망을 놓기로 한 것이다.

새 하수망 건설은 브루클린 다리나 에펠탑 건설만큼 역사적이면서도 고된 작업이었다. 하수망은 장대한 것이기는 해도 눈에 안 띄는 땅 밑에 자리하다 보니, 보다 더 상징적인 다른 시대적 업적들처럼 자주 이야기되지는 않는다. 하지만 바잘젯이 구상한 하수도는 실로 중대한 전환점이었다. 도시가 심각한 환경 및 보건 위기에 맞서 거창한 공공사업으로 문제를 풀 수 있음을 보여준 예였다. 스노와 화이트헤드의 브로드 가 조사가 마침내 도시의 지성들이 심각한 보건 위기를 인식하게 되었음을 보여주었다면, 바잘젯의 하수망은 위기에 대해 실제로 할 수 있는 일이 있다는 걸 보여주었다.

템스강 북쪽으로는 각각 고도가 다르지만 평행하게 강을 향해 동쪽으로 흘러가는 세 개의 주선이 놓이고, 남쪽에는 두 개의 주선이 놓일 계획이었다. 도시의 모든 지표수와 하수관은 반드시 이 '차단관' 중 하나에 연결되어야 했다. 내용물은 도시 동쪽 밖 수 킬로미터 지점에 버릴 참이었다. 펌프로 퍼 옮기는 곳도 있었다. 북쪽에서는 바킹 근처에서 템스강으로 배수하고, 남쪽에서는 크로스니스에서 배수했다. 하수 방류는 만조 때만 허락되는데, 그래야 방수 직후 바다 쪽으로 물살이 흐르면서 도시의 쓰레기를 대양으로 쓸어내기 때문이다.

이것은 악마적일 정도로 복잡한 사업이었다. 바잘젯이 모조리 피해 가야 할 관과 철로, 건물들이 이미 복잡한 하부구조를 이루고 있고, 인구도 300만 명에 이른다는 것을 생각하면 말이다. "분명히 매우 곤란한 작업이었다."[140] 바잘젯은 영국인 특유의 겸손한 표현으로 이렇게 말했다. "몇 주씩 걸려 계획도를 그리고 나면 갑자기 어디선가 철로나 운하가 나타나 모든 것을 흐트러뜨렸고, 우리는 처음부터 다시 작업해야 했다." 하여간 1865년에는 전 세계에서 가장 진보적이고 공들인 하수 체계가 대부분의 지역에서 운영되기에 이르렀다.

사업 관련 수치들은 어마어마하다. 6년간 바잘젯과 그의 팀은 132킬로미터의 하수관을 건설했고, 3억 개가 넘는 벽돌을 썼으며, 76만 세제곱미터에 육박하는 콘크리트를 썼다. 주선인 차단관들을 놓는 데만 400만 파운드가 들었는데, 오늘날의 가치로 환산하면 대략 2억 5,000만 달러가 된다. (물론 바잘젯이 지불한 노임은 오늘날보다는 훨씬 더 저렴했다.) 이 하수망은 아직도 런던 쓰레기 관리 체계의 근간으로 기능하고 있다. 런던의 관광객들은 빅벤이나 런던탑에 감탄하겠지만, 기술적으로 가장 인상적인 경이는 그들의 발밑에 있었다.

바잘젯의 업적이 얼마나 대단한 것인지 직접 감상하는 방법은 템스강 북쪽의 빅토리아 제방이나 첼시 제방 또는 남쪽 연안 앨버트 제방을 따라 걸어보는 것이다. 널찍하고 매력적인 이 산책로들은 낮은 고도로 템스강과 나란히 달리는 어마어마하게 큰 차단관들을 수용하기 위해 축조되었다. 아름다운 경치와 탁 트인 공기를 즐기며 즐겁게 강을 산책하는 사람들, 강북 도로를 따라 바삐 달리는 자동차들 아래에는 도시의 쓰레기가 상수원에 닿지 않도록 지키는 최후의 방어선이자 중요한 경계선이 숨겨져 있다.

제일 나중에 완공될 부분은 북쪽의 깊은 하수관이었는데, 이 하수관 완공의 지체는 런던에서 마지막으로 있은 대규모 콜레라 발생에 결정적인 역할을 했다. 1866년 6월 말, 이스트런던 브롬리바이보우에 사는 한 부부가 콜레라에 걸려 죽었다. 일주일 만에 이스트런던은 끔찍한 콜레라에 휩싸였다. 1853년에서 1854년의 참상 이후 최악의 사태였다. 8월 말까지 무려 4,000명 넘는 사람들이 사망했다.

이번에 가장 앞서 탐정 일을 수행한 것은 윌리엄 파였다. 10년이나 휴면 상태이던 콜레라가 갑자기 폭발한 데 놀란 파는 과거의 싸움 상대 존 스노를 떠올렸다. 스노가 사우스런던 상수회사를 조사하기 위해 정기적으로 중앙등기소를 찾던 것을 상기했다. 파는 사망자들을 상수원에 따라 분류해보기로 했고, 그 결과 드러난 패턴은 의심의 여지가 없었다. 사망자 대다수가 이스트런던 상수회사의 고객이었다. 이번에는 파도 독기론에 입각한 반론으로 시간을 낭비하지 않았다. 이스트런던 상수원이 어떻게 오염되었는지는 몰라도 그 물이 위험하다는 건 분명했다. 시간을 낭비하면 무고한 시민 수천 명을 더 죽이는 셈이었다. 파는 "끓인 물이 아니면" 마시지 말라는 공고를 동네에 붙여 주민들에게 경고 조치했다.

그래도 의혹은 남았다. 바잘젯의 하수망은 런던에서 발생하는 배출물과 유입물, 즉 쓰레기와 상수원 사이에 존재하던 치명적인 피드백 고리를 끊도록 설계된 것이었다. 이스트런던 상수회사는 모든 저수조에서 제대로 여과 장치를 사용한다고 주장했다. 도시 하수망을 벗어난 오염물질이 어쩌다 상수원에 흘러들어 갔더라도 여과 장치로 걸러진다면 시민들과 접촉하는 일은 없어야 했다.

파는 바잘젯에게 편지를 보내 물었다. 바잘젯은 유감스럽다는 말투로 답장을 보내왔다. 그 지역의 배수 체계는 아직 가동되지 않는다는 것이었다. "주요 배수관 작업이 딱 한 군데 완성되지 않은 곳이 안타깝게도 그 지역입니다." 하수관 건설은 완료되었으나 바잘젯의 도급업자들이 펌프 기지 작업을 마치지 못해 일대의 차단관은 사용할 수 없었다. 하수의 일부를 뽑아 올리는 펌프가 돌아야 물이 중력에 따라 잘 흘러 바킹의 최종 유출구까지 갈 텐데 말이다.

관심은 이스트런던 상수회사로 옮아갔다. 처음에 회사 대표자는 새로 만든 차폐식 급수지에 최첨단 여과상을 설치하고 모든 물을 그곳으로 흘려보낸다고 했다. 하지만 물에서 살아 있는 뱀장어가 나왔다는 고객 제보가 있는 걸 보면, 여과가 최적으로 이루어지는 건 아닌 듯했다. 이스트런던의 여과 체계를 살펴보는 사건 조사는 존 네턴 래드클리프라는 역학 전문가가 맡았다. 그런데 몇 달 전에 래드클리프는 브로드 가 사건에 대한 회고록을 읽은 적이 있었다. 당시 조사에 참여했던 목사가 쓴 책이었다. 래드클리프는 존 스노가 없는 상황에서 그 목사가 최근의 전염병에 귀중한 도움을 줄지도 모른다고 생각했다. 이렇게 해서 아마추어 역학자 헨리 화이트헤드는 마지막으로 한 번 더 오염된 물 조사에 뛰어들었다.

래드클리프와 화이트헤드, 그리고 다른 조사관들은 곧 이스트런던 상수회사의 태만한 영업 사례를 다수 밝혀냈고, 리강의 오염물질이 올드퍼드의 급수지 근처 지하수로 스며들었음을 확인했다. 결국에는 브롬리바이보우의 지침 증례도 추적했다. 한 불운한 부부가 쓰던 수세식 변소가 리강으로 비워지고 있었는데, 올드퍼드 저수지에서 1.6킬로미터도 안 되는 곳이었다. 이스트런던 상수회사와 콜레라의 상관성은 브로드 가 펌프와 1854년에 있은 콜레라의 그것보다 통계적으로 훨씬 더 유의미했다. 사망자의 93퍼센트가 이스트런던 상수회사 고객이었다.[141]

이번에는 만장일치의 평결이 났고, 스노의 선구적 연구도 널리 알려지게 되었다. 윌리엄 파 역시 1년 뒤 의회에서 증언하며 매우 강한 발언을 남겼다. 파는 다음과 같이 비꼬듯이 말문을 열었다. 무수한 반대 증거에도 불구하고 독기 이론을 고집했던 사람들은 영리적 이해관계를 따른 것이라고 했다.

런던의 공기가 의회 위원회와 왕립 위원회의 제일가는 공격 대상이 된 것은 물과는 달리 기업들이 공급하지 않기 때문이었다. 공기에 유리하게 발언하는 과학적 증인도, 공기를 변호하는 저명한 대리인도 없었다. 사람들은 전염병의 온갖 부정한 확산과 전파에 대해 마음껏 공기를 비난했다. 한편 시대를 막론하고 공경을 받아온 우리 아버지 템스강과 런던의 물을 보호하는 신들에 대해서는 늘 결백하고 순수하다는 판결을 내렸다.

사실 공기를 변호하는 '저명한 대리인'으로 활약한 사람이 딱 한 명 있었다. 바로 10년 전에 있은 증언에서 엄청나게 매도당했던 스노이다. 파는 뒤늦게 존 스노의 중추적 역할을 인정하고 나섰다.

스노 박사의 이론은 물을 탓하는 방향으로 흐름을 바꾸고, 대기 학설로 부터 관심을 다른 데로 돌리는 데 기여했다. … 콜레라가 동풍의 날개를 타고 이스트엔드를 덮쳤다는 이론은 과거 전염병들의 사례를 볼 때 전혀 입증이 불가능하다. … 별 걱정 없이 공기를 마시는 사람은 많겠지만, 신념이 확고한 과학적 참고인이 아니고서야 아무리 여과했다 해도 올드퍼드의 리강 물을 마시는 사람은 없을 것이다.

파는 그야말로 철저하게 스노의 교리로 전향했다. 역사를 다시 쓸 정도였다. 스노의 발상이 제안 당시 큰 성공을 거둔 것처럼 말하기 시작했다. 1866년 발병에 관한 보고서 서문에서 파는 브로드 가 사건 조사를 언급하는데, 보건국 위원회의 발견에 대해 아래와 같이 황당한 평가를 내린다.

과학 위원회의 최종 보고서는 치명적인 질병 확산의 매개체로 물의 영향을 지목하고, 이를 입증했다. … 콜레라 성분이 물을 통해 활약하며 전파된다는 스노 박사의 견해가 이로써 확인된 것이다. 특별 보고서에 따르면 … 세인트제임스 구역에서 있은 끔찍한 발병에는 브로드 가 펌프가 모종의 책임이 있었다. 위원회는 이 문제를 더 충실하고 확실하게 조사하면서, 스노 박사와 헨리 화이트헤드 목사의 도움을 받았다.[142]

파는 의도적으로 기록을 왜곡한 것일까? 어쩌면 교구 이사회의 조사 내용 때문에 보건국 보고서 내용이 기억에서 지워진 것인지도 모른다. 파 외에도 수많은 사람이 그런 경험을 했다. 보건국이 스노의 이론에 대해 '확인'했던 정확한 내용을 떠올려보자. "주의 깊게 조사한 결과, 우리는 이 견해를 채택할 근거가 없다고 본다. 우리는 박사가 추측하는 방식으로 물이 오염되었다는 증거를 찾지 못했다." 이런 식으로 확인했던 주제에 누구를 나무랄 수 있겠는가.

어쨌든 수인성 가설은 마침내 주류 과학 패러다임으로 승인받았다. 화이트헤드는 친구의 발상을 다시 한 번 많은 청중에게 알렸다는 사실에 기뻐했다. 〈랜싯〉조차 의견을 바꾸어 1866년의 콜레라 발생 몇 주 뒤에 이런 사설을 실었다.

스노 박사의 연구는 근대 의학의 큰 결실 가운데 하나이다. 박사는 콜레라의 역사를 추적했다. 엄밀한 추론으로 상수 오염의 영향을 입증한 그에 대해 우리는 감사한다. 인류에게 이보다 더 큰 봉사는 없을 것이다. 덕분에 우리는 질병과 맞서 싸울 수 있게 되었고, 질병의 원천과 전파 경로가 무엇인지 알게 됨으로써 어디를 정복해야 할지 알게 되었다. … 스노 박사는 대중의 은인이었다. 그가 준 선물은 모두의 마음에 생생하게 살아 있어야 할 것이다.

드디어 스노 박사는 '하수 구멍'에서 빠져나올 길을 찾은 것 같다.

현대적 하수망과 중앙집중화된 정보망

19세기 마지막 몇십 년간, 질병에 세균설이 곳곳에서 지지를 얻고, 눈에 보이지 않는 박테리아와 바이러스의 세계를 탐사하는 미생물 추적자들이 새 세대를 이루며 독기론자들을 대체했다. 독일 과학자 로베르트 코흐(1843~1910)는 결핵균을 발견한 지 얼마 지나지 않아 콜레라균도 확인했다. 1883년에 이집트에서 일하던 중이었다.

코흐는 30년 전에 이루어진 파치니의 발견을 우연히 되풀이한 것뿐이지만, 학계는 이탈리아인의 작업을 잊은 지 오래였다. 지난 세기에 그토록 엄청난 상흔을 남긴 질병의 요인을 찾아낸 공은 우선 코흐에게 돌아갔다. 하지만 역사도 결국에는 이탈리아인을 인정했다. 1965년에 콜레라균의 공식 명칭은 '비브리오 콜레라 파치니 1854'로 바뀌었다.

몇 안 남은 고집쟁이들은 밝혀진 사실을 놓고도 굽힐 줄을 몰랐다. 에드윈 채드윅은 1890년에 무덤에 묻힐 때까지도 독기의 발병력을 끝끝내 믿었다. 하지만 대부분의 공중보건 기관은 방향을 선회하여 새로운 과학을 포용했다. 위생적 상수 체계 및 쓰레기 처리 체계를 구축하는 일은 전 세계 모든 산업 도시의 핵심적 하부구조 사업이 되었다. 사람들의 이목을 끈 정도로 따지면 세기 교체기에 등장한 전력망이 앞서겠지만, 전기가 안겨다준 무수한 소비자 편의를 뒷받침하며 현대 도시를 안전하게 지켜준 것은 하수망과 깨끗한 상수 보급 체계였다.

세계는 바잘젯을 흉내냈다. 1868년에 마침내 애비밀스의 펌프 기지가 완공되었고, 바잘젯의 거대한 하수망 중 북쪽 부분도 제대로 운영되기 시작했다. 1870년대 중반에는 전 체계가 순조롭게 가동되었다. 하수는 1887년까지 템스강 동쪽 최하류에 펌프로 배출되다가 그해부터는 공해상에 직접 투기되기 시작했다.

하수망은 갖가지 변화를 불러왔다. 템스강에 물고기가 돌아왔고, 악취가 줄었으며, 물맛이 확실히 좋아졌다. 하지만 다른 어떤 변화보다도 중요한 변화가 있었다. 헨리 화이트헤드가 1866년에 올드퍼드 저수지 오염 경로를 추적한 이래, 런던에서는 콜레라가 단 한 건도 일어나지 않은 것이다. 대도시와 미생물의 싸움은 끝이 났다. 승리는 도시의 몫이었다.

콜레라는 20세기 초반에도 계속 서구 도시들을 위협했다. 발병한 도시의 관료들은 성공적으로 기술 사업을 치러낸 런던의 예를 좇아 하부구조의 근대화에 진력했다. 1885년 시카고에서 일어난 사건도 마찬가지였다. 엄청난 폭풍이 몰아치는 바람에 시카고강에 방류된 하수가 미시간 호까지 역류했고, 상수원 유입구까지 들어갔다. 콜레라와 장티푸스가 터지면서 시카고 인구의 10퍼센트가 사망했다. 도시는 시카고강의 흐름을 바꾸어 하수를 상수원과 멀찌감치 떨어뜨려 놓는 사업을 하지 않을 수 없었다.[143]

함부르크도 1870년대가 되자 런던을 본뜬 현대적 하수망을 건설했다. 하지만 안타깝게도 설계에 하자가 있었고, 1892년 콜레라가 돌아오자 런던의 7분의 1 규모인 함부르크 인구 가운데 1만 명이 사망했다. 이전 60년간 영국에 발생한 대규모 콜레라는 대개 함부르크로부터 영불 해협을 건너 전해진 전력이 있었기 때문에, 런던 시민들은 불안한 마음으로 독일발 전염병을 주시했다. 하지만 기우였다. 바잘젯의 방어선은 굳건했고, 콜레라는 영국 해안에 발붙이지 못했다.

1930년대쯤에는 콜레라가 전 세계 산업 도시에서 이상 현상으로 축소되었다. 19세기 대도시의 무시무시한 살인마는 과학, 의학, 기술의 협공에 밀려 유순해졌다. 하지만 발전도상국에서는 여전히 콜레라가 심각한 위협이다. 1960년대와 1970년대에 발생한 '엘 토르'라는 콜레라 균주는 인도와 방글라데시에서 수천 명을 쓸어갔다. 1990년대 초 남아메리카 대륙에 터진 콜레라는 100만 명 이상을 감염시켰고, 그중 최소 1만 명을 죽였다. 2003년 여름에 이라크 전쟁으로 상수 체계가 망가진 바스라에서도 콜레라가 터졌다.

이런 흐름에는 소름 끼치는 대칭성이 숨어 있다. 현재 발전도상국 도시들이 씨름하는 문제는 1854년의 런던이 당면했던 문제를 고스란히 비추고 있다. 150년 전에 런던은 역사상 유례없고 지속가능할 것 같지도 않은 고도 성장으로 갖가지 문제를 겪었는데, 유사한 상황을 지금 개발도상국의 거대도시들이 겪고 있다.

2015년경 세계 5대 도시는 도쿄, 뭄바이, 다카, 상파울루, 델리가 될 것이며, 모두 인구 2,000만 명을 넘을 것이다. 성장을 이끄는 주된 힘은 이른바 불법 점거 구역 또는 판자촌이라고 불리는 지역이다. 전통적인 생활 기반이나 도시 계획이 전무한 땅을 사람들이 불법으로 점거하고, 도시를 마구 넓혀 나간다. 빅토리아 시대 런던의 청소부 계층이 개발도상국에 환생한 셈인데, 그 수는 입이 딱 벌어질 정도로 많다. 오늘날 전 세계적으로 10억 명의 불법 점거자가 있고, 한 추산에 따르면 향후 20년 안에 그 수는 두 배가 될 것이다.

2030년이면 인류의 4분의 1이 불법 점거자일지도 모른다. 빅토리아 시대 지하 경제를 책임졌던 일꾼들, 개펄 수색꾼이나 강물 수색꾼이나 행상(여기서 행상은 'costermonger'라고 불렸던 이들로, 손수레로 물건을 팔긴 하지만 부랑아에 가까워 거리에서 문제를 일으키고 다녔다_옮긴이)은 오늘날 선진국 도시에서는 자취를 감추었지만, 지구의 다른 곳으로 옮겨가 폭발적으로 세를 불리고 있다.

판자촌에는 선진 대도시의 삶에서 필수요소인 기반시설 및 기타 물리적 편의들이 존재하지 않는다. 그래도 판자촌은 역동적인 경제 혁신 및 창조의 공간으로 기능한다. 리우데자네이루의 호싱야, 뭄바이의 스쿼터콜로니 같은 오래된 판자촌 마을은 온갖 기능을 갖춘 도시 구역으로 성숙했다. 우리가 선진 도시에서 기대하는 모든 편의가 거기에 있다. 급조한 판잣집은 철근과 콘크리트로 바뀌었고, 전기, 상수도, 케이블 텔레비전까지 들어왔다. 이스탄불 술타네일리의 판자촌 중심가에는 6층짜리 건물들이 줄지어 섰으며, 은행, 식당, 가게 등이 도시의 일상적 상거래 행위로 분주하다.[144] 이 모든 것이 부동산 권리증서나 도시 계획 없이, 정부가 창조한 도시 기반시설 없이, 엄밀히 따지면 불법으로 점거한 땅 위에 세워졌다.

판자촌 공동체는 가난과 범죄의 온상인 악의 소굴이 아니다. 오히려 개발도상국이 빈곤으로부터 빠져나오기 위해 선택한 공간이다. 작가 로버트 뉴워스는 판자촌 문화를 다룬 매혹적인 책《그림자 도시》에서 멋지게 표현했다. "이들은 자신들을 미래 없는 사람으로 치부하는 사회 속에서 오로지 임시변통의 재료만을 가지고 미래를 건설하고 있다. 이처럼 견고한 방법으로 그들은 스스로의 존재를 항변하고 있다."

하지만 희망을 품기에 앞서 신중할 필요가 있다. 아직 판자촌에는 심각한 장애가 많다. 가장 화급한 문제는 150년 전에 런던이 부닥쳤던 문제로, 깨끗한 물을 구하기 어렵다는 것이다. 안전한 마실 물이 없는 인구가 11억 명이 넘고, 변기나 하수도 같은 기본적 위생 서비스를 누리지 못하는 인구가 전 세계 인구의 절반가량인 약 30억 명이다. 불결한 위생 상태로 인한 질병, 이를테면 콜레라 같은 병으로 사망하는 어린이가 매년 200만 명이다.

21세기 거대도시들은 19세기 런던이 가까스로 획득했던 교훈들을 하나하나 배워야 할 것이다. 200만 명이 아니라 2,000만 명을 다룬다는 게 걱정스럽긴 하지만, 오늘날의 도시들이 지닌 과학기술 지식은 파와 채드윅과 바잘젯의 수중에 있던 것과는 비교할 수 없을 정도로 막강하다.

독창적인 해결책도 여럿 제안되었다. 그중 어떤 것은 빅토리아 시대 사람들을 사로잡았던 분뇨 재활용 아이디어를 떠올리게 한다. 유명한 발명가 딘 카멘의 기계가 그렇다. 식기세척기만 한 기기 두 개가 이어져 있는 이 기계는 전기와 깨끗한 물을 동시에 생산할 수 있다. 시골 촌락이나 판자촌을 위한 발명이다. 발전기는 흔히 구할 수 있는 연료, 즉 소똥으로 구동되는데, 카멘은 "타는 것이면 무엇이든" 쓸 수 있다고 주장한다. 발전 용량은 고효율 전구 70개를 밝힐 수 있는 정도다. 발전기에서 나오는 열기로는 정수기를 돌리는데, 카멘은 정수기에 슬링샷이라는 별명을 붙였다. 하수를 비롯해 어떤 형태의 물이라도 집어넣으면, 기화 작용을 통해 깨끗한 물이 추출된다. 카멘의 시제품에 딸린 '취급 설명서'는 딱 한마디, '물을 넣으시오'다. 한때 런던에서 개똥 수거인들이 수거한 개똥을 무두장이들이 재활용했듯이, 미래의 판자촌 주민들도 애초 문제의 원인이었던 동물 배설물이나 인분을 활용해 공동체 위생 문제를 해결하게 될지 모른다.

다가올 미래에 대도시들이 잠재하는 위기를 어떻게 극복해 나갈지는 몰라도, 상황을 지나치게 낙관적으로만 바라보아서는 안 된다. 판자촌 공동체가 신기술로 공중보건과 관련된 문제의 답을 스스로 찾을 수도 있지만, 당연히 정부도 제 역할을 해야 한다. 산업 도시 런던이 깨끗한 물과 믿음직한 위생 상태를 갖추는 데는 100년이 걸렸다. 메이휴가 상세히 분석했던 청소부 계층은 이제 런던에 존재하지 않지만, 아무리 부유한 선진국 도시에서도 부랑자와 빈곤 문제는 상존하고 있다. 특히 미국이 심하다.

그러나 오늘날의 도시는 19세기 런던이 그랬던 것처럼 제 스스로 충돌의 길을 걸을 것 같지는 않다. 어쩌면 개발도상국의 거대도시들이 이 정도 평형 상태에 도달하는 데 또 1세기가 걸리고, 그동안 콜레라를 비롯한 여러 비극이 대규모로 발생하여 스노의 시대보다 더 많은 인명을 앗아갈지도 모른다. 하지만 이처럼 마구잡이로 뻗어가는 거대한 '생명체' 속에서도 도시적 삶의 장기적 전망은 탄탄하다. 거대도시들이 런던보다 빠르게 성숙할 가능성도 높다. 브로드 가 사건 당시에는 배태기에 불과했던 여러 전문 지식들, 가령 전염병학, 공공 기반시설 기술, 쓰레기 관리 및 재활용 기술 등이 완벽하게 구비돼 있기 때문이다. 게다가 전문 지식은 웹의 연결력을 통해 더욱 확장되고, 제도화된 지식이 아마추어들의 국지적 지식과 연결되고 있다. 스노와 화이트헤드는 꿈에서도 그리지 못했던 상황이다.

국지적인 지식을 지도에 포함하기가 요즘처럼 쉬운 적도 없었다. 보건과 질병 문제(위험 물질 문제도 마찬가지이다)에 대한 지식이 지도 위에 패턴으로 드러나 새로운 방식으로 전문가와 일반인들의 시선 을 끌고 있다. 브로드 가 지도를 계승했다고 할 만한 자료들이 오늘 날 월드와이드웹에 지천으로 널렸다. 스노와 화이트헤드는 집집을 탐방하고, 윌리엄 파는 의사들의 보고를 일일이 취합했지만, 이제는 건강 전문가나 정부 관료들로 구성된 방대한 정보망에 중앙집중화 된 데이터베이스로 올라간 사건 보고서를 읽기만 하면 된다.

온라인으로 발표되는 보고서에는 자동으로 작성된 지도들이 포함 되곤 한다. 지오센티넬이라는 서비스는 여행자들을 대상으로 감염 성 질병의 분포를 추적해서 알려주고, 미국 질병통제예방센터CDC는 미국 내 독감 상태에 대한 보고서를 매주 업데이트하여 미국인들의 피 속을 도는 다양한 균주의 자료를 무수한 도표와 지도로 제공한 다.[145] 전 세계 질병 발생 소식을 일일 단위로 업데이트하여 이메일 로 보내주는 프로메드-메일은 꽤 유명한데, 아마 세상에서 제일 무 시무시한 뉴스 제공자일 것이다.

기술은 극적으로 발전했지만, 그 밑에 깔린 철학은 변함이 없다. 생사의 패턴을 지도 형태로 그릴 때 교훈적인 의미를 발견할 수 있 다는 것이다. 조감하는 시선이 중요한 것은 1854년이나 지금이나 마찬가지이다. 미래에 정말 엄청난 전염병이 닥친다면, 지도가 백신 만큼 결정적인 퇴치 무기가 될 것이다. 물론 이 지도는 한 동네가 아 니라 지구 전체를 보는 큰 규모의 지도일 것이다.

브로드 가 지도의 영향력은 질병 통제 영역에만 국한되지 않는다. 웹에는 새로운 형태로 만들어진 아마추어 지도가 넘쳐 나는데, 구글 어스나 야후맵스 같은 서비스 덕분이다. 스노는 거리를 배경으로 깐 다음 그 위에 펌프와 콜레라 사망자 위치를 기록했는데, 요즘의 지도 제작자들은 전혀 다른 종류의 자료들을 기록하고 있다. 좋은 공립 학교, 테이크아웃이 가능한 중국음식점, 놀이터, 동성애자 전용 술집, 아무나 참석해도 좋은 파티 장소 등이다. 동네 주민들의 머리에 갇혀 있던 토박이 지식을 지도 형태로 번역해 온 세상이 공유하는 것이다. 1854년과 마찬가지로 가장 흥미로운 작업을 해내는 것은 아마추어들이다. 자기 공동체에 대해 구체적이고, 결이 살아 있는 체험을 한 사람들이기 때문이다.

교차로나 호텔이 어디 있는지 나타내는 지도는 아무나 그릴 수 있다. 그런 지도는 몇백 년 전부터 있었다. 요즘 등장하는 지도들은 태생 자체가 다르다. 실제 지역민들이 창조한 토박이 지식으로 만든 지도다. 서민들의 생활에 정통한 무형의 지식, 즉 해가 지면 위험해지는 구역, 개보수가 된 놀이터, 아무 때나 들러도 자리가 있는 식당, 과대평가된 부동산 등을 그린 지도 말이다.

보통의 웹페이지들을 지리 정보로 탐색할 수도 있다. 가령 야후와 구글이 마련한 표준 '태그'로 우리는 블로그 글이나 홍보 웹사이트 등 모든 정보 각각에 지리상의 좌표를 부여할 수 있다. 검색 엔진들은 이 좌표를 자동으로 번역한다. 누군가 온라인 커뮤니티 게시판에 동네 공원에 대한 불만사항을 적고 공원 위치를 태그 정보로 담았다고 하자. 아니면 새로 생긴 식당에 대한 평을 쓰거나 여름 동안 대여할 집 정보를 올렸다고 하자. 지금까지는 이 개별 데이터들이 웹상에서 단 하나의 공간 좌표를 가졌다. '자원 위치 표시자', 즉 URL Uniform Resource Locator이라고 불리는 주소이다. 그런데 이제 데이터는 현실 공간에서의 좌표도 가질 수 있다. 가까운 미래에 우리는 모르는 도시를 탐험할 때 이 지리 태그들을 활용하게 될 것이다. 현재 웹을 탐험할 때 검색 엔진을 활용하는 것처럼 말이다. 특정 키워드나 문장과 연관된 웹페이지를 찾는 대신, 지금 서 있는 거리 모퉁이와 연관된 웹페이지를 찾게 될 것이다. 스노와 화이트헤드가 몇 달의 조사를 거쳐 일일이 손으로 꿰어 만든 동네 조감도를 우리는 순식간에 만들 수 있게 되는 셈이다.

이런 것들은 도심에서 인기를 누릴 기술들이다. 복잡하고 조밀한 환경일수록 가치가 커지는 정보이기 때문이다. 교외의 막다른 골목길에 링크할 만한 웹페이지는 몇 개 없다. 반면 큰 도시의 모퉁이에는 수백 가지 흥미로운 정보를 링크할 수 있다. 예를 들면 개인적인 이야기, 모퉁이에 문을 연 훌륭한 술집에 대한 평가, 세 블록 바깥에 사는 데이트 상대, 서점에 숨어 있는 희귀본, 어쩌면 오염된 물에 대한 경고까지 말이다. 디지털 지도는 새로운 형태의 노상路上 만남을 가능케 하는 도구다. 거리 문화가 없는 공동체에서는 활용도가 떨어질 수밖에 없다. 도시가 클수록 흥미로운 링크가 만들어질 가능성도 높다. 많은 결사체들과 급수대, 토박이 지식이 있을 것이기 때문이다.

제인 제이콥스가 몇 년 전에 한 말을 인용하면, 대도시 삶의 역설적 효과 중 하나는 거대할수록 작은 틈새가 융성하는 환경을 제공한다는 것이다. 인구 5만 명인 도시의 경우, 단추 한 가지만 판매하는 가게가 시장성이 있을 리 없다. 하지만 뉴욕시에는 단추 가게들이 밀집한 거리까지 존재한다. 이처럼 대도시에서는 하위문화가 꽃을 피운다. 독특한 취향을 가진 사람이 취미를 공유할 상대를 만나기에는 인구 900만 명인 도시가 더 낫다. 제인 제이콥스는 이렇게 썼다.

소도시나 교외는 … 식료품점이라면 커다란 슈퍼마켓 정도, 극장이라면 평범한 영화관이나 자동차 상영관 정도를 품을 수 있다. 그 이상의 다양성을 감당할 만큼 인구가 많지 않기 때문이다. 물론 다른 것들이 생기면 거기에 끌리는 사람도 있겠지만 말이다(그 수가 너무 적은 게 문제다). 하지만 대도시는 슈퍼마켓이나 평범한 영화관은 물론이고 조제 식품 판매점, 빈식 빵집, 외국 식품 판매점, 예술 영화 상영관까지 품을 수 있으며, 표준적인 것이 비상한 것과 함께, 큰 것이 작은 것과 함께 공존할 수 있는 공간이다. 생기 넘치고 인기 많은 도시 구역에서는 항상 작은 것들이 큰 것을 수적으로 능가한다.[146]

311 서비스

아이러니한 사실은, 처음에는 디지털 연결망이 도시의 매력을 증가시키기는커녕 반감시킬 것으로 예측되었다는 점이다. 재택근무와 실시간 교신이 가능해지면 복잡한 도심의 삶은 중세 성벽 도시처럼 구시대적 유물이 될 것 같았다. 목장에 있는 집에서 쉽게 일을 할 수 있는데 왜 번잡하고 거친 환경에 나와 북적대겠는가? 하지만 알고 보니 바로 그런 높은 도시 밀도를 좋아하는 사람들이 많았다. 그래야만 빈식 빵집이나 예술 영화 상영관 같은 다양성이 제공되기 때문이다. 기술을 도구 삼아 도시 속에 흥미로운 틈새들을 더 쉽게 찾을 수 있게 되면 높은 밀도의 매력은 더욱 커질 것이다. 아마추어 지도는 대도시의 막막함, 복잡함과 위압감에 대한 해독제이다. 진짜 토박이들의 집단적 지혜를 담고 있어 누구나 토박이처럼 느끼는 데 유용하다.

도시 관리자들도 새로운 지도 기술을 탐색 중이다. 몇 년 전에 뉴욕시는 311 서비스라는 참신한 서비스를 공개했다. 윌리엄 파의 '인구통계주보' 이래 가장 획기적인 도시 정보 관리 체계일 것이다. 뉴욕 시장 마이클 블룸버그가 컴퓨터 단말기에 설치하여 떼돈을 벌었던 즉시응답 기술 지원망과 비슷한 것인데, 볼티모어 등 몇몇 도시에서 작은 규모로 운영하는 프로그램과도 닮았다.

311은 세 가지 서비스를 하나로 묶은 것이라고 할 수 있다. 첫째, 친절하고 가벼워진 911 서비스이다. 가령 근처 놀이터에 노숙자가 있을 때 걸 수 있는 전화이다. 아파트에 침입자가 있을 때 걸 전화는 아니다. (311 시행 첫해에 도시 역사상 처음으로 911 통화 횟수가 줄어들었다.) 또한 311 서비스는 도시 정보 안내원이다. 모든 도시 서비스에 대한 정보를 즉시 제공한다. 센트럴파크의 콘서트가 비 때문에 취소되었는지, 길거리 교대 주차 규정이 현재 시행 중인지, 메타돈(마약 중독 치료제_옮긴이)을 취급하는 가까운 병원이 어디인지 등을 물을 수 있다.

그런데 이 서비스가 진정 혁신적인 점은 쌍방향 정보 전달이다.

311에 전화를 건 사람들뿐만 아니라 전화를 받는 도시도 많은 것을 배운다. 311은 광범위하게 구축된 도시의 인지 체계라고 할 수 있다. 수백만 시민의 '현장의 눈'을 이용해 어떤 문제가 생기고 있는지, 어떤 조치가 필요한지 감지하는 것이다. (블룸버그 시장도 수시로 전화를 걸어 도로가 팬 곳을 알려주는 것으로 악명 높다고 한다.) 뉴욕에 대규모 정전이 있었던 2003년에는 많은 당뇨병 환자들이 인슐린의 실온 유효기간을 전화로 물었다. (인슐린은 보통 냉장 보관한다.) 도시 비상사태 담당자는 이런 걱정을 미리 대비하지 못했지만 불과 몇 시간 만인 당일 밤, 블룸버그 시장이 라디오로 방송된 한 기자 회견에서 이 문제를 언급했다. (인슐린은 실온에서도 몇 주는 안전하다고 한다.) 311에 걸려온 많은 전화가 도시 지휘 본부에 인슐린 문제를 귀띔해준 셈이다. 정전 중에 311에 전화를 건 당뇨병 환자들도 만족할 만한 답을 얻고, 도시도 귀중한 정보를 얻었다. 전기가 나가기 전에는 아무도 생각하지 못했던 잠재적 보건 문제를 깨달았던 것이다.

311 서비스는 이미 도시 운영의 우선순위를 정하는 데 큰 영향을 미치고 있다. 운영 첫해에 접수된 불평 중 가장 잦은 것은 소음 문제였다. 건설 부지, 밤늦은 파티, 거리까지 소리를 흘리는 술집과 클럽의 소음이었다. 이에 따라 블룸버그 집행부는 도시 소음 척결을 위한 삶의 질 개선 사업에 착수했다. 우범 지역을 정교하게 지도화하여 경찰의 범죄 대처 능력을 높여주었던 COMPSTAT 시스템처럼 311도 접수된 불만 사례의 위치를 자동으로 저장한다. 시벨시스템즈 사가 제공하는 거대한 콜센터 데이터베이스에 기록된 정보는 곧바로 시정에 반영된다. 지도 제작 소프트웨어를 통해 어느 거리에

만성적인 포장 문제가 있는지, 어느 블록에 무허가 그래피티가 판치는지 쉽게 볼 수 있다.

정부가 구성원들의 문제를 파악하고, 구성원들이 문제에 대한 해답을 배워가면 피상적인 '삶의 질' 캠페인을 넘어선 진정한 도시 보건 관리를 할 수 있다. 네트워크 기술이 정치를 혁신했다고 말할 때, 인터넷 모금이나 정치 블로그 운영 등 국가적 캠페인을 예로 드는 경우가 많다. 하지만 그로 인한 보다 더 깊숙한 영향은 내 집과 가까운 곳에서 일어날지도 모른다. 이를테면, 동네를 안전하고 깨끗이, 조용하게 유지하는 것, 정부가 제공하는 무수한 프로그램에 주민들이 쉽게 접속하도록 하는 것, 개인이 공동체의 건강에 기여할 수 있다는 인식을 심는 것이다. 세 자릿수 전화번호를 누르는 것만으로 말이다.

이런 특별한 수단들이 브로드 가 지도와 조사에서 파생했다. 우리가 도시의 높은 밀도에서 얻을 수 있는 최고의 희망은 다양한 아마추어 지성과 다양한 전문가 지성이 작은 공간에 응집해 있다는 점이다. 도시가 풀어야 할 최고의 과제는 그런 정보를 잘 추려내어 공동체 전반에 퍼뜨리는 일이다.

스노와 화이트헤드는 치명적 질병의 공포와 무의미함에 관한 정보를 다루었다. 오늘날은 실로 다양한 종류의 문제를 해결하는 데 두 사람의 접근법이 동원되고 있다. 현대 정보 기술의 지원도 받는다. 여전히 생사가 달린 문제도 많지만("인슐린이 언제 상할까요?"), 대부분은 일상의 작은 관심사들이다. 그러나 작은 관심사들을 충분히 쌓아갈 때, 비로소 우리는 환경을 진정으로 변혁하고, 시민 참여 의식을 거듭나게 할 수 있다. 또한 개개인의 토박이 지식이 더 큰 틀의 변화를 일구는 데 도움이 된다는 걸 깨달을 수 있다. 소호에 대한 토박이 지식을 모아 조감도를 작성했던 스노와 화이트헤드는 도시 공간을 새롭게 생각하는 방법을 발명한 셈이고, 지금 우리는 그 공간의 가능성을 마음껏 탐구하고 있다. 두 사람의 활약은 의학에만 국한해도 충분히 심오하지만 그 이상이었다. 두 사람은 정보를 관리하고 공유하는 새로운 모형을 만든 것이며, 이것은 역학 분야를 뛰어넘는 가치를 지닌다.

이 모형에는 두 가지 원칙이 있다. 도시가 훌륭한 아이디어를 양산하고 전파하는 데 핵심이 될 원칙들이다. 첫 번째 원칙은 아마추어와 비공식적 '지역 전문가'들의 중요성을 믿는 것이다. 스노가 아무리 훌륭한 의학자 경력을 내세웠어도, 헨리 화이트헤드라는 아마추어 지역 전문가가 없었다면 브로드 가 사건은 독기 이론을 옹호하는 쪽으로 결론 나고 말았을 것이다. 도심의 모양을 결정짓는 것은 도시계획가와 공무원들이다. 채드윅과 파는 빅토리아 시대 런던에 이루 헤아릴 수 없는 영향을 미쳤다. 독기 이론이라는 오점이 있긴 해도, 대부분 긍정적인 영향이었다. 하지만 가장 결정적인 순간에 빛을 발하는 도시의 에너지와 생명력, 혁신은 헨리 화이트헤드 같은 사람들에게서 나온다. 그들이야말로 도시의 엔진을 현실에서 돌아가게 하는 거간꾼이자 사업가, 공인이다. 311 서비스 같은 기술이 아름다운 것은 이런 지역 전문가들의 목소리를 높여줌으로써 전문기술관료들이 그들에게 배울 수 있기 때문이다.

두 번째 원칙은 학제의 벽을 넘어 사방으로 아이디어들을 흘려보내는 것이다. 도심의 공공장소나 커피숍은 전문 분야와 관심 영역에 따라 엄격하게 나뉜 공간이 아니다. 대학이나 회사 조직과는 다르다. 다양한 직업이 뒤섞이고, 다채로운 사람들이 이야기를 나누고 아이디어와 기술을 교환하는 공간이다.[147] 스노는 살아 움직이는 커피숍이었다. 스노가 독기라는 미망을 쫓아낼 수 있었던 것은 여러 분야에 걸쳐 접근했기 때문이다. 그는 현업 의사이자 지도 제작자, 발명가, 화학자, 인구통계학자였으며, 의학 탐정이었다. 그리고 이렇게 다재다능한 배경을 갖고 있었어도 전혀 다른 종류의 기술을 남에게서 더 빌려 와야 했다. 지적이라기보다는 교분에 바탕한 기술, 헨리 화이트헤드의 토박이 지식이라는 기술 말이다.

스노는 수인성 이론이 반격에 성공하는 날을 직접 보기는 어려울 거라고 화이트헤드에게 말한 적이 있다. 이 말은 절반의 진실이었다. 스노는 자신의 발상이 세상을 바꾸는 것을 보지 못한 채 죽었다. 하지만 화이트헤드는 조사가 끝나고도 40년을 더 살았기 때문에, 1892년에 런던이 함부르크의 전염병을 막아내는 광경까지 목격했다. 화이트헤드는 1857년까지 세인트루크 교회에 있다가 그 이후 17년은 도시 안 여러 교구를 다니며 교구 목사로 지냈다. 그는 주로 청소년 비행 문제에 관심을 쏟았다. 1874년에 화이트헤드는 도시를 떠나 잉글랜드 북부로 가서 또 여러 곳에서 목사직을 맡았다. 화이트헤드가 런던을 떠나기 얼마 전, 1866년의 이스트엔드 사건을 함께 조사했던 존 네틴 래드클리프는 이런 글을 썼다. 브로드 가 사건에서 화이트헤드가 맡은 역할을 평가한 문장이다.

브로드 가 콜레라 사건에서 화이트헤드 씨는 교구 목사로서의 임무를 충실히 이행했을 뿐만 아니라, 독특한 형태로 넉 달간 펼쳐진 후속 조사에 참여하여 … 콜레라가 식수를 매개로 퍼진다는 가설에 대한 구체적 근거를 최초로 마련했다. … 오늘날 의학계가 전적으로 수용하는 이 이론을 처음 제기한 것은 고故 스노 박사였다. 하지만 이론의 타당성이 몹시 높다는 것을 보여주는 완벽에 가까운 증거를 제공한 업적은 의심의 여지없이 화이트헤드 씨에게 있다.[148]

헨리 화이트헤드는 1896년에 일흔의 나이로 사망했다. 죽는 날까지도 그의 서재에는 옛 친구 존 스노의 초상이 걸려 있었다. 화이트헤드의 말에 따르면 "어느 직종에서든지 뛰어난 업적은 '뭐라도 해야지' 하며 요란한 대책을 요구함으로써 이루어지는 게 아니라, 불변의 법칙을 참을성 있게 연구함으로써 이루어진다"[149]는 사실을 잊지 않기 위해서였다.

헨리 화이트헤드가 오늘날의 소호 거리를 거닌다면 옛 정취를 느낄 수 있을까? 브로드 가 사건의 상징들은 오래전에 모두 사라졌다. 도시에 끔찍한 살육을 일으켜놓고는 기반시설에 아무런 흔적도 남기지 않은 채 사라지는 게 전염병의 속성이다. 화재, 지진, 허리케인, 폭탄 등 도시를 괴롭히는 다른 재앙들은 사망자를 발생시키는 한편 구조적 이변도 일으킨다. 인간의 거처를 파괴함으로써 인간을 죽이는 것이 그런 재난들의 전략이다. 질병은 한결 교활하다. 미생물은 건물에는 신경 쓰지 않는다. 건물에는 번식할 수 없기 때문이다. 그래서 건물은 멀쩡하게 보존되고, 사람들만 쓰러진다.

어쨌든 건물도 많이 바뀌었다. 1854년 늦여름에 브로드 가에 서 있던 건물들은 거의 모두 새 건물로 바뀌었다. 루프트바페(제2차 세계대전 당시 독일 나치 정권의 공군_옮긴이)의 폭격도 한몫을 했고, 부동산 시장 융성에 힘입은 창조적 파괴 탓도 있다. (거리 이름도 달라졌다. 브로드 가는 1936년에 브로드윅 가로 개명되었다.) 펌프도 사라진 지 오래다. 다만 원래 섰던 자리에서 몇 블록 떨어진 곳에 작은 명판을 단 복제물이 서 있다. 펌프가 있던 곳에서 동쪽으로 한 블록 가면 건축가 리처드 로저스가 설계한 산뜻한 유리 건물이 있다. 주황색 파이프들이 대담하게 온통 드러난 건축물로, 유리로 들여다보이는 로비에는 사시사철 붐비는 세련된 초밥 전문점이 있다. 세인트루크 교회는 1936년에 철거되었고, 그 자리에는 1960년대식 건축인 켐프하우스가 들어섰다. 사무실, 아파트, 가게가 혼합된 14층짜리 건물이다. 폴란드 가에 있던 구빈원 입구는 평이한 주차장으로 변했다. 다만 구빈원 건물 골격은 그대로 남아 있어서 뒤푸르플레이스 쪽에서 보면 보인다. 전후에 복구된 거리 특유의 심심함을 풍기는 브로드윅 가에서, 그것은 마치 장대한 빅토리아 시대 화석처럼 보인다.

건물이 바뀌고 집세도 올랐지만, 화이트헤드가 오늘의 소호 거리에서 친숙하게 느낄 만한 것도 있다. 커피숍들은 대개 체인점의 지점으로 바뀌었지만, 아직도 소호에는 소규모 지역 사업가들이 활기차게 에너지를 내뿜고 있다. 틀니 제조업자들이 떠난 자리에는 비디오 제작 회사, 창에 비닐 레코드를 걸어둔 최신 유행 레코드점, 웹디자인 회사, 소규모 광고 제작업체, '쿨 브리타니아'(토니 블레어 노동당 정부가 내건 사회문화적 슬로건으로 '멋진 영국'을 뜻하며, 특히 1990년대

중반 영국 음악계의 부흥 등 문화 현상을 가리키기도 한다_옮긴이)다운 술
집들이 들어섰다. 간혹 매매춘 종사자들이 등장해 1970년대 소호의
칙칙한 과거를 연상시키기도 한다. 동네 구석구석이 복작복작한 도
시적 삶의 열정과 격정으로 물결친다. 거리는 살아 있는 듯하다. 수
많은 개인의 삶이 그 공간에서 교차하며 거리에 생기를 불어넣기 때
문이다. 그 교차점에 안전하고 활기차고 희망적인 기운이 넘친다는
것, 더 이상 죽음의 공포가 어른대지 않는다는 것이야말로 150년 전
그 거리에서 벌어졌던 전투가 남긴 유산이다. 이것이야말로 우리의
이야기에서 제일 중요한 부분인지도 모르겠다.

브로드 가를 보면 1854년 9월의 끔찍했던 나날로부터 100년하고
도 50년이 더 지났는데도 변하지 않은 가게가 딱 하나 있다. 한때 온
동네 사람들을 죽일 뻔한 펌프가 있던 자리에서 열다섯 걸음쯤 떨어
진 곳, 그러니까 케임브리지 가 모퉁이에 여전히 맥줏집이 있어 생
맥주를 마실 수 있다. 다만 상호가 바뀌었다. 이름하여 존 스노 술집
이다.

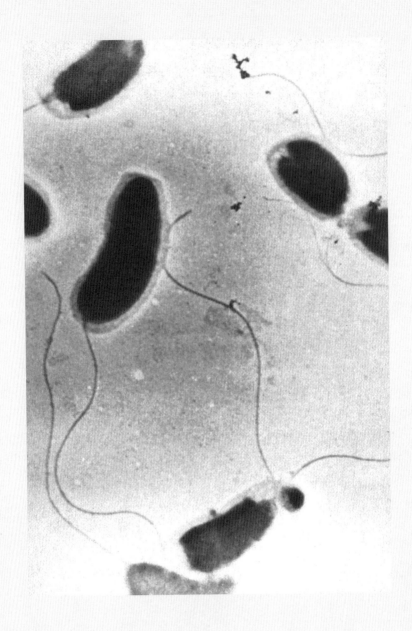

비브리오 콜레라

다시 찾은 브로드 가

인구의 도시집중

세상 어디에선가는 지금 이 순간에도 시골에 살던 가족이 도시로 이사를 오고 있을 것이다. 도시에 사는 여성이 아이를 낳고, 농민들이 죽어가고 있을 것이다. 각각은 국지적이고 서로 관계없는 행위지만, 덕분에 지구 전체의 저울은 한쪽으로 확실히 기울 것이다. 우리는 새로운 시대에 접어들 것이다. 인구의 50퍼센트 이상이 도시에 사는 시대다. 80퍼센트까지 올라간 다음에야 평형을 이룰 것이라고 예상하는 전문가도 있다. 존 스노와 헨리 화이트헤드가 런던의 좁은 골목을 누비던 1854년, 전 세계 인구 중 도시인의 비율은 10퍼센트도 안 되었다. 그나마 19세기 초에 3퍼센트였던 것이 그만큼 높아진 것이다. 그로부터 200년도 지나지 않아 이제는 도시인이 압도적 다수를 차지하게 되었다. 같은 시기에 펼쳐진 다른 어떤 변화도, 세계대전, 민주주의의 확산, 전기 사용, 인터넷 등도 인간으로 살아가는 데

이만큼 혁신적이고 광범위한 영향을 미치지는 못했다. 역사책은 국가 차원의 이야기, 즉 왕의 폐위, 대통령 선출, 전투 등을 중심으로 서술하는 경향이 있다. 하지만 하나의 종으로서 호모 사피엔스가 남긴 최근 역사는 이 한 줄의 이야기로 시작되고 맺어져야 한다. 우리는 도시 거주자들이 되었다.

우리가 1854년 9월의 런던으로 시간여행을 떠나, 평범한 런던 시민들에게 후손이 맞이할 미래를 인구학적으로 설명해준다고 상상해보자. 스튜어트 브랜드(1938~, 미국의 작가이자 미래학자)의 표현을 빌리면 '도시 행성'이라고 할 수 있는 이런 미래에 대해 그들은 끔찍하다는 반응을 보일 것이다. 19세기 런던은 웃자란 암적 괴물이었고, 조만간 내파할 위기에 처해 있었다. 좁은 도심에 200만 명을 몰아넣는 것은 집단적 광기로 보였다. 그런데 2,000만 명으로 그런 일을 한다고?

현재까지는 그런 두려움이 현실화되지 않았다. 근대의 도시화는 문제를 만들기보다는 해결책을 더 많이 제시했다. 도시는 부와 혁신과 창조성을 낳는 거대한 엔진이다. 그리고 스노와 화이트헤드가 소호를 순회하는 장의차를 지켜본 뒤로 150년이 지난 지금, 도시는 건강을 낳는 엔진이다. 시골에 거주하는 임산부 중 어떤 형태로든 산전 관리를 받는 사람은 전체의 3분의 2 정도인데, 도시에서는 90퍼센트가 넘는다.[150] 도시 신생아 중 80퍼센트가량이 병원이나 기타 의료 기관에서 태어나는데, 시골에서는 35퍼센트에 불과하다. 따라서 도시에 가까울수록 영아 사망률이 떨어진다.

세계에서 가장 뛰어난 병원 대다수가 대도시 중심에 있다. 국제연합UN의 인간정주보고서를 작성했던 사람들의 말을 빌리면 "도시는 시골 지역보다 높은 기대 수명과 낮은 절대 빈곤 가능성을 제공하며, 갖가지 필수적인 서비스들을 보다 싸고 큰 규모로 제공한다." 대부분의 국가에서는 도시에 살면 기대 수명이 짧아지는 게 아니라 늘어난다. 1970년대와 1980년대에 이루어진 정부의 개입 덕분에 도시의 대기 질은 산업화 초창기 수준으로 나아졌다.

또한 도시는 건강한 환경을 만들어주는 힘이다. 녹색 정치라는 새롭고 놀라운 이념 덕분일 수도 있지만, 과거의 녹색 정치는 주로 자연으로 돌아가자는 주장을 앞세운 명백히 반도시적 운동이었다. 조밀한 도시 환경에는 자연이란 게 존재하지 않을 수도 있다. 파리나 맨해튼에는 나무 한 그루 없으면서도 역동적이고 건강한 동네가 많다. 그리고 그런 동네들이 인류가 남긴 생태 발자국(특정 인간 또는 인간 조직이 소비하는 자원의 규모를 토지 단위로 환산하여 자연에 미치는 영향을 정량적으로 평가하는 기법_옮긴이)을 줄이는 데 긴요한 역할을 한다.

오리건주 포틀랜드 시만 한 중규모 도시의 하수 체계를, 그 도시의 인구를 교외로 넓게 퍼뜨리는 경우에 필요한 쓰레기 관리 체계와 비교해보자. 인구 50만 명의 포틀랜드에는 하수 처리장 두 개, 총연장 3,200킬로미터의 하수관이 있다. 이 인구를 시골로 옮긴다면 오수조 10만 개 이상, 하수관 1만 1,300킬로미터 이상이 필요하다. 시골의 쓰레기 처리망은 도시보다 몇 배나 비쌀 것이다. 환경학자 토비 히멘웨이는 이렇게 주장한다. "전기, 연료, 식량 등 거의 모든 공급 체계가 가차 없는 규모의 수학을 따른다. 인구가 널리 퍼져 있으면 한데 집중해 있을 때보다 그들을 유지하고 이어주는 데 보다 많은 자원이 필요하다."[151]

전체 생태계를 고려할 때, 인간 1,000만 명이 다른 생명체들과 한 환경에서 공존할 방법을 찾는다면 1,000만 명 전부를 250제곱킬로미터 땅에 몰아넣는 편이 그보다 10배나 100배 넓은 땅에 에지 시티(미국에서 도심이 아니라 교외나 시골 지역에 생긴 상업 중심지를 가리키는 말)식으로 퍼뜨려놓는 것보다 낫다. 인구 60억 명을 갖고도 자연 생태계와의 미묘한 균형을 깨뜨리지 않고 살아남는 행성이 되기 위한 최선의 방법은 가능한 한 많은 사람을 도시 공간에 집어넣고, 나머지 땅은 어머니 자연의 관할로 남겨두는 것이다.[152]

그런데 도시가 이제까지 환경에 기여한 일 중 가장 중요했던 것은 인구 통제였다. 여러 가지 이유 때문에 시골 사람들이 아이를 더 많이 낳는다. 경제적으로 볼 때 농업사회에서는 아이가 많은 편이 유리하다. 밭일이나 집안일을 도와줄 일손이 생기는 셈이고, 도시와 같은 공간 제약도 없기 때문이다. 시골에서는, 특히 제3세계 지역 소재 시골에서는 산아 제한이나 가족계획을 돕는 병원을 쉽게 찾을 수가 없다. 그러나 도시의 추세는 정반대이다. 여성의 경제 참여 기회가 늘어나고, 부동산은 비싸며, 산아 제한 도구를 쉽게 접할 수 있다. 이들은 너무나 강력한 출산 억제 유인들이었기 때문에, 지난 몇백 년간 전 세계를 지배했던 인구통계학적 추세, 즉 인구 폭발 경향을 역전시키는 수준까지 왔다. 맬서스(1766~1834)로부터 《인구 폭탄》이라는 유명한 1970년대식 선언을 했던 파울 에를리히(1854~1915)에 이르기까지, 수많은 학자들이 인구 폭발을 경고하며 파멸의 시나리오를 예언했는데도 말이다.

근대적 대도시로의 이행이 일찍 이루어진 국가의 경우, 출산율은 이른바 '대체출산율'이라고 하는, 여성 한 명당 자녀 2.1명 수준보다 더 아래로 떨어졌다. 이탈리아, 러시아, 스페인, 일본 등의 출산율은 1.5명 정도다. 향후 몇십 년 안에 인구가 줄어들기 시작하리라는 뜻이다. 제3세계에서도 비슷한 추세가 관찰되고 있다. 1970년대에는 여성 한 명당 자녀 여섯 명이었지만 지금의 출산율은 2.9명에 불과하다. 추정하기로는 도시화가 전 세계적으로 지속될 경우 세계 인구는 2050년에 80억 명으로 정점을 이룰 것이다. 다음에는 인구 축소를 걱정해야 할 판이다.

이런 세상은 스노와 화이트헤드의 도움으로 존재할 수 있었다. 그들은 도시 행성을 만드는 데 기여한 것이다. 빅토리아 시대 런던 시민들은 마구 커가는 괴물 같은 수도가 장기적으로 살아남을 수 있을까 걱정했지만, 지금 우리는 인구 수천 만 규모의 도시도 충분히 지속할 수 있다고 믿으므로 전혀 걱정하지 않는다. 어쩌면 대도시의 급격한 성장이야말로 인류가 지구에서 지속가능한 미래를 건설하는 데 핵심적인 조건일지도 모른다. 이처럼 입장이 역전된 것은 미생물과 도시가 맺는 관계가 달라졌기 때문인데, 브로드 가 사건이 그 관계 변화의 포문을 열었던 것이다. 《미국 대도시의 죽음과 삶》이라는 걸작을 쓴 제인 제이콥스는 "도시는 한때 가장 무력하고 초췌한 질병의 희생자였지만, 이젠 위대한 질병의 정복자다"라고 했다. 또한 브로드 가 사건이 어째서 하나의 분수령으로 여겨지는지 쉽게 설명하라면, 제이콥스의 문장을 빌려 이렇게 말하면 될 것 같다.

수술, 위생 관리, 미생물학, 화학, 정보통신, 공중보건 조치, 의학 교육 및 연구 기관, 구급차, 기타 등등, 도시 안 사람들뿐만 아니라 도시 밖 사람들도 때 이른 죽음과의 끝없는 전투에 동원하기 마련인 이런 도구들은 근본적으로 대도시의 산물이며, 대도시 없이는 상상할 수도 없는 것들이다. 사회가 이런 발전들을 지탱하려면 잉여의 부, 높은 생산성, 다양한 능력의 긴밀한 배치 등이 뒷받침되어야 하는데, 이 또한 인간이 도시라는 조직을, 특히 크고 조밀한 도시를 이루어 살기 때문에 가능한 것이다.[153]

브로드 가 일화는 역사상 최초로 한 이성적 인간이 도시 삶의 현상을 조사한 뒤, 언젠가는 도시가 위대한 질병의 정복자가 될 수 있으리라고 결론 내린 사건이었다. 그전에는 패색 짙은 싸움으로만 보였다.

브로드 가 사건의 도움으로 가능해진 변혁은 밀도의 문제였다. 밀도 높은 도시적 삶의 장점을 극대화하면서 위험을 최소화하는 변혁이었다. 과거에는 1에이커에 200명을 몰아넣고, 인구 수백만 명인 도시를 지어 모두 같은 상수원을 쓰게 하고, 그 많은 인간과 동물의 쓰레기를 없앨 방법을 찾는 것이 근본적으로 인간과 환경의 건강에 배치되는 선택으로 보였다. 하지만 앞서서 대도시 거주 형태를 채택한 나라들은 비록 위의 변화들 때문에 격동의 과정을 겪긴 했지만 지금은 세계에서 가장 부유한 국가들이 되었다. 농촌 거주자의 비율이 압도적인 국가와 비교하면 기대 수명이 두 배가 넘는다. 브로드 가 사건 이후 150년 만에 우리는 밀도를 긍정적인 힘으로 보게 되었다. 부를 창출하고, 인구를 줄이고, 지속가능한 환경을 만들어주는 엔진으로 보게 된 것이다. 하나의 종으로서 인간은 과밀한 도시의 삶을 생존 전략으로 택했다.

그러나 인류의 80퍼센트가 대도시 지역에 거주하는 도시 행성이 도래하리라는 예측은 말 그대로 예측일 뿐이다. 향후 수십 년 또는 수백 년 안에 이런 기념비적 변화가 일어나지 않을 가능성도 얼마든지 있다. 지속가능한 대도시 환경의 등장도 역사적 필연은 아니었다. 특수한 기술과 제도, 경제와 과학이 발달한 결과였다. 브로드 가 이야기에서도 이들은 요소요소에서 제 역할을 했다. 그러므로 새로운 힘들이 등장하거나 오래된 적들이 돌아와 도시 행성의 미래를 위태롭게 할지도 모르는 노릇이다. 이를테면 어떤 것들일까?

사람들을 교외로 끌어내는 유인 형태일 가능성은 극히 낮다. 10년 전에 인터넷이 처음 주류 문화에 편입될 때 미래학자들이 내다본 환상적인 재택근무의 꿈이 몽상에 그쳤던 것을 떠올려보자.

세계 최고의 부자들, 원한다면 어디든 집을 둘 수 있어 선택의 여지가 무한한 부자들이 지구의 가장 과밀한 지역에 끈질기게 머무는 데는 다 이유가 있다. 그들이 도시를 선택하는 것은 상파울루 판자촌 주민들이 도시를 선택하는 이유와 다르지 않다. 도시는 여러 행위가 벌어지는 공간이기 때문이다. 도시는 기회, 관용, 부의 창출, 사회적 관계망, 건강, 인구 통제, 창조성의 중심지이다. 물론 인터넷과 후속 기술들 덕분에 앞으로 이런 가치들이 시골 공동체에까지 쉽게 전파될 것이다. 분명한 것은 인터넷이 도시의 삶을 더욱 멋진 체험으로 고양시켜준다는 것이다. 도시를 거니는 행인도 목장주만큼이나 웹으로부터 많은 것을 얻는다.

다가올 세기의 음울한 위험으로 자주 꼽히는 두 가지는 지구 온난화와 화석연료의 고갈로, 앞으로 기존 도시들에 엄청나게 파괴적인 영향을 미칠 것이다. 하지만 장기적으로 도시화라는 거대한 추세를 무너뜨릴 것 같지는 않다. 환경 위기 끝에 전 지구적 격변이 일어나 인류가 농업이나 수렵채집에 의존하는 삶으로 돌아가지만 않는다면 말이다.

세계 도시들 대부분이 해수면에서 몇십 미터 고도 이내에 위치하고 있으므로, 만약 현재의 예측 속도대로 계속 빙하가 녹아 수면이 상승한다면 21세기 중반 즈음에는 대도시 거주자는 대부분 다른 곳으로 옮겨가야 할 것이다. 그렇다고 그들이 시골이나 교외로 옮길 이유는 없다. 그들은 그냥 고도가 더 높은 지역으로 이동, 그곳에서 새로 과밀한 도시를 형성할 것이다. 부유한 도시라면 베네치아의 전례를 따라 기술로 문제를 우회할 방도를 찾을 것이고, 가난한 도시라면 뉴올리언스의 전례를 따라 이웃 도시들로 이사할 것이다. 어느 쪽이든 인구는 여전히 도시에 남는다.

석유 고갈도 도시의 종말을 예단케 하지는 못한다. 최근 들어 도시가 '친환경적' 공간으로 인정받는 것은 녹음이 짙은 공간이기 때문은 아니다. (대기질이 눈에 띄게 좋아지고 공원에 대한 투자도 전에 없이 많지만, 여전히 도시의 대부분은 콘크리트 정글이다.) 요즘 도시가 친환경적 공동체로 여겨지는 이유는 다른 형태의 인간 정주지와 비교할 때 에너지 발자국이 상당히 작기 때문이다. 환경론자들은 자본주의자들이 몇 세기 전에 깨달았던 점을 이제야 배우고 있는지도 모른다. 도시의 삶에는 온갖 성가심을 뛰어넘는 편의가 많다는 사실이다. 도시 거주자는 냉난방에 돈을 적게 쓰고, 아이를 적게 낳는다. 밀도가 높은 덕분에 통근 거리가 짧고 대중교통이 발달했으므로 매일 돌아다닐 때 쓰는 에너지도 적은 편이다.

〈뉴요커〉의 데이비드 오언은 "여러 유의미한 잣대로 볼 때, 뉴욕은 미국에서 가장 친환경적인 공동체이며, 세계에서도 가장 친환경적인 도시에 속한다. 인류가 환경에 가한 최악의 피해는 부주의하게 마구 화석연료를 땐 것인데, 이 부분에 대해 뉴요커들은 사실상 선사 시대 수준이다. 평균적인 맨해튼 거주자의 휘발유 소비량은 1920년대 중반, 그러니까 미국에서 가장 흔한 자동차가 포드 모델 T였던 때의 미국 전체 평균을 넘지 않는다. 맨해튼 거주자의 82퍼센트는 대중교통, 자전거, 또는 도보로 통근한다. 미국 전체 평균의 10배, 로스앤젤레스 카운티의 여덟 배에 해당하는 비율이다. 미국에서 뉴욕시보다 인구가 많은 주는 11개에 불과하다. 하지만 뉴욕시가 주의 지위를 부여받는다면 인구당 에너지 소비로는 51번째 주가 될 것이다"라고 했다.[154]

재생 불능 에너지원의 위기는 도시화 추세를 가속할지언정 거스르지는 않을 것이다.

지구 온난화와 화석연료에 대한 의존이 가져올 장기적 문제를 깔보고 하는 말이 아니다. 손쓰지 않고 둘 경우 재앙을 야기할 수 있는 현상들이므로, 두 문제에 대해서 가급적 빨리 진지하게 해답을 찾는 것이 좋다. 하지만 두 경우 모두 사람들을 대도시로 옮기는 방안이 유효한 해결책일 가능성이 높다. 온난해진 지구는 좋든 나쁘든 여전히 도시 행성일 것이다.

그러나 도시화의 지속이 필연이라는 결론을 내리기는 아직 이르다. 잠재적 위협은 오히려 다른 곳에 있다는 말을 하고 싶다. 도시로의 대규모 이동을 막아설 새로운 세력이 등장한다면, 그것이 초래할 위협은 정확히 밀도를 이용해서 인간을 해치는 형태일 것이다. 200년 전에 콜레라균이 그랬던 것처럼 말이다.

첨단기술로 인한 피해

9·11 참사의 여파가 한창일 때, 몇몇 논평가들이 테러리스트들의 테러 방법에 숨은 어두운 아이러니를 한 가지 지적했다. 테러리스트들은 석기시대의 도구인 칼을 활용해 미국이 낳은 최첨단 기기인 보잉 7 시리즈 비행기를 네 대나 탈취했던 것이다. 그리고 비행기라는 기술을 무기로 바꾸어 그 기술을 창조한 자들에게 겨누었다. 그런데 비행기가 공격의 주된 도구였던 것은 분명하지만, 막대한 생명 손실을 불러온 또 한 가지 첨단 기술이 있었다. 테러리스트들은 2만 5,000명의 인간이 110층 높이의 건물을 공유하고 있는 기술도 활용했다. (5층짜리 펜타곤을 정통으로 들이박은 사고에서는 사상자가 79명밖에 나오지 않았음을 생각해보라.) 그날 아침의 치명적 무기는 제트 연료의 열기와 시속 640킬로미터의 충돌로 인한 충격이었지만, 무너진 건물들이 그토록 많은 에너지를 잠재하고 있지 않았다면, 사망자 수는 단위가 다를 정도로 적었을 것이다.

9·11의 범인들은 어마어마하게 발전한 밀도의 기술, 즉 19세기에

마천루가 탄생한 이래 우리가 즐겨 누려온 고층 건물이라는 기술을 착취한 셈이다. 1854년 소호의 인구 밀도는 1에이커당 400명이었는데, 이는 런던에서 가장 조밀한 수준이었다. 뉴욕의 쌍둥이 빌딩은 실평수가 1에이커 남짓 되었는데, 근무일이면 그곳에 5만 명이 수용되었다. 높은 밀도가 제공하는 편익을 줄줄이 댈 수 있지만, 한편으로 대량 살상을 공공연히 부추기는 것이라고도 할 수 있다. 군대까지 동원하지 않아도 대량 살상을 할 수 있는 조건이다. 그저 건물 두 채를 파괴할 무기만 확보하면 미국이 베트남 전쟁에서 10년간 잃은 군인의 수보다 많은 사람을 한 번에 죽일 수 있다.

밀도가 이처럼 중요한데도, 우리는 비대칭전쟁을 논할 때 이 요소를 빠트린 채 생각하기 일쑤다. 점점 더 작은 조직들이 치명적인 무기를 소지할 가능성이 높아진다는 것만 지적해서는 부족하다. 물론 그것도 문제이긴 하지만 지난 200년간 변화한 인간의 정주 패턴이 무기의 치명성을 높였다는 점도 이야기해야 한다. 같은 무기를 사용하더라도 1800년대보다 지금이 훨씬 위험하다. 존 스노가 살던 시대에는 비행기를 공중 납치했더라도 지상에서 한 번에 100명을 죽일 만한 밀집 지역은 찾기가 어려웠을 것이다.

오늘날 지구는 너무나 군침 나는 목표물인 대도시 수천 개로 덮여 있다. 테러리스트와의 비대칭 전쟁이 인류에게 존재하는 유일한 위협이라면, 우리는 도시를 비우고 교외로 넓게 퍼져 사는 편이 나을 것이다. 하지만 그럴 수는 없다.[155] 따라서 우리가 고를 수 있는 선택지는 두 가지다. 하나는 빅토리아 시대 런던 사람들이 몇 년마다 도시를 휩쓰는 끔찍한 질병의 위협에 적응하며 살았듯이, 우리도 어느 정도 예상되는 테러리스트들의 위협에 적응하며 사는 것이다. 다른 하나는, 존 스노의 전례를 좇아 위협을 제거할 확실한 방법을 찾는 것이다.

그런데 도무지 적응하거나 감당할 수 없는 위협도 있다. 21세기 도시가 당면한 가장 두려운 위험은 냉전이 남긴 유물인 핵무기들이다. 핵무기로 인한 최후의 날 시나리오는 누구나 들어보았을 것이다. '서류가방 폭탄'치고는 굉장히 크지만 오늘날의 최첨단 25메가톤 무기들보다는 작은 1메가톤급 수소폭탄을 브로드 가 펌프 자리에 투하하면, 하이드파크 서쪽 끝에서 워털루브리지까지 초토화될 것이다. 평일이라면 영국 정부 전체를 일거에 쓸어버릴 수 있다. 의사당과 다우닝 가 10번지(영국 총리관저_옮긴이)는 방사능 잿더미로 변할 것이다. 런던의 주요 건물들, 버킹엄 궁, 빅벤, 웨스트민스터 사원은 홀연히 사라질 것이다. 첼시와 켄싱턴, 옛 시가 동쪽 끝으로 이어지는 넓은 지역 내 인구 중 98퍼센트가 목숨을 잃는다. 몇 킬로미터 외곽, 가령 위쪽으로 캠던타운이나 노팅힐 혹은 이스트엔드 지역에서는 인구 절반이 죽고 건물들은 식별 불가능할 정도로 망가질 것이다. 폭발을 맨눈으로 본 사람은 눈이 멀고, 생존자들은 끔찍한 방사성 질병에 시달려 차라리 죽은 자들을 부러워할 것이다. 또한 폭심지 먼 곳까지 방사성 낙진이 떨어져 암과 유전 장애 발생률이 높아질 것이다.

2차적인 효과들, 부수적인 피해들도 있다. 하룻밤에 모든 정부 각료를 교체해야 하고, 금융가의 피해로 전 세계 경제가 타격을 입을 것이다. 폭심 지역에는 수십 년간 사람이 살지 못한다. 모든 뉴요커와 파리지엔, 도쿄나 홍콩의 거리에 사는 모든 시민들, 그 밖에 모든 대도시 시민들이 자신의 서식처가 영원히 바뀌었음을 실감할 것이다. 군중 속에서 안전했던 공간이 집단 공포의 온상이 되었을 테니까 말이다. 세계의 대도시들은 거대한 과녁처럼 보일 것이다. 수백만 명의 잠재적 사망자들이 쉽게 무너질 고층 건물들에 담겨 있는 과녁이다. 물론 한 번의 공격으로 도시화 현상이 멈출 것 같지는 않다. 히로시마와 나가사키에 떨어진 원자폭탄도 도쿄가 세계 최대 도시가 되는 것을 막지 못한 걸 보면 알 수 있다. 하지만 연거푸 폭탄이 떨어진다면 언젠가 저울추가 넘어갈 것이다. 대도시 중심지가 핵폭탄의 표적이 되면 우리는 전혀 새로운 형태의 '핵겨울'을 맞을지도 모른다. 인류 역사상 유례없는 대규모 인구 이동의 계절이 될 것이다.

한마디로 참으로 나쁜 소식이다. 그리고 그 나쁜 소식이 세계 역사의 무대에 등장하는 것은 장비를 갖춘 SUV 자동차를 몰고 소호로 돌진, 폭탄을 터뜨려버리는 보잘것없는 한 단역배우 때문일지도 모른다. 이 정도 피해를 입힐 수 있는 핵폭탄이 우리가 아는 것만 해도 전 세계에 2만 개나 있다. 인구 60억 명이 사는 지구에는 그 폭탄들 중 하나를 혼잡한 도심에서 터뜨리고 싶어 하는 길 잃은 영혼이 수없이 많다. 두 가지 조건이 만나는 날은 언제가 될까?

폭탄을 실은 SUV 운전자는 종래의 핵 긴장 완화를 내세우는 종래의 정치 논리로는 설득이 안 된다. 상호확증파괴주의(적이 공격할 경우 즉시 보복하여 상대도 전멸시키겠다는 전략_옮긴이)도 그를 막지 못한다. 그저 상호확증파괴가 일어나는 결과만 낳을 것이다. 게임 이론은 자신의 합리적 이익 추구에 관심 없는 행위자를 설명하지 못한다. 핵 억제 이론도 마찬가지이다. 일단 폭탄이 터지면 2차 방어선이란 있을 수 없다. 최악의 시나리오를 막아줄 백신이나 격리조치도 없다. 지도는 있겠지만 그것은 화재와 낙진, 집단 매장의 지도일 것이다. 콜레라 파악을 도왔던 스노의 지도와는 달리 그런 지도는 위협에 대한 이해를 높여주지 못할 것이다. 그저 비극의 내용을 기록할 뿐이다.

인간과 미생물의 긴밀한 망

위험 분야에서 21세기의 유행을 찾자면 화학무기나 생물학무기가 있다. 번식이라는 원초적 욕망에 따라 움직이며 전 세계를 공포로 몰아넣을 바이러스나 박테리아다. 이런 생물학적 공포의 현실성이 높아질수록 밀도의 위험도 폭발적으로 증가하여, 한마디로 감염성 높은 위험이 된다. 과밀한 정주지가 장기적으로 지속될 수 있을까 걱정하는 사람들이 가장 두려워하는 게 바로 최후의 날 시나리오를 현실화할 수 있는 생물학적 위험이다.

인간과 미생물이 긴밀한 망을 이룬 환경에서는 기하급수적 증가의 위력이 잘 드러난다. 몬태나 주 사람 10명에게 에볼라 바이러스를 투여하면 추가로 100명 정도를 더 죽게 할 수 있다. 최초의 희생자가 붐비는 병원에 실려갔느냐 아니냐에 따라 규모는 좀 달라지겠지만 말이다. 반면 맨해튼 시내의 사람 10명에게 에볼라 바이러스를 감염시키면 추가로 100만 명, 아니 그 이상을 죽일 수 있다. 평범한 폭탄은 최초의 목표물이 몇 명이냐에 따라 파괴력이 달라지는데, 어쨌든 파괴력의 증가 정도는 선형적이다. 반면 전염병의 파괴력과 증가세는 기하급수적이다.

2004년 9월 태국의 보건 관료들은 가금류 관련 노동자들에게 백신 주사 프로그램을 시행했다.[156] 서양에서 매년 독감철마다 배포하는 평범한 독감 백신이었다. 전 세계 보건 전문가들이 몇 달이나 이런 조치가 필요하다고 목소리를 높이던 참이었다. 이것은 몹시 의미심장한 현상이다. 통상의 독감 백신은 A형과 B형 독감 균주에만 효과적이다. 고열과 무거운 머리 때문에 일주일 정도 출근을 못하는, 그런 독감이다. 어린아이나 노인이 아니라면 이 때문에 죽는 사람은 거의 없고, 바이러스가 전 세계적 전염병을 일으킬 가능성도 극히 낮다. 그렇기 때문에 과거의 서구 보건 관료들은 지구 반대편의 가금류 노동자들이 독감 백신을 맞았는지 안 맞았는지 조금도 신경 쓰지 않았다.

지금도 서구의 보건 관료들이 실제로 신경 쓰는 것은 보통 조류독감이라고 불리는 H5N1 바이러스로, 사실 통상의 백신으로는 전혀 막을 수 없는 것이다. 그러면 전 세계 보건 단체들이 아시아에 백신을 투여할 것을 그토록 다급히 요청한 이유는 무엇일까? 조류독감이 걱정된다면서 왜 조류독감에 효과가 없는 백신을 처방하는 것일까?

이 질문에 대한 답을 보면, 우리가 브로드 가 사건 이래 질병의 감염 경로 및 박테리아나 바이러스를 움직이는 유전 암호에 대해 얼마나 많은 것을 알게 되었는지 절감하게 된다. 또한 역사의 연속성도 절감한다. 런던 거리에서 스노와 화이트헤드를 괴롭혔던 문제들이 지금 그대로 우리를 좇고 있다. 다만 도시가 아니라 지구로 규모만 커졌을 뿐이다. 구체적인 위협의 내용이 다르고, 어떤 면에서는 좀 더 위태로운 상황이라고도 할 수 있다. 그리고 우리 손에 쥔 무기도 스노가 가졌던 통계적 혜안이나 발로 뛰어다니며 하는 구식 탐정 작업과는 비교가 안 될 정도로 발전한 것들이다. 하지만 우리가 위협에 대처하기 위해서는 여전히 스노와 화이트헤드가 브로드 가 사건에서 했던 방식 그대로 사고하고 헌신해야 한다.

지난 10년간 세계를 휩쓴 조류독감에 대해 무수한 발언과 조치와 분석이 이루어져왔는데, 그 가운데 한 가지 아주 놀라운 사실이 있다. 전 세계적 공황을 불러온 그 바이러스는 우리가 아는 한 아직까지는 존재하지 않는다. 자세히 말해보자. H5N1은 잔인할 정도로 치명적인 바이러스로서 인간이 감염될 경우 사망률은 75퍼센트에 이른다. 하지만 현재 이 바이러스가 전염병을 일으킬 리는 없다. 사람에서 사람으로 직접 전이하는 능력이 없기 때문이다. 닭이나 오리 사이에서는 산불처럼 번질 수 있고, 조류로부터 사람이 옮을 수도 있다. 그러나 감염 고리는 거기서 끝난다. 세상 사람들 모두가 살아 있는 가금류를 직접 다루는 일을 하지 않는 한 H5N1 바이러스는 지구적 재앙을 일으키지 못한다.

그런데 런던이며 워싱턴이며 로마의 보건 관료들은 왜 태국의 가금류 노동자들을 걱정했을까? 아니 애초에 왜 이들이 조류독감을 걱정한 것일까? 그 이유는 미생물에게는 교묘한 돌연변이와 혁신의 재주가 있기 때문이다. 한 가닥의 H5N1 바이러스가 돌연변이를 일으켜 사람 사이에 전염되는 형태로 변신하면 그것으로 상황은 끝이다. 한 번 떠돌기 시작하면, 전 세계적으로 1억 명의 희생자를 낸 1918년 독감 사태가 쉽사리 재현될 것이다.

바이러스는 어떻게 그런 새로운 능력을 얻을까? DNA에 일어나는 무작위 돌연변이를 통해 가능하다. H5N1 바이러스의 입장에서는 확률이 1조분의 1인 유전적 복권에 걸려야 하는 셈이다. 하지만 H5N1 바이러스가 수조 개쯤 떠도는 세상에서는 불가능한 확률도 아니다. 게다가 현실성 높은 시나리오가 하나 더 있다. H5N1 바이러스가 다른 생명체의 유전 암호에서 해당 부분을 빌려오는 것이다. 이것을 유전자 삽입 변이라고 한다. 박테리아나 바이러스 같은 단세포 생물의 DNA 전달기제는 다세포 생물에서 보이는 통제된 하향식 전달기제보다 훨씬 더 난잡하다는 것을 기억하자. 바이러스는 다른 바이러스들과 쉽게 유전자를 주고받는다. 어느 날 아침에 거울을 보았더니 내 갈색 머리칼 속에 붉은 머리칼이 한 줌 섞여 있다고 상상해보자. 1년 동안 회사에서 붉은 머리 동료와 나란히 일을 했더니, 어느 날 붉은 머리 유전자가 칸막이를 넘어와 내 육체에서 발현한 것이다. 진핵생물의 DNA 작동 방식에 익숙한 우리에게는 터무니없는 소리로 들린다. 하지만 박테리아와 바이러스의 소우주에서는 일상적으로 이런 일이 벌어진다.

대부분의 평범한 독감 바이러스들은 사람 사이에 감염이 가능한 유전 정보가 있다. H5N1 바이러스는 통상의 독감 바이러스들과 무척 밀접하므로, 그들로부터 해당 암호 몇 줄을 빌려와 사람 사이의 감염 능력을 얻는 일도 그리 어렵지는 않을 것이다. 돌연변이를 통해 정확한 염기서열을 발명해내는 것보다는 확실히 쉬울 듯하다.

바로 이 때문에 전 세계가 갑자기 태국 가금류 노동자들의 백신 주사에 관심을 쏟은 것이다. 세계는 H5N1 바이러스를 보통의 독감 바이러스들로부터 가급적 멀리 떨어뜨려 놓고 싶은 것이다. 두 바이러스가 사람 숙주 안에서 만나면 훨씬 더 무서운 H5N1 균주가 탄생할 것이다. 1918년에 세계를 휩쓴 독감균만큼 감염성이 높고, 그보다 몇 배는 더 치명적일 것이다. 게다가 새로운 바이러스가 만날 오늘날의 세상은 1918년보다 훨씬 더 긴밀하게 얽혔고 조밀하게 뭉친 공간이다.

유전자 삽입 변이의 위력을 실감하려면 브로드 가 전염병을 떠올리면 된다. 1996년 하버드 대학에 재직 중이던 두 과학자 존 메칼라노스와 매튜 K. 왈도르는 콜레라균의 살인 본능이 어디서 유래하는지 밝혀냈다. 콜레라균은 두 가지 공격 무기가 있다. 소장에서 기하급수적으로 번식하도록 하는 TCP 단백질과 숙주의 탈수 현상을 일으키는 콜레라 독소다. 메칼라노스와 왈도르는 이 콜레라 독소 유전자가 외부로부터 조달된 것임을 밝혀냈다. CTX 파지라는 바이러스로부터 온 유전자였다. CTX 파지가 제공하는 유전자가 없다면 콜레라균은 병원체가 되는 법을 알지 못한다. 전혀 다른 종으로부터 유전 정보를 빌려와 살인마가 된 셈이다.

박테리오파지와 박테리아 사이의 거래는 전형적인 공진화 발달의 예이다. 두 생명체가 유전자 수준에서 힘을 합쳐 서로 번식 능력을 높인다. CTX 파지는 콜레라균 내부에서 증식하고, 그 대가로 박테리아가 다른 숙주를 감염시킬 확률을 높여준다. 이상한 말이지만,

콜레라균은 타고난 살인마는 아닌 셈이다. CTX 파지가 있어야 그 음험한 면모를 드러낼 수 있다.[157]

이렇다 보니 H5N1 바이러스와 보통의 인간 독감 바이러스 사이에 유전자 혼합이 일어날까봐 걱정하는 것도 당연하다. 다만 종간 유전자 전이를 미리 예상할 정도로 우리의 능력이 발전했다는 사실은 위안으로 삼아도 좋을 것 같다. 존 스노가 19세기 중반에 콜레라의 수인성을 확인했을 때, 그는 근본적인 인식의 한계를 우회할 방법으로 몇 가지 한정된 과학과 통계를 이용하는 수밖에 없었다. 스노가 좇는 생명체는 눈으로 보기에는 너무 작아서 직접 인지할 수 없었고, 간접적으로 탐지해야 했다. 붐비는 거리와 건물에 드러난 삶과 죽음의 패턴을 통해서 말이다. 이제 우리는 그 공간적 차원을 정복했다. 박테리아계를 얼마든지 시각적으로 탐사할 수 있다. 심지어 DNA 분자 가닥과 DNA들을 한데 묶는 원자 결합까지 훔쳐볼 수 있다. 지금 우리가 직면한 인식상의 한계는 이와는 종류가 다르다. 공간적 한계가 아니라 시간적 한계다. 우리가 사용하는 방법론적 도구들은 스노가 사용했던 것과 동일하다. 다만 아직 존재하지 않아서 볼 수 없는 바이러스를 좇는 데 사용한다는 점이 다르다.

태국의 독감 백신은 미래에 날리는 선제공격이었다. H5N1 바이러스가 언제 사람 사이의 감염 능력을 갖게 될지는 아무도 모른다. 이론적으로는 영원히 그런 형질이 발현하지 않을 가능성도 있지만, 그렇다고 해도 등장에 대비하는 게 합리적인 대응이다. 정말 그런 균주가 등장해 일단 퍼져나가기 시작하면, 펌프 손잡이처럼 간단히 제거해버릴 방도가 없기 때문이다.

그래서 태국의 가금류 노동자들에게 백신을 주사하라고 한 것이고, 터키에서 발생한 이상한 철새 이동 소식에 로스앤젤레스 사람들이 겁을 내는 것이다. 그리고 브로드 가 사건을 이해하는 데 필수적이었던 패턴 인식 능력, 토박이 지식, 질병 지도 작성은 지금도 더없이 소중하다. 그러므로 각국 정부와 국제기구들은 공중보건 기관에 대한 지속적 투자를 중차대한 사명으로 여겨야 한다. H5N1 바이러스가 A형 독감 바이러스의 DNA에서 적절한 유전자 조각을 빌리는 날이면, 우리는 전염병이 믿기 힘든 속도로 전 세계 대도시들을 누비는 광경을 속수무책으로 보게 될 것이다. 도시의 인구 밀도는 엄청나게 높고 세계는 제트기를 통해 하나로 묶여 있으므로 수백만 명이 몇 달 만에 죽을 수도 있다. 1918년 규모의 재앙이 불가피하리라 예상하는 전문가도 있다. 1억 명이 죽고 그들이 대부분 대도시 거주자라면 지구의 도시화 추세가 궤도를 이탈할까? 해마다 허리케인이 불어오듯이 감기철마다 그런 전염병이 발생하지 않는 이상 그럴 일은 없을 것 같다. 하지만 9·11 사건이 뉴욕 시민들에게 남긴 뿌리 깊은 상흔을 생각해보자. 모두들 도시에 머물러도 안전한지 고민하고, 또 고민했다. 물론 거의 모두가 남는 편을 택했고, 뉴욕의 인구는 놀랍게도 계속 불어나고 있다. 발전도상국에서 유입되는 이민 인구 덕분이다.

하지만 2001년 9월에 벌어진 일이 마천루 붕괴로 뉴욕 시민 2,500명이 죽은 게 아니라 독감으로 50만 명이 죽었다고 상상해보자. 2001년은 뉴욕 역사상 가장 극적으로 인구가 감소한 해라는 불명예스런 기록을 안았을 것이고, 상대적으로 안전한 교외로 피난 가는 사람의 수는 사망자의 수를 넘어섰을 것이다. 나와 아내는 도시에서 아이들을 키우는 데 열성적으로 찬성하는 입장이다. 하지만 몇 달 만에 뉴욕 시민 50만 명이 죽어나간다면 우리도 아마 다른 곳에 집을 구할 것이다. 물론 대단히 안타까운 마음으로 그럴 것이고, 몇 년 뒤에 사태가 진정되면 다시 도시로 돌아오리라는 희망을 품겠지만 말이다. 하지만 어쨌든 이사를 갈 것임에는 틀림이 없다.

게놈 혁명과 유전공학

진화의 산물이든 유전공학의 산물이든, 살아 있는 생명체가 도시 행성으로의 변모에 위협이 될 수 있는 건 사실이다. 우리는 향후 수십 년간은 미생물들의 공격에 취약해질 것이다. 그동안은 미생물들의 DNA가 인류의 상당수를 죽일 만한 전염병을 퍼뜨리는 능력을 지니고 있어도 손쓸 방법이 없을 것이다. 하지만 희망적인 소식도 있다. 10년이 될지 50년이 될지 몰라도 어떤 시점이 되면 인류의 무방비 기간은 끝날 것이고, 위협은 수면 아래로 가라앉을 것이다. 소아마비, 천연두, 수두 등 과거의 생물학적 위협들처럼 잠잠해질 것이다.

　실제로 이런 시나리오가 펼쳐지면 그때 인류는 이제까지와는 좀 다른 종류의 지도를 가지고 전염병의 위협을 겪을 것이다. 거리 주민들의 생사나 조류독감 발생 패턴을 기록한 지도가 아니라, 이중 나선 형태로 존재하는 뉴클레오티드들의 지도이다.

　지난 10년 동안 우리는 생명의 유전자 구조를 분석하는 능력을 엄청나게 발전시켜왔는데, 여러 각도에서 볼 때 그마저도 게놈 혁명의 시작에 불과한 것 같다. 유전자가 생명체를 만드는 방식을 이해하는 데는 이미 놀라울 정도의 진전이 있었지만, 이해한 것을 적용하는 일은 이제 막 결실을 맺기 시작했다. 특히 의학 분야에서 그렇다. 10년이나 20년이 지나면 우리는 새로 발견된 박테리아의 유전자 조성을 분석하자마자 컴퓨터 모델링을 이용, 단 며칠 만에 효과적인 백신이나 항바이러스제를 개발할 수 있을지도 모른다. 그때의 주된 과제는 약품을 생산하고 배달하는 일이 될 것이다. 어떤 악독한 바이러스에 대해서든 치료책은 만들 수 있겠지만, 질병을 얼른 차단하기에 충분한 양의 약제를 생산할 수 있느냐가 문제인 셈이다. 그때는 새로운 도시 기반시설이 필요할지도 모른다. 21세기식 바잘젯의 하수망이라고 할 수 있는 것, 가령 도시마다 백신 생산 공장을 두어 전염병이 등장하는 즉시 백신 수백만 개를 만들어내는 시설 같은 것이다. 사실 그전에 발전도상국에서는 공중보건 담당 기관부터 설립해야 할 것이다. 현재 아예 그런 조직이 없는 곳도 있으니 말이다. 또한 산업화된 국가에서도 다시 공중보건에 관심을 기울여야 하는데, 특히 미국이 그렇다. 어쨌든 우리는 떠오르는 위협을 처리하기에 충분한 도구를 갖게 될 것이다. 활용도 똑똑하게 잘해야겠지만 말이다.

20세기의 인간 대 바이러스의 전투는 미생물의 진화 속도와 거의 동일한 시간 차원에서 이루어졌다. 전형적인 다윈식 무기 경쟁이었다. 사람은 지난해 가장 증식력이 좋았던 독감 바이러스를 취하여 그것을 바탕으로 백신을 만든 뒤 인간의 면역 체계에 퍼뜨린다. 그러면 바이러스는 백신을 에두를 새로운 방법을 진화시키고, 사람은 새로운 골칫거리를 해결할 수 있기를 바라며 새로운 백신을 만든다. 하지만 게놈 혁명이 이루어지면 사람의 방어 메커니즘은 미생물의 진화보다 훨씬 더 빠른 속도로 돌아가기 시작할 것이다. 예년에 바탕한 임시방편 백신으로 만족하지 않아도 된다. 미래의 변이를 예상하여 앞을 내다보면서, 현재 활약 중인 바이러스에 꼭 맞는 실시간 대응을 할 수 있게 될 것이다.

생명의 구성단위에 대한 지식은 기하급수적인 속도로 증가하고 있다. 이른바 무어의 법칙이라고 불리는 연산 능력의 기하급수적 발전에 힘입은 바가 크다. 반면 생명의 구성 요소들은 그 자체로 더 복잡해지는 건 아니다. A형 독감 바이러스의 유전자는 여덟 개뿐이다. 물론 미생물의 장기인 유전자 삽입을 활용하면 여덟 개의 유전자로도 엄청나게 많은 변이를 이룰 수 있다. 하지만 그 가능성도 결국에는 유한한 것이고, 2025년경의 기술이 자랑할 모델링 능력에는 상대가 되지 않을 것이다.

현재 우리가 미생물들과 무기 경쟁을 벌이는 이유는 우리가 그들과 동일한 수준에서 움직이기 때문이다. 바이러스는 적인 동시에 우리를 위해 일하는 무기 제조업자이기도 하다. 하지만 우리가 순식간에 분자 구조를 분석하고 기본형을 알아낼 수 있는 시대가 되면 접근법 자체가 바뀔 것이다. 이미 질병에 대한 지식의 복잡도는 미생물 자체의 복잡도보다 훨씬 더 빠른 속도로 증가하고 있다. 머지않아 미생물들은 우리와 경쟁할 수 없을 것이다.

그런데 어쩌면 무기 경쟁이 비유가 아닌 현실이 될 수도 있다. 독감 바이러스 스스로 유전공학에 맞설 만큼 복잡해질 수는 없다 해도 유전공학이 바이러스를 '무기화'하는 데 쓰인다면 어떨까? 유전공학이 궁극적으로 미생물의 진화를 이겨낸다 해도, 바이러스 자체가 유전공학의 산물일 때는 상황이 다르지 않을까? 첨단기술이 소규모 집단의 손에 쉽사리 들어감으로써 생기는 비대칭 전쟁 추세도 생물무기가 결부되면 더욱 더 위험해지지 않을까? 가내 제조 폭탄으로 무장한 자살 테러리스트가 군인을 인질로 삼을 수 있을 정도라면, 무기화한 바이러스로는 무슨 끔찍한 일인들 못할 게 있을까?

폭탄과 생물무기의 결정적 차이는, 폭탄에는 백신이 없지만 생물무기에는 백신이 있다는 점이다. DNA에 바탕을 둔 무기는 방출 이후에도 얼마든지 효과적으로 무력화할 방법이 있다. 조기 탐지 및 경로 추적, 격리, 빠른 백신 생산, 항바이러스제 등 방법은 여러 가지이다. 반면 뇌관을 제거한 폭탄은 절대 무력화할 수 없다. 그러므로 혼잡한 장소에서 제 목숨을 희생하도록 사람을 꼬일 수 있는 정치 이데올로기나 종교 이데올로기가 존재하는 한, 인류 문명에는 언제까지나 자살 폭탄 테러리스트가 존재할 것이다. 그러나 DNA에 기반한 무기는 다르다. 생물무기를 설계하는 테러리스트가 한 명이라면 치료법을 연구하는 과학자는 1,000명일 것이기 때문이다. 물론 악랄한 실험실이 설계한 전염성 인자가 세상에 방출되는 일이 있을 수 있다. 그 때문에 전염병이 돌아 수천 또는 수백만 명이 죽는 일도 최소한 상상해볼 수는 있다. 특히 우리의 방어 도구가 완전히 갖추어지지 않은 향후 몇십 년 내에 공격이 벌어진다면 정말 그럴 만도 하다. 하지만 결국에는 우리의 방어 도구가 이 문제까지 극복할 가능성이 높다고 본다. 방어 도구는 유전학에 대한 이해를 바탕으로 만들어지고, 방어 도구 개발에 투입될 자원은 무기 개발에 투입될 자원보다 훨씬 많을 것이기 때문이다. 물론 세계 각국이 생물무기 개발을 금한다는 가정하에 하는 이야기이다.

생물무기 테러는 미래에 충분히 있을 수 있는 일이며, 인류의 전쟁사에서도 가장 섬뜩한 장이 될지도 모른다. 하지만 장기적으로는 생물무기도 인류의 도시 행성으로의 이행을 위협하지 못할 것이다. 우리가 방어 백신 및 기타 처방에 대한 과학 연구를 계속 장려하고, 설령 국가라 해도 생물무기를 개발하지 못하도록 똑바로 감시한다면 말이다.

이 전투에서도 스노의 지도가 남긴 교훈은 필수적이다. 생물학적 공격의 독특한 위협은 감염 인자가 처음 노출되고 몇 주가 지나도록 우리가 그 사실을 알아차리지 못하기 쉽다는 점이다. 누군가 치밀하게 계획해 도시에 전염병을 퍼뜨릴 경우, 가장 큰 문제는 백신이 없는 게 아니라 백신을 개발하기에는 너무 늦을 때까지 발병 사실을 인지하지 못하는 것이다. 이 새로운 현실과 싸우려면 21세기판 스노의 지도가 필요하다. 도시의 신진대사라고 할 수 있는 시민들의 생사 흐름과, 병든 자와 건강한 자가 번갈아 오르내리는 운명의 노선을 매일 기록하여 가시적인 패턴으로 편집하는 것이다.

우리에게는 생물학적 공격을 물리칠 탁월한 도구들이 있겠지만, 방어 조치들을 적용하기에 앞서 일단 공격을 파악할 수 있어야 한다. 염기서열 분석기나 항바이러스제 대량 생산 시설처럼 스노에게 생경한 기술들을 동원하기에 앞서 스노도 단박에 알아볼 기술을 펼쳐야 한다. 따라서 우리는 지도를 만들 것이다. 집집마다 설문하여 수집한 데이터를 손으로 가공한 지도가 아닐 뿐이다. 위험 가능성이 높은 도심 공기를 감시하는 센서들로 엮은 정교한 감지망, 환자들에게 나타난 이상한 증상을 보고하는 병원의 1차 진료 담당자, 수질 오염 징후를 감시하는 공공 급수 시설 등에서 얻은 데이터로 그린 지도일 것이다.

윌리엄 파가 영국의 사망률 통계를 주 단위로 취합하자는 생각을 한 이래 거의 200년이 흘렀고, 파가 개척한 기법은 이제 그가 입을 딱 벌릴 정도로 정교해지고 폭넓어졌다. 빅토리아 시대 사람들은 배양 접시에서 헤엄치는 미생물 생명체들을 볼 수 없었다. 하지만 오늘날에는 라스베이거스의 센서에서 의심스런 분자가 하나 걸리면, 몇 시간 만에 애틀랜타에 있는 질병통제예방센터 담당자들이 조사에 나선다.

핵무기에 대해서는 이처럼 낙관할 근거가 별로 없다. 독감 바이러스의 위협을 무력화할 기술은 여러 분야의 연구를 통해 얻을 수 있다. 바이러스 자체를 이해하고, 인간의 면역 체계와 호흡계의 작동 방식을 이해함으로써 얻을 수 있다. 치명적 전염병에 맞설 참신한 방법을 찾고자 매년 수십억 달러의 자금이 투입되고, 수천 명의 과학자가 땀을 흘린다. 반면 핵폭발을 무력화하는 방법은 아무도 연구하지 않는다. 핵폭발을 무력화하기란 불가능하다는 것이 지극히 합리적인 결론이기 때문이다. 핵무기 탐지에 대해서는 몇 가지 진전을 이룬 바 있다. 모든 핵 기기는 방사성 신호를 방출하므로 센서로 추적하면 된다. 하지만 탐지만으로는 온전히 안심할 수 없다.[158] (바이러스에 대해서도 발생 사실을 탐지하는 능력밖에 없다면 장기적으로 전염병과의 싸움은 미래가 불투명할 것이다.) 방사성 물질의 피해를 막아주는 약품 연구가 몇 가지 측면에서 희망적으로 보이고, 실제 그런 기술로 도시에 폭탄이 터졌을 때 수백만 명의 목숨을 살릴 수는 있겠지만, 애초에 폭발 자체로 인해 몇백만 명이 죽는 것은 어쩔 수 없을 것이다.

방정식의 위험 항만 놓고 보면 전염병과 핵폭발이 향후 몇십 년의 미래에 가할 위험이 똑같이 막대해 보인다. 도시의 인구 밀도와 제트 비행 덕분에 악독한 바이러스가 전 세계로 쉽게 퍼질 수 있게 되었다. 또한 구소련의 해체와 기술 전문가의 득세로 방사성 물질을 획득하고 폭탄을 제조하는 일이 쉬워졌다. (이 글을 쓰는 2006년 현재, 세계는 이란이 핵 프로그램을 재개한 것을 두고 논란이 분분하다.) 하지만 방정식의 반대 항, 즉 위협을 무력화할 능력 측면을 보면 이야기가 달라진다. 바이러스를 무해하게 만드는 능력은 기하급수적으로 발달하는 반면, 핵폭발로 인한 피해를 되물리는 능력은 아예 존재하지 않는다. 기술적으로 가능한 날이 온다는 조짐도 전혀 없다.

어떤 면에서 보면 핵 문제는 인류가 영원히 풀지 못할 숙제일지도 모른다. 결국 문제는 불량 국가나 테러리스트 집단이 이 도구에 얼마나 자주 손을 대느냐. 어쩌면 도시를 겨냥한 핵폭발은 100년에 한 번 찾아오는 폭풍 같은 존재일지도 모른다. 1세기에 한 번 폭탄이 터져 수백만 명이 죽고 전 세계가 공포에 떤다. 그러다 서서히 일상으로 돌아간다. 끔찍한 재앙이긴 해도 이런 빈도라면 장기적으로 도시의 지속가능성에는 해가 없을 것이다. 하지만 비대칭 전쟁 추이가 가속화하고 자살 폭탄 테러리스트들이 10년마다 폭탄을 터뜨리는

세상이 온다면, 위의 예상은 어느 하나도 들어맞지 않을 것이다.[159]

도시적 삶의 모형을 유지하기 위한 의무

도시 행성으로의 이행은 비가역적 현상이 아니다. 처음에 도시 혁명을 추동했던 바로 그 힘들, 과밀한 도시적 삶의 규모와 관계가 방향을 바꾸어 우리를 겨눌 수도 있다. 악랄한 바이러스나 핵무기가 다시 한 번 도시를 대량 살상과 공포의 공간으로 만들 수 있다. 150년 전 스노와 화이트헤드가 활약한 덕분에 가능해진 지속가능한 도시적 삶의 모형을 앞으로도 살아 숨 쉬게 하려면, 우리는 최소한 다음 두 가지 사항을 의무적으로 이행해야 한다. 첫 번째 의무는 과학의 통찰력을 공공 정책의 장에서 철학적으로 받아들이는 것이다. 스노가 죽은 지 몇 년 뒤에 시작된 위대한 다윈 혁명으로부터 파생한 분야들, 즉 유전학, 진화 이론, 환경과학 등의 통찰력이 특히 중요하다. 스노가 살았던 시대에는 과학적 기법을 공중보건 문제에 합리적으로 적용하는 것이 안전의 지름길이었다면, 현재의 안전은 바이러스와 박테리아가 향후 몇십 년 안에 택할 진화 경로를 예측할 수 있어야 보장이 가능하다. 예나 지금이나 미신은 진실을 위협하는 정도를 넘어 국가 안전을 위협한다.

두 번째 의무는 브로드 가 사건의 여파로 탄생한 공중보건 체계에 다시 한 번 관심을 기울이는 일이다. 깨끗한 상수 공급, 위생적인 쓰레기 제거 및 재활용 체계, 한발 앞선 백신 프로그램, 질병 탐지 및 경로 추적 프로그램 등을 선진국이나 발전도상국 모두 수행해야 한다. 19세기 사람들은 콜레라 때문에 세계가 유례없이 긴밀하게 얽혀 있음을 깨달았다. 한 지역의 공중보건 문제가 삽시간에 전 세계로 퍼져나가는 것을 보았다. 거대도시와 제트기의 시대에는 그 긴밀한 연결이 좋은 쪽으로든 나쁜 쪽으로든 더욱 더 두드러질 것이다.

두 가지 면에 관한 지난 몇 년간의 상황은 그다지 고무적이지 못하다. 지적설계론이 '이론'이랍시고 법정과 여론을 무대로 끈질기게 다윈 모형에 도전하고 있다. 미국은 기존의 핵무기를 없애는 일보다 새로운 핵무기를 제안하는 일에 더 많은 돈과 시간을 쏟아붓고 있다. 미국의 1인당 공중보건 예산은 내리막 추세이다. 글을 쓰는 지금, 앙골라는 10년 만에 발병한 최악의 콜레라로 신음하고 있다.[160]

하지만 우리의 현 상황이 어둡게 여겨질 때에는 아주 오래전에 런던의 거리에 섰던 스노와 화이트헤드를 생각해야 한다. 그때 인간이 콜레라의 마수에서 벗어날 길은 없는 것처럼 보였고, 미신이 다스리는 세상은 운명인 듯했다. 그러나 결국 최소한 현재의 우리가 서 있는 자락까지 와서 뒤돌아보면 승리한 것은 이성의 힘이었다. 펌프 손잡이가 제거되고, 지도가 작성되고, 독기 이론이 끝을 맞고, 하수망이 건설되고, 물이 깨끗해졌다.

그런 특별한 성취를 이루었던 브로드 가 사건은 한편으로 곤경에 처한 우리에게 궁극의 위안을 준다. 오늘 우리 앞에 놓인 위험이 아무리 심대하더라도, 그것은 모두 풀어볼 만한 숙제일 것이다. 기저에 놓인 문제를 제대로 인식하고, 미신이 아니라 과학의 목소리를 듣고, 진정한 해답을 담고 있을지도 모르는 반대 의견에 늘 귀를 기울인다면, 우리가 마주한 전 지구적 과제들을 굳이 자본주의가 초래한 묵시록적 위기나 인류의 오만이 마침내 대지의 균형을 깨뜨린 결과라고 볼 필요는 없다. 그만큼 두려운 위기들을 인류는 이미 숱하게 경험했다. 유일한 문제는 1,000만 명, 아니 그 이상이 죽어나간 뒤가 아니라 그러기 전에 위기를 피해 순항할 수 있겠는가 하는 점이다. 따라서 그렇게 하는 것만이 우리가 할 일이다.

이 이야기는 1854년 9월 런던에서 일어났던 역사적 사건들을 재구성한 것이다. 여러 목격자가 남긴 기록, 그리고 질병 종식 이후 몇 달간 권위자들이 수행했던 철저한 조사 결과를 1차 자료로 삼았다. 본문 중에 실제 대화처럼 처리된 것은 이들 자료에서 그대로 인용한 것이며, 이름이나 시기 등이 모호한 경우에는 본문이나 주석에 그 내용을 밝혔다. 여기서 문학적 글쓰기 기법을 도입한 게 있다면, 어느 시점에 주인공의 마음에 어떤 생각이 떠오른 것처럼 그 속내를 묘사할 때다. 물론 사건이 일어난 당시나 이후에 그들에게 그런 생각이 떠올랐다는 분명한 역사적 기록이 있는 경우에 한했다. 정확히 언제 처음으로 그런 생각이 떠올랐겠는가 하는 점만 추측했을 뿐이다.

이 책을 쓰던 중에 나는 거의 20년간의 내 발자취가 바로 이 책을 쓰기 위한 준비였음을 깨달았다. 계기는 전염병에 대한 문화적 대응을 주제로 대학 논문을 쓰기로 한 것이었다. 나는 몇 년 뒤 대학원을 다닐 때는 빅토리아 시대의 도시 소설에 관심을 가졌다. 특히 당시 작가들이 런던이라는 너무나 압도적인 존재를 표현하는 데 얼마나 큰 상상력의 한계를 경험했는가 하는 대목에 관심이 있었다. 대학원에서 나를 이끌어준 교수와 친구들, 로버트 숄즈, 닐 라자루스, 프랑코 모레티, 스티븐 마커스, 고 에드워드 사이드에게 감사한다. 그들은 지성과 인내로 나를 브로드 가까지 인도해주었다.

원고를 읽고 고칠 점을 알려주고 의견을 제시해준 분들께 큰 빚을 졌다. 칼 짐머, 폴 밀러, 하워드 브로디, 나이젤 파네스, 피터 빈텐-요한센, 톰 코치이다. 또한 셔윈 널랜드, 스티븐 핑커, 랄프 프레리히스, 존 메칼라노스, 살리에 파텔, 스튜어트 브랜드 같은 여러 학자가 원고의 특정 부분에 대해 조언해주고 내 질문에 답해주었다. 연구 조수 이반 애스크위드는 이번에도 소중한 조력자였으며, 러셀 데이비스도 마지막 순간까지 런던 거리와 도서관에서 얻은 귀중한 정보를 보태주었다. 물론 실수가 있다면 모두 내 잘못이다.

자료를 개방해준 하버드 대학교 도서관, MIT 도서관, 뉴욕 대학교 도서관도 고맙다. 특히 런던에 있는 의학 역사 및 이해를 위한 웰컴 라이브러리와 무적의 대영도서관에서 큰 도움을 받았다. 콜린데일에 위치한 대영도서관 부속 신문도서관도 요긴했다. 〈와이어드〉와 〈디스커버〉의 편집자인 스티브 페트라네크, 데이브 그로건, 크리스 앤더슨, 테드 그린왈드, 크리스 베이커, 마크 로빈슨, 로브 레바인은 지난 몇 년간 내가 이 책 마지막 장의 주제에 대해 탐구하는 것을 곁에서 도와주었다. 내가 즐겁게 런던을 방문할 수 있게 해주고 애초에 런던에 대한 책을 쓰도록 부추겼던 친구들, 휴 워렌더, 리처드

로저스, 루시 로저스, 루 로저스, 브라이언 이노, 헬렌 콘포드, 스테판 맥그라스도 고맙다.

리버헤드 출판사의 홍보팀원인 킴 마자르, 매튜 벤존, 줄리아 플라이샤커의 지원에 정말 감사한다. 이 책을 쓰면서《바보상자의 역습Everything Bad Is Good For You》에 쏟아진 언론의 포화를 견뎌야 했는데, 그들의 도움이 없었다면 나는 살아남지 못했을 것이다. 동시에 100만 가지 업무를 관리할 줄 아는 라리사 둘리에게도 감사하며, 불굴의 편집자 션 맥도널드에게도 감사한다. 션은 내 책을 한 권 이상(2권) 만든 최초의 편집자가 되었다. 그리고 내 대리인 리디아 윌스는 내가 지난 책들에서 감상적인 발언을 잔뜩 한 이후 한껏 의기양양해졌기 때문에, 이번에는 언급조차 하지 않으려고 한다.

항상 감사 인사의 시작과 끝은 가족에게 돌아간다. 나의 가장 가까운 독자인 아내 알렉사와 우리 아이들, 클레이, 로완과 닷새 전에 태어난 우리 막내 딘에게 고마움을 전한다.

브루클린에서, 2006년 7월

도시 문명의 미래를 성찰하는
논픽션 드라마

1854년 여름. 빅토리아 시대의 한가운데에서 바야흐로 세계 최대의 도시로 성장하고 있는 런던. 가난한 이들이 살던 소호 지역의 브로드 가를 중심으로 악독한 콜레라가 발병한다. 불과 열흘 만에 진원지로부터 반경 225미터 이내에 거주하던 사람들 중 500명 이상이 쓰러지고, 특히 브로드 가에서는 열 명 중 한 명꼴로 사망자가 속출했던, 그야말로 끔찍한 재앙이었다. 이전에도 그런 일이 없었던 것은 아니지만, 이토록 삽시간에 이토록 많은 희생자가 난 것은 전무후무한 일이었다. 주말 동안 시골로 여행을 다녀왔더니 동네 사람들 십분의 일이 장의차에 실려 갔다면, 대체 어떤 기분이겠는가?

당시는 의학이 하나의 과학으로 채 정립되지 못한 시기였다. 콜레라가 세균에 의해 전염된다는 사실도 알려지지 않았다. 아니, 세균이라는 것이 무엇인지조차 알려지지 않았다. 제대로 된 진단이 내려질 리 만무했고, 제대로 된 처방이 존재할 리도 만무했다.

이때, 의학 탐정 둘이 등장한다. 런던 제일의 마취 전문가로 검증

되지 않은 권위보다 스스로의 과학적 통찰을 믿었던 존 스노 박사, 그리고 브로드 가 토박이로 지역 주민들이 꾸리던 삶의 방식을 깊이 이해하고 또 연민했던 헨리 화이트헤드 목사. 이 두 사람은 무시무시한 전염병의 뒤를 좇는 동지가 된다.

나이팅게일을 비롯해, 저명했던 당시의 의료계 인사들은 콜레라가 유독한 공기를 통해 감염된다고 믿었다. 그 이론을 반박할 증거를 모으고, 콜레라가 물로 퍼진다는 새로운 가설을 세우고, 새 가설을 뒷받침해줄 통계 자료를 모으는 일은 결코 쉽지 않았다. 두 사람은 어깨를 걸고 이 쉽지 않은 일을 해낸다. 비극의 근원이 브로드 가 펌프임을, 누가 그 우물에 최초로 콜레라 환자의 배설물을 쏟았는지, 그리하여 엄청난 비극이 초래됐는지 끝끝내 알아낸 것이다. Q. E. D, 증명 종료. 과학으로 도시를 환난에서 구한 작은 영웅들에게 박수를.

오늘날, 이들 의학 탐정 둘이서 한 일이 무엇이었는지는 한마디로 말할 수 있다. 과학적 역학疫學 조사다. 대규모 발병의 현상을 통계적으로 분석하고, 그로부터 감염 경로와 원인을 밝혀내는 일. 하지만 두 사람이 살던 시대에는 그 당연한 일이 그렇게 당연하지 않았다. 모든 것을 새로 발명해야 했다. 새로운 콜레라 전염 이론을, 새로운 통계 분석 기법을 말이다.

《감염 도시》는 그 과정을 마치 탐정소설처럼 보여준다. 압축된 시공간에서 주인공들이 콜레라라는 보이지 않는 위협에 맞서는 이야기는, 아닌 게 아니라 정말 한 편의 긴박한 스릴러 같다. 그들이 점차 포위망을 좁혀 들어감에 따라 독자의 긴장도 서서히 고조되는데, 마침내 병원균의 발원지를 지목하는 대목에 이르면 손아귀에 들었던 힘이 절로 풀린다.

작다면 작은 이야기다. '존 스노가 콜레라의 수인성을 주장하였다'는 한 문장으로 요약할 수도 있겠다. 하지만 저자가 지적하듯 이 일화의 밑바탕에는 수많은 변화의 물결들이 흐르고 있었다. 의학계에서는 전통적인 독기 이론과 이를 부정하는 세균 감염론이 충돌하고 있었고, 과학계에서는 통계 분석과 도표 제작이 본격적으로 이뤄지던 참이었다. 사회적으로는 보건 당국이 정부에 갓 자리를 잡던 중이었고, 하수시설이라는 천재적인 도시 하부구조가 형성되는 시점이었다. 저자는, 펌프 손잡이를 빼내는 주인공들의 사소한 대응조치가 자신들도 모르게 도시 문명의 향방을 크게 뒤바꾸어냈다고 말하고 싶은 것이리라.

그런데 어떤 독자에게는 이 책에서 상당 분량을 차지하는 결론 및 에필로그의 내용이 생뚱맞아 보일 수도 있겠다. 제법 감동적인 역사 드라마의 막을 내리면서, 갑자기 인터넷이니 백신 경보 체제니, 핵무기니 하는 장광설을 늘어놓을 게 뭐람?

역자인 내 생각은 좀 다르다. 후반부에 다룬 이야기는 사족이 아니라 방점이다. 저자는 도시 문명의 미래를 성찰하는 데 필요한 하나의 실마리로서 이 드라마를 상영했다. 저자가 보기에 도시 문명을 위협할 상대는 두 가지, 핵무기와 전염병이다. 다만 전자에 대해서는 어떠한 백신도 마련할 수 없으므로 일단 논외로 하고, 후자의 위험을 다스릴 방법을 생각해보자는 것이다. 대응 방법이란 바로 우리 주인공들이 만들었던 것과 같은, 하지만 인터넷 등의 연결망과 진지하고 열정적인 아마추어들의 토박이 지식으로 한층 '업그레이드'된 지도이다. 도시가 빚어내는 폐해로도 지적받는 높은 밀도가 새로운 인터페이스에 바탕한 현대 문화에서는 오히려 장점이 될 수 있음을 지적한 셈이다.

'유령의 지도The Ghost Map'라는 원제에 저자의 의도가 잘 담겨 있는 듯도 싶다. 역자 생각에 '유령'은 '메멘토 모리', 즉 '죽음을 기억하라'는 메시지다. 오늘날과는 비교가 안 될 정도로 압도적인 공포에 휩싸였던 옛 사람들의 죽음을 기억함으로써, 우리 문명을 돌아보자는 것이다. 도시 문명은 한 번도 당연한 삶의 형태였던 적이 없다. 한편, '지도'는 용감하고 현명한 인간들의 대응을 상징한다. 이야기 속의 콤비가 사용했던 보로노이 다이어그램이든, 우리가 즐겨 쓰는 인터넷이든 말이다. 과학적이고 합리적인 대처를 통해 도시 문명은 붕괴를 스스로 막아왔고, 앞으로도 그럴 수 있으리라는 희망의 단어이기도 하다.

이 책을 쓴 스티븐 존슨이 현대 과학 문명의 미래에 줄곧 관심을 가져왔다는 사실을 알면, 역자의 해석이 큰 과장은 아니라고 보아주실 수도 있겠다. 스티븐 존슨이 앞서 쓴 책들은 네 권으로, 모두 우리말로 번역돼 있다.《무한상상 인터페이스Interface Culture》(2003)는 인터넷 등 새로운 인터페이스가 문화에 미친 영향을 다뤘다.《바보상자의 역습》(2006)에는 곧잘 비난의 대상으로 거론되는 대중문화가 실은 우리를 똑똑한 방향으로 진화시켜왔다는 주장을 담았다. 《이머전스Emergence》(2004)는 스티븐 존슨이라는 이름을 널리 알린 책인데, 현대 문명과 학문의 새로운 속성인 '창발성'의 원리를 소개했다. 《굿바이 프로이트Mind Wide Open》(2006)는 오늘날 미래 학문의 중심으로 뜨겁게 부상 중인 뇌과학의 발전상을 소개한 책이다. 보시다시피, 존슨의 관심은 과학과 문화를 가로지르는 지점에 있다. 《감염 도시》도 그 연장선에 놓여 있음은 물론이다.

역사학자도 아니고, 소설가는 더더욱 아닌 저자가 역사적 일화를 소설 형식으로 그린 책을 내놓았다. 그러면서도 궁극적으로 하고 싶었던 말, 즉 문명의 미래에 대한 사변을 빠뜨리지 않는다. (미국인인 저자에게 9·11 세계무역센터 붕괴 사건은 분명 커다란 영향을 끼쳤을 것이다.) 덕택에 역사책과 과학책의 경계, 픽션과 논픽션의 경계, 기록과 주장의 경계에 놓이게 된 이 책이 우리 독자들에게는 어떤 의미로 읽힐까? 역자로서 꽤 궁금한 대목이다.

처음 번역할 당시에는 이 책이, 저자가 한 박자 쉬어가는 마음으로 지은 소품이겠거니 했다. 그러나 작업을 마치고는 생각이 바뀌었다. 이 책으로 저자의 탐색 작업이 일관성과 꾸준함을 겸비한 것임을 확인하면서, 그의 논의가 더더욱 미덥게 다가온 것이다. 이 독특하고 유망한 과학 저널리스트의 매력을 독자 여러분과 함께 누릴 수 있다면 더 바랄 것이 없겠다.

김명남

존 스노의 삶과 업적을 이해하는 데 필수불가결한 두 가지 자료가
있다. 첫째는 UCLA 교수이자 역학 전문가인 랄프 프레리히스가 운
영하는 웹사이트로, 스노에 대한 것이라면 뭐든지 모아둔 대단한 곳
이다. 주소는 www.ph.ucla.edu/epi/snow.html이다. 당시의 여러
지도에 주석을 달아 저장한 자료, 브로드 가 사건을 멀티미디어로
체험할 수 있는 자료, 스노의 모든 저작을 디지털화하여 저장한 자
료까지 없는 게 없다. 두 번째 정보원은 *Cholera, Chloroform, and
the Science of Medicine*이다. 이 책은 미시건 주립대학교의 학자
들(피터 빈텐-요한센 등)이 학제 간 작업을 통해 집필한 것이다. 스노
의 전기인 동시에 스노가 생전에 경험했던 지적 풍경이 어떠했는지
명확하고 통찰력 있게 보여준 보고서이다. 이 책을 쓰는 데도 가장
핵심적인 자료였으며, 존 스노의 작업을 좀 더 상세히 알고자 하는
독자에게 제일 먼저 권할 자료이다.

　지도 자체와 정보 설계자로서 스노가 남긴 유산에 대해 알고 싶

은 독자는 이 분야에서 아직까지 정전으로 취급되는 에드워드 터프티의 책들을 읽기 바란다. 1983년작 *The Visual Display of Quantitative Information*을 비롯한 초창기의 글에는 몇 군데 사실이 잘못 확인된 부분이 있다. 하지만 터프티 자신도 이후 *Visual Explanations*에서 그 사실을 인정했고, *Visual Explanations*에는 브로드 가 사건에 대한 보다 정확한 기술이 등장한다(첫 책과 달리 이 책에는 1차 자료가 아닌 스노의 원본을 인용한 지도가 실려 있다). 톰 코치의 뛰어난 책 *Cartographies of Disease*는 질병 지도 제작이라는 특수한 전통에서 스노가 어떤 위치를 차지하는지 종합적으로 보여준다.

빅토리아 시대 런던의 초상을 그린 책은 수도 없이 많지만, 여전히 헨리 메이휴의 *London Labour and the London Poor*는 도시 하층민들의 삶을 생기 있고 철저하게 기록한 최고의 작품이다. 엥겔스의 《영국 노동자 계급의 상태The Condition of the English Working Class》 중 런던에 대한 부분 정도가 메이휴의 책에 대적할 만하다. 오늘날의 기록 중에는 리자 피카르의 *Victorian London*, 로브 포터의 *London: A Social History*, 피터 애크로이드의 *London: A Biography*가 읽을 만하다. 도시의 미래에 대한 자료로는 스튜어트 브랜드의 에세이 "City Planet", 리처드 로저스의 《도시 르네상스Cities for a Small Planet》를 권한다. 도시화가 미친 심리적, 문화적 영향에 대한 최고의 기술은 레이먼드 윌리엄스의 걸작 《시골과 도시The Country and the City》이다. 스티븐 할리데이의 *The Great Stink*는 런던 하수망을 건설했던 조지프 바잘젯의 엄청난 이야기를 들려준다. 쓰레기 관리에 대한 현대적 시각으로는 윌리엄 랏제와 쿨렌 머피가 공저한 *Rubbish: The Archaeology of Garbage*를 추천한다. 차, 커피, 술 등 음료의 사회사에 대해 궁금한 독자는 톰 스탠디지의 《역사 한잔 하실까요?: 여섯 가지 음료로 읽는 세계사 이야기A History of the World in Six Glasses》를 읽기 바란다.

박테리아의 세계에 대해 다룬 책이라면, 세상을 보는 눈을 뜨게 해주는 작품, 린 마굴리스와 도리언 세이건의《마이크로 코스모스》가 아직도 최고이다. 콜레라균을 직접 다루지는 않지만 칼 짐머의 《기생충 제국Parasite Rex》도 미생물에 대한 환상적인 이야기를 들려준다. 현대 공중보건 하부구조의 문제점에 대한 심란한 분석으로는 로리 개럿의 *Betrayal of Trust*가 있다.

브로드 가 사건을 소개한 책도 수없이 많지만, 대개 이런저런 왜곡된 면이 보인다. 스노가 질병 창궐 중에 지도를 제작했다거나, 브로드 가 조사로부터 수인성 이론을 끌어냈다고 말하는 책도 많다. 헨리 화이트헤드가 언급조차 되지 않는 책이 부지기수이다. 그래서 사건에 대한 최고의 자료원은 아직도 존 스노와 헨리 화이트헤드 본인이다. 그들이 남긴 여러 기록이 앞서 말한 UCLA 사이트와 미시건 주립대학교가 운영하는 존 스노 자료 보관소에 소장되어 있다.

1   Mayhew, p. 150.

2   "수거한 개똥은 가죽 무두장이들이 사용한다. 특히 늙은 염소와 어린 염소의 생가죽으로부터 모로코 유피와 새끼염소 유피를 제조하는 이들이 활용한다. 이런 생가죽이 엄청나게 수입되고 있다. 또한 늙은 양과 어린 양의 생가죽을 다듬어 '싸구려' 가죽 산업에 사용하는 가짜 모로코 유피와 새끼염소 유피로 둔갑시키는 이들도 사용한다. 이런 가짜 가죽은 사업 환경이 열악한 제화공, 제본공, 장갑 제조공 등이 사용한다. 송아지 생가죽처럼 더 얇은 가죽을 무두질할 때도 개똥을 비둘기 똥처럼 활용하는데, 석회와 나무껍질이 혼합된 갱에 개똥을 함께 섞어 생가죽을 담가두는 것이다. 모로코 유피나 양피를 제조할 때는 무두장이가 직접 손으로 개똥을 생가죽에 문지른다. 이것을 가죽을 '정화(purify)'한다고 한다. 한 유식한 무두장이가 내게 들려준 말이다. 아마 이 용법으로부터 'pure'라는 단어가 개똥을 가리키게 되었을 것이다. 개똥은 강한 알칼리성일 뿐만 아니라 수렴 효과도 있다. 내 정보원의 표현을 빌리자면 '훑어내는' 효과가 있다는 것이다. 개똥을 생가죽의 살과 겉에 대고 비비면 ('살'은 생가죽 안쪽을 말하고, '겉'은 바깥쪽 표피를 말한다) 생가죽이 정화되는 것인데, 이렇게 한 생가죽을 걸어서 말리면 개똥 성분이 남아 있는 수분을 모두 제거해준다. 수분이 남아 있으면 가죽이 튼튼하지 않거나 무두질이 깔끔하게 마무리되지 못하기 때문이다." Mayhew, p. 143.

3   Dickens, 1997, p. 7.

4   Mayhew, p. 139.

5   Mayhew, p. 143.

6   Mayhew, p. 159. "이제 런던의 쓰레기 제거는 전혀 가벼운 일이 아니다. 현재 2,816킬로미터 길이의 거리와 도로를 청소해야 하고, 30만 개의 쓰레기통에서 재를 수집해야 하며, 비슷한 수(보건국 자료)의 오물 구덩이들을 비워야 하고, 300만 개에 달하는 굴뚝을 부셔야 하기 때문이다." Mayhew, p. 162.

7   Rathje and Murphy, p. 192.

8   "박테리아와 박테리아의 진화는 참으로 중요한 사건이다. 그래서 지구상 생명체의 형태를 구분하는 기본적인 잣대는 흔히 사람들이 생각하듯 식물이냐 동물이냐가 아니라, 원핵생물, 즉 박테리아처럼 핵이 없는 세포로 이루어진 유기체이냐, 그 밖의 생명 형태인 진핵생물이냐이다. 지구에 존재한 역사의 첫 20억 년 동안 원핵생물은 지구의 표면과 대기를 지속적으로 변형시켜왔다. 그들은 생명에 필수적인 온갖 소형화된 화학 체계를 발명해냈다. 인류가 아직까지 미처 다다르지도 못한 놀라운 성취이다. 원핵생물들이 가진 고대의 최첨단 생물공학으로부터 발효, 광합성, 산소 호흡, 공기 중의 질소 고정 등이 발전되었다. 또한 그로부터 기아, 오염, 멸종 등의 전 세계적인 위기도 생겨났다. 보다 큰 덩치의 생명체들이 미처 등장하기도 전에 말이다." Margulis, p. 28.

9   〈펀치(Punch)〉(27, September 2, 1854, p. 102)는 수도의 악취를 노래한 시까지 만들었다.

    거리마다 입 벌린 하수관이 있고,
    정원마다 불결한 도랑이 있다.
    강은 악취를 풍기며 흐르고, 강둑은
    갖가지 대단한 악취들이 풍겨오는 땅.
    그곳에서 뼈 삶는 사람과 기체 다루는 사람과 내장 손질하는 사람은
    땅에 독을 채우고 공기를 오염시킨다.
    하지만 누가 감히 그것에 손을 대고, 누가 그것을 보호할 수 있겠는가,
    그러니 이 많은 사람의 건강은 어떻게 되는가?

10 Halliday 1999, p. 119.

11 Halliday 1999, p. 40.

12 Picard, p. 60.

13 Mayhew, London *Morning Chronicle*, September 24, 1849.

14 Halliday 1999, p. 42.

15 Engels, p. 55.

16 Picard, p. 297.

17 Dickens 1996, p. 165.

18 Benjamin, p. 256.

19 Summers, pp. 15~17.

20 Summers, p. 121.

21 Charles Dickens, *Nicholas Nickleby*(London: Penguin, 1999), pp. 162~163.

22 Quoted in Summers, p. 91.

23 Vinten-Johansen et al., p. 283.

24 극단적 민주주의자 제임스 케이-셔틀워스는 콜레라가 "가난이 머무는 처소 … 빽빽한 골목, 붐비는 광장, 참혹하고 과밀한 주거지, 우리의 대도시 한가운데 존재하는 사회적 불만과 정치적 무질서의 근원을 중심으로 빈곤과 질병이 밀집해 있는 곳"을 살펴볼 기회를 주며, "역병의 온상에서, 사회의 심장부에서 비밀스레 곪아가는 질환들을 정신 차려 바라볼" 기회를 준다고 말한다. Quoted in Vinten-Johanse et al., p. 170.

25 Rawnsley, p. 4.

26 Rawnsley, p. 32.

27 Picard, p. 2.

28 Rawnsley, p. 34.

29 구빈원은 수백 년간 다양한 형태로 존재해왔는데, 1834년의 개정구빈법은 구빈원의 수를 엄청나게 늘렸고, 사회의 빈민을 다루는 '처벌'의 강도도 엄청나게 높였다. "새 법은 연합 구빈원이 신체 건강한 거지들의 양산을 꺾는 효과가 있기를 바랐다. 그것이 이른바 '구빈법 테스트'의 부활에 내재된 원칙이었다. 즉, 구빈원의 혐오스런 환경을 견디겠다고 나설 만큼 절박한 자들에게만 구호를 허락한다는 것이다. 신체 건강한 자가 구빈원에 들어오려면 온 가족이 함께 들어와야 했다. 구빈원의 삶은 … 최대한 반감을 일으키는 것이었다. 남자, 여자, 아이, 병자, 건강한 자를 각기 따로 수용했고, 오트밀 죽이나 빵과 치즈 같은 기본적이고도 단조로운 식사가

주어졌다. 모든 수용자는 거친 직물로 된 유니폼을 입어야 했고 다인실 숙소에서 잤다. 목욕은 감독하에 일주일에 한 번 허락되었다. 건강한 자들은 돌 깨기나 오래된 밧줄에서 섬유 뽑아내기 같은 힘든 일을 해야 했다. … 노인과 병자는 휴게실이나 병실에서 지냈으며 방문객을 만날 기회는 거의 없었다. 부모는 … 아이들과의 접촉이 제한되었다. 일요일 오후에 한 시간 정도 기회가 주어졌다." http://www.workhouses.org. uk/.

30   Charles Dickens, *Little Dorrit*(London: Wordsworth, 1996), p. 778.

31   London *Times*, September 12, 1849, p. 2.

32   Koch, p. 42.

33   London *Times*, September 13, 1849, p. 6.

34   Shephard, p. 158.

35   "발이나 입에 발생하는 질병, 역병, 와인의 부패 같은 처참한 현상에 미생물학적 이유가 있음을 밝혔던 루이 파스퇴르는 시작부터 이 관계의 성격을 확실히 정의했다. 지성과 박테리아의 대결이라는 맥락 덕분에 의학은 전장이 되었다. 박테리아는 물리쳐야 할 '균'으로 여겨졌다. 오늘날에 와서야 사람들은 박테리아가 정상적이고 인체에 요긴한 생물이며, 건강은 미생물을 파괴하는 문제라기보다는 적절한 미생물 군락을 회복시켜주는 일이라는 사실을 깨닫고 있다." Margulis, p. 95.

36   비브리오 콜레라의 크기, 가시성, 번식 속도에 대한 정보는 하버드 대학교의 존 메칼라노스와 인터뷰하여 얻은 것이다. 질병통제센터의 홈페이지에도 콜레라에 대한 훌륭한 소개글이 있다. http://www.cdc.gov/ ncidod/dbmd/diseaseinfo/cholera_g.htm.

37   Margulis, p. 183.

38   Quoted in Picard, p. 215. 대박람회는 브로드 가 전염병보다 훨씬 유명하다. 하지만 묘하게도 두 사건은 거의 동등한 상징적 가치를 지니고 있는데, 서로를 역전시킨 것 같은 꼴이다. 대박람회는 진정한 전 지구적 문화의 탄생과 그로 인한 역동성과 다양성을 상징했다. 그리고 브로드 가 사건은 도시 문화의 탄생과 그로 인한 기회와 위기를 상징했다. 20세기는 결국 빠르게 성장하는 도시들이 서로 빠르게 연결되는 시대가 될 것이었다. 대박람회와 브로드 가 사건은 이 현실의 한쪽씩을 각기 담당한 것이다.

39   Margulis, p. 30.

40 Shephard, p. 158.

41 Standage, p. 234. "예를 들어 키드 박사가 파는 만능의 영약 같은 것은 '모든 알려진 질병'을 치료한다고 주장했는데 ⋯ '절름발이가 두세 차례 치료를 받은 뒤에는 목발을 내던지고 걸을 수 있게 되었고 ⋯ 류머티즘, 신경통, 위, 심장, 간, 신장, 혈액, 피부의 질병이 마술처럼 사라진다'고 했다. 신문들은 한마디 검증 없이 이런 광고를 실어주었다. 그렇게 벌어들인 광고비 덕분에 신문 산업은 엄청난 규모로 팽창할 수 있었다. ⋯ 세인트 제이콥의 기름을 만든 사람들은 '욱신대는 근육'을 고칠 수 있다고 선전했는데, 1881년 한 해에 광고 예산으로 50만 달러를 썼다. 1895년에는 1년에 100만 달러 이상을 쓰는 광고주들도 등장했다."

42 London *Morning Chronicle*, September 7, 1854.

43 London *Morning Chronicle*, August 25, 1854.

44 London *Times*, August 18, 1854, p. 9.

45 London *Times*, September 21, 1854, p. 7.

46 *Punch*, 27(September 2, 1854), p. 86.

47 London *Morning Chronicle*, September 1, 1854, p. 4.

48 책에서 소개한 헨리 화이트헤드의 체험과 생각은 거의 모두 화이트헤드 스스로 기록한 여러 자료에 의존한 것이다. 사건이 종결된 직후 발표한 소책자인 〈베릭 가의 콜레라〉, 다음 해에 출간된 콜레라 조사 위원회의 공식 보고서, 1865년 〈맥밀란스 매거진〉에 실린 사건 회고 에세이, 1873년 런던을 떠나기 전날 열린 환송 만찬에서 했던 놀라울 정도로 긴 연설의 원고 등이다. 마지막 자료는 1898년에 출간된 H. D. 론슬리의 화이트헤드 전기에 수록되어 있다.

49 Whitehead 1854, p. 5.

50 존 스노의 브로드 가 사건 조사에 대한 내용은 주로 스노가 사건 당시나 후에 남긴 자료에 의존했다. 1855년 콜레라 조사 위원회 보고서에 수록된 스노의 글, 그리고 개정 논문 〈콜레라의 양상과 전달에 관하여〉에 담긴 내용들이다.

51 콜레라 조사 이전의 스노에 대해서는 주로 다음 네 가지 자료에 의존했다. 스노 사망 직후 출간된 리처드슨의 성인전 같은 전기 *Life of John Snow*, 데이비드 셰퍼드의 전기 *John Snow: Anaesthetist to a Queen and Epidemiologist to a Nation*, 탁월한 책 *Cholera, Chloroform, and the*

Science of Medicine, 랄프 프레리히스가 UCLA 공중보건 학부의 웹사이트로 운영하고 있는 귀중한 존 스노 자료들이다.

52 "진료 경험과 런던 어딘가의 의대 부속 병원에 자기 환자들을 누일 침상이 있고, 적절한 성격과 배경을 갖춘 사람은 상류층 환자를 다루는 것으로 어떤 명성을 누릴 수 있었다. 개인병원이나 요양원에 침상을 마련한 뒤 진료비를 잘 내는 부유한 환자들을 치료하는 일은 무수한 의사들의 꿈이었다. 박사학위 아니면 석사학위라도 있어야 했는데, 특히 옥스퍼드나 케임브리지 대학교라면 더욱 좋았다. 학위는 학문적 증서라기보다 사회적 자격 인정으로 의미가 있었다. 사교계 사람들을 진료하기 위해서는 솜씨 좋은 의사가 되는 것만큼이나 신사로 보이는 것이 중요했기 때문이다. 라틴어나 그리스어를 아는 것은 의학 지식만큼이나 중요한 입장권이었다." Shephard, p. 21.

53 "비소 양초에 대한 조사를 보면, 스노가 새로운 과학적 접근법들을 자신의 주 분야인 의학 지식과 늘 함께 습득하고 있었음을 알 수 있다. 스노가 이 조사에서 취했던 접근법들은 이후 마취제와 콜레라 연구에도 되풀이하여 사용된다. 경력 초기부터 스노는 의학 학교의 해부실, 비소 양초가 켜진 방, 그 방에 들어간 사람들의 몸속에 돌고 있는 물질을 추적하기 위해 일련의 실험들을 계획하는 능력을 보여준 것이다. 즉, 스노는 이미 화학 분석에 관심이 있었고, 동물 실험을 수행했으며, 후에 '전달의 양식'이라고 이름 붙인 내용, 달리 말해 특정 독소가 공동체에 도입되고 인체에 머물게 되는 방식에 대해 의문을 품었던 것이다." Vinten-Johansen et al., p. 73.

54 "(〈랜싯〉 편집자) 와클리의 선언은 비아냥으로 들리기도 한다. 스노를 연장자들의 잘못을 지적함으로써 이름을 얻고자 하는 풋내기로 보는 것 같기도 하다. 혹은 흠 있는 논문을 잡지에 실어주었다는 지적을 당해 발끈한 편집자의 반응으로도 보이며, 경력 초반부터 그렇게 성질을 부려선 안 된다며 선배의 입장에서 부드럽게, 하지만 꽤나 서툴게 충고하는 글로도 보인다. 와클리의 의도가 무엇이었든 간에 그의 발언은 명백히 스노에게 공정하지 못한 것이었다. 스노가 편집자에게 보낸 첫 편지는 비소 실험 내용을 상세히 소개한 것이었고, 〈랜싯〉은 스노가 여러 연구 활동을 논문으로 발표했던 웨스트민스터 의사협회 모임에 대해서도 기사로 다룬 바 있었다. 스노는 성을 냈던 것 같다. 〈런던 메디컬 가제트〉에서는 더 호의적인 대접을 받았기에 더욱 그랬다." Vinten-Johansen et al., p. 89.

55 "효과적인 마취제가 등장하기 전에는 응급 상황이 아니면 거의 수술을 하지 않았다. 매사추세츠 종합병원의 연간 기록에 따르면, 1821년에서 1846년까지 총 333건의 수술이 있었는데, 이는 한 달에 한 건도 안 된다. 수술은 최후의 절박한 순간에 비빌 언덕이었다. 한 연로한 보스턴 의사는 마취제가 없던 시절인 1897년의 수술을 회상하면서 스페인의 종교재판에나 비할 수 있을 것이라고 표현했다. 의사는 그토록 오랜 세월이 흘렀는데도 고함과 비명 소리가 귓전에 생생하다고 했다. … 병원의 수석 외과의사 존 콜린스 워런 박사가 집도한 수술이 있었다. 젊은 남자의 암에 걸린 혀 끝을 신속하게 칼을 놀려 잘라낸 뒤, 뜨거운 철로 상처를 소작하는 수술이었다. 입 속에서 지글지글 살이 타는 고통에 정신이 나간 젊은이는 발작적인 힘으로 구속복을 벗어던지고 도망쳤다. 의사들은 소작이 끝날 때까지 남자를 쫓아다녀야 했고, 그동안 남자의 아랫입술은 계속 불타고 있었다." Sullivan 1996.

56 첫 스노 전기를 쓴 리처드슨에 따르면 스노는 다음 약품들을 연구했다. "탄산, 산, 산화탄소, 시아노겐, 시안화수소산, 염화에틸렌, 암모니아, 질소, 아밀알코올 에테르, 말불버섯 연기, 알릴, 시안화에틸, 염화아밀, 아밀렌을 동반한 탄화수소." 리처드슨은 또 이렇게 썼다. "스노는 조사를 통해 약품에 가능성이 있어 보이면 사람에게 적용해보았다. 그리고 첫 번째 대상은 어김없이 스노 자신이었다." Richardson, p. xxviii.

57 Snow and Ellis, p. 271.

58 Quoted in Wilson, p. 8.

59 Vinten-Johansen et al.의 책에는 예의 유창한 문장으로 이렇게 설명되어 있다. "스노는 체계망을 추구하는 타입의 추론가였다. 스노는 인과를 선적 사슬로 다루는 적은 거의 없었고, 인과들이 서로 상호작용하는 망을 이루고 있다고 보았다. 그는 인체와 인체가 머무는 세상을 복잡한 시스템으로 보았는데, 그 시스템 속에는 상호작용하는 변수들이 있고, 그 변수 중 어느 것이라도 잠시 분리하여 상세히 연구하면 임상과학적 문제에 유용한 해결 단서를 제공할 것이라고 보았다. 다만 적절한 맥락 속에서 보고, 연구를 위해 따로 분리했던 변수를 시스템 속 제자리에 돌려놓고 그 자연적 환경 속에서 재차 연구할 때만 가능하다고 보았다." Vinten-Johansen et al., p. 95.

60 "History of the Rise, Progress, Ravage etc. of the Blue Cholera of

India," *Lancet*, 1831, pp. 241~284.

61 브로드 가 사건 이전의 콜레라 사건들에 대한 내용과 그에 대해 스노가 조사한 내용은 대부분 스노가 남긴 기록에 의존했다. 〈콜레라의 양상과 전달에 관하여〉의 여러 판본에 담긴 내용들이다.

62 J. M. Eyler, "The Changing Assessments of John Snow's and William Farr's Cholera Studies," *Sozial-und Präventivmedizin* 46 (2001), pp. 225~232.

63 *London Medical Gazette* 9 (1849), p. 466.

64 센트럴런던에서는 우편물이 한 시간 만에 수신지에 배달되곤 했다. 각 주소는 평일에 하루 평균 12차례 정도 우편물을 받았다. Picard, p. 68.

65 *Observer*, September 3, 1854, p. 5.

66 Picard, p. 180.

67 Dickens 1996, p. 475.

68 Quoted in Rosenberg 1987, p. 28.

69 Quoted in Porter, p. 162.

70 Porter, p. 164.

71 개미 군락의 상향식 조직과 지성, 그리고 도시의 집단적 발달에 대한 관계를 더 알아보려면 나의 2001년작《이머전스》를 보기 바란다. 워즈워스의 시를 조금 더 인용하면 다음과 같다. "일어나라, 너 괴물 같은 평야의 개미집이여 / 너무 바쁜 이 세상의! 내 앞에 흐르나니 / 사람과 움직이는 물건들로 이루어진 네 끝없는 물살이구나! / 네 매일의 모습을 보면 / 한껏 놀랍거나, 경외감으로 숙연해지는 듯하니 / 모든 나이의 모든 이방인들이 그렇게 느끼리라, 재빠른 / 색과 빛과 형태의 춤과 같다고…"

72 Quoted in Porter, p. 186.

73 차와 기타 음료가 미친 사회적, 역사적 영향을 철저하고 흥미롭게 탐구한 책으로 스탠디지의 *A History of the World in Six Glasses*를 권한다.

74 Iberall 1987, pp. 531~533.

75 "세계 시장을 위해 생산하는 증기 에너지를 활용하는 공장들이 과밀한 도시 영역을 확장시킨 제일의 요인이라면, 새로운 철도 시스템은 1830년 이후로 그 상황을 크게 부추긴 요인이었다. 에너지는 탄광에 집중되어 있었다. 석탄을 직접 캐거나 값싼 이동 수단을 통해 쉽게 얻을 수 있다면, 산업은 주기적으로 동력 공급이 끊기는 일이 없어 연중 일정하게 생산물을

널 수 있었다. 시간을 정해 계약하고 시간에 따라 지불받는 비즈니스 시스템에서 이런 일관성은 무척 중요한 것이었다. 따라서 석탄과 철은 여러 보조 산업 및 부속 산업을 끌어들이는 중력처럼 작용했다. 처음에는 운하를 운송 수단으로 삼았으며, 1830년 이후에는 신설 철도를 이용했다. 탄광 지역과 직접 연결되어 있느냐 하는 점이 도시 밀도를 결정짓는 주된 조건이 되었다. 오늘날까지도 철도가 나르는 생필품 중 가장 주요한 것은 난방과 동력을 위한 석탄이다." Mumford, p. 457.

76 Picard, p. 82.

77 Standage, p. 201.

78 콜레라균 발견에 대한 종합적인 소개와 파치니에 대한 전기적 묘사가 UCLA 존 스노 홈페이지에 있다. http://www.ph.ucla.edu/EPI/snow/firstdiscoveredcholera.html.

79 "파는 왕립의사협회장 모임과 약제사협회장 모임에 접촉하여 영국 내 모든 회원들에게 '우리 관할에 떨어진 모든 사례에 대해서 사망을 부른 질병의 고유 명칭을 제출할 것'을 촉구하는 문건을 발송하게 했다. 회원들이 지역 장부에 기록을 남기면 파가 그것으로부터 통계를 취합할 것이었다. 동시에 파는 '통계적 질병 분류표'를 작성했는데, 27가지 질병 분류가 나열, 정의된 그 표는 지역 기록자들이 사망 원인을 표기할 때 참고하도록 하기 위한 것이었다. 여기서는 이질(피 섞인 설사)이 설사(변이 흐름, 장이 비워짐, 장이 불편함)와 구분되었다. 또한 파는 '동의어'와 '방언 용어'를 병기하여 지역에 따라 다른 이름도 알아볼 수 있게 했다. 등기소장의 이름으로 작성된 이 편지를 갖고 있는 자만이 지역 기록자의 자격을 갖게 되었고, 배의 선장들에게도 의무를 명기하는 지침이 내려졌다." Halliday 2000, p. 223.

80 Quoted in Vinten-Johansen et al., p. 160. 저자들은 이 문장에 대해 다음과 같은 교훈적인 평가를 덧붙이고 있다. "스노가 첫 출간물에서 썼던 베이컨식 용어를 파 역시 쓰고 있는 것을 볼 때, 이 가설-연역적 기법은 그 세대 의료계 인사에게는 매우 중요했던 것이 틀림없다. 실험실에서 수행할 수 있는 '결정적 실험'은 두 개의 샘플을 동일한 방식으로 취급하되, 논란이 되는 한 가지 요인만을 다르게 설정해보는 것이다. 그 결과로 기저의 이론이 옳은지 그른지 확실히 말할 수 있다. 하지만 런던은 실험실이 아니었다."

81 Ridley, p. 192.

82 Margulis, p. 75.

83 여러 면에서 볼 때 수도 상수회사들을 대상으로 한 스노의 거대한 실험은
    브로드 가 사건보다 훨씬 인상적이다. 이론의 여지는 있지만 훨씬 설득력
    있는 의학 탐정 작업이었다. 상세한 내용은 다음을 참고하라. Vinten-
    Johansen et al., pp. 254~282.

84 Snow, 1855a, p. 75.

85 *Observer*, September 3, 1854, p. 5.

86 London *Times*, September 6, 1854, p. 5.

87 채드윅의 삶에 대해 자세히 알려면 Finer의 책을 보라.

88 Quoted in Halliday 1999, p. 127.

89 Halliday 1999, p. 133.

90 메이휴는 이 주제에 대한 철학적 논의로까지 나아갔다. 충격적일 정도로
    시대를 앞선 문장이다. "자연의 삼라만상은 원을 그리며 움직인다. 영원히
    변화하면서도 늘상 처음 시작했던 장소로 돌아온다. 우리의 몸은 끊임없이
    물질을 분해, 조립하기를 반복한다. 사실 호흡도 일종의 분해 과정이다.
    동물이 식물을 먹고 살듯이 동물의 쓰레기가 식물의 식량이 되기도 한다.
    우리의 폐에서 나오는 탄산(이산화탄소)은 우리에게는 흡입하면 안 되는
    독이지만, 식물에게는 생존에 필수적인 기체일 뿐만 아니라 바람직한
    영양소이다. 모든 생명체에 해당되는 이 놀라운 경제학 덕분에 고등
    생명체에게 맞지 않는 모든 물질은 하등 생명체에게 힘과 활기를 주기에
    알맞은 것이다. 우리의 몸에는 오염물질이기 때문에 방출되는 것이
    그들에게는 영양소로 흡수되는 것이다. 식물은 자연의 청소부일 뿐만
    아니라 정화자이기도 하다. 식물은 땅에서 찌꺼기를 제거하고 공기를
    소독하여 고등한 존재가 마시기에 알맞게 만들어준다. 식물이 만들어주는
    물질이 없다면 동물은 과거에도 현재도 존재할 수 없었을 것이다. 식물은
    태초에 인간과 동물이 서식하기에 알맞도록 대지를 바꾸어주었고,
    오늘날까지 우리에게 알맞은 서식처를 일구어주고 있다. 그런 점을
    추구했던 것인지, 식물의 속성은 우리의 속성과 정반대이다. 우리에게 생존
    과정인 것이 식물에게는 파괴 과정이다. 우리의 호흡을 지탱하는 것이
    식물에게는 부패를 일으킨다. 식물은 우리의 폐가 버리는 것을 흡수하고
    우리 몸에서 내보내는 것을 뿌리에서 섭취한다. … 따라서 충실하게
    관리하는 국가라면 인간의 배설물을 효율적이고도 빠르게 실어 날라 처치

곤란하기는커녕 값지게 쓰일 수 있는 시골로 보내는 일에 지대한 관심을 기울여야 한다. 국가의 건강과 부가 그 일에 달려 있다. 밀 한 줄기가 나던 땅에서 두 줄기를 길러내는 일이 세상에 유익한 일이라면 그렇게 만들 수 있는 물질을 제 장소에 실어다 주고, 더불어 우리가 숨 쉬는 공기와 마시는 물을 정화시키기까지 하는 일은 사회에 훨씬 더 큰 유익이 될 것임에 틀림없다. 이것은 공동체에 두 배의 식량을 제공하는 것은 물론이요 편익을 제대로 즐길 수 있도록 우리에게 두 배의 건강까지 주는 일이다. 우리는 이제야 막 이 사실을 이해하기 시작했다. 현재까지 우리는 쓰레기를 없애버릴 생각만 하고, 활용한다는 생각은 전혀 하지 못했다. 과학 덕분에 한 생명체가 다른 생명체에 의존하고 있다는 사실을 배우고 나서야 우리는 무가치한 것을 넘어 나쁘게까지 보였던 물질이 사실은 자연의 자산이고 미래의 생산을 위해 예비된 가치임을 알게 된 것이다." Mayhew, p. 160.

91 윌리엄 호프라는 몽상가는 새 하수 농장이 배설물을 주제로 한 온천으로서 관광객을 모을 수 있으리라 꿈꾸었다. "런던의 미인들이 계절이 바뀔 때마다 고갈된 에너지를 충전하고자 방문할 것이다. 그리고 … 때때로 농부가 직접 실시하는 농업 강좌를 듣기도 할 것이다. 농부의 크림을 마시고, 건강을 북돋우는 미풍 속에서 편안히 쉬면서 말이다." Halliday 1999, p. 133.

92 Nuisances Act, September 4, 1848, p. 1.

93 Halliday 1999, pp. 30~34.

94 Halliday 1999, p. 35.

95 "A Visit to the Cholera Districts of Bermondsey," London *Morning Chronicle*, September 24, 1849.

96 London *Times*, September 13, 1854, p. 6.

97 London *Times*, September 13, 1849, p. 6.

98 Florence Nightingale, *Notes on Nursing*(New York: Dover, 1969), p. 12.

99 Nightingale, p. 17.

100 Mayhew, p. 152.

101 Hippocrates, p. 4.

102 Whitehead 1854, p. 13.

103 Royet et al., pp. 724~726.

104 톰 코치는 당시 독기 이론을 변호하기 위해 작성된 통계나 지도를

정밀하고 세심하게 분석해보았다. 고도에 따른 영향을 연구한 파의 작업도 포함시켰다. 코치의 관찰에 따르면 궁극적으로 잘못된 가설을 보강하는 연구이긴 하지만 대부분 철저하고 내적으로 일관성이 있었다. "독기에 따른 감염이라는 결론은 틀린 것이었지만, 그 주장을 하기 위해 사용한 역의 인과관계는 정확한 것이었다. 아크랜드와 파가 인과관계의 정확한 의미를 놓친 것은 연구자의 잘못 때문도, 그들이 그린 지도의 잘못 때문도 아니었다. 질병에 대한 여러 이론과 도시에 대한 여러 인식이 경합하고, 질병 연구에 필요한 자료에 대한 여러 가정이 경합했다. 당대의 과학과 지식의 한계에 갇혀 있다고 과학자를 나무랄 수는 없다." Koch, p. 126.

105 Quoted in Vinten-Johansen et al., p. 174.

106 이 조사의 시기에 대해서는 모호한 면이 있다. 스노의 브로드 가 조사는 두 단계로 진행되었다. 질병이 한창일 때 재빨리 동네를 훑은 조사와 질병이 가라앉고 나서 몇 주 뒤에 천천히 길게 한 조사가 있다. 후자는 일대 의사들이 제공한 2차 자료에 입각한 조사였다. 양조장과 구빈원에 대한 정보를 두 번째 조사에서 밝혔을 가능성도 있다. 하지만 고용인의 수나 펌프와의 근접성 면에서 둘 다 상당히 두드러지는 사례이므로, 질병이 한창인 초기 조사에서 스노가 방문했을 가능성이 높다. 출간된 기록을 보면 스노는 이렇게만 적어두었다. "브로드 가 펌프 근처에 양조장이 하나 있다. 그곳 일꾼들 가운데는 콜레라로 죽은 사람이 없다는 기록을 확인하고, 나는 소유주인 허긴스 씨를 방문했다." 이 문장은 스노가 9월 2일 이후 중앙등기소에서 '인구통계주보' 자료를 요청해 받았다는 대목에서 몇 문단 뒤에 등장한다.

107 "스노는 기체로 흡입한 마취제의 속성과 메커니즘에 대한 연구 덕분에, 널리 퍼진 것이든 국지적인 것이든 기체만으로는 특정 전염병이 유발될 수 없다는 생각을 굳혔을 것이다. 독기 이론의 가정과는 다르다는 생각을 말이다. 게다가 비소 양초에 대한 조사에서도 배운 바가 있었다. 특정 독소를 흡입한 인체는 그 독소에 특유한 영향을 드러내지, 일반적인 독기나 국지적 악취의 결과인 평범한 열병을 드러내지는 않는다는 사실이다. 연로한 의료계 인사들은 기체 확산 법칙을 순수한 상상의 이론 정도로 치부했지만, 마취제를 연구하고 매일 다루어온 스노는 기체의 화학과 물리학에 세심한 주의를 기울이면 실용적 편익이 크다는 사실을 알고 있었다. 그렇기 때문에 스노는 위험할지도 모르는 의료 약품들을 안전하고

정확하게 특정 환자와 특정 수술의 필요에 맞추어 활용할 수 있었던 것이다." Vinten-Johansen et al., p. 202.

108 Lilienfeld, p. 5.

109 "콜레라의 병리학을 고려하면 질병이 전달되는 양식에 대한 단서를 얻을 수 있다. 병이 고열로 시작되거나 기타 일반적인 체질적 이상 증상으로 시작된다면, 우리는 병적인 독소가 어떻게 체내에 들어왔는지 알 수 없을 것이다. 이를테면 소화관으로 들어왔는지, 폐로 들어왔는지, 다른 양식으로 들어왔는지 알 수 없다. 따라서 질병의 병리학과 관계없는 다른 환경에서 단서를 찾아야 할 것이다. 하지만 내가 콜레라에 대해서 아는 바에 따르면, 내 자신의 관찰이나 다른 이들의 기록을 통해 볼 때, 콜레라는 반드시 소화관에서부터 공격을 개시한다. 콜레라는 일반적인 질병 증상을 거의 보이지 않기 때문에, 환자는 병세가 한참 진전될 때까지도 자신이 위험에 처했음을 인지하지 못하고 의사를 찾을 생각도 하지 않는다. 몇몇 경우에 현기증, 졸도 기운, 무기력증 등이 위나 장의 내용물이 비워지기 전에 나타나기도 하지만 그 증상들도 의심의 여지없이 점막의 배출에 의한 것이다. 그리고 반드시 바로 내용물이 폭포처럼 쏟아진다." Snow 1855a, pp. 6~9.

110 스노의 사례집에는 이 주의 직업 활동 내용이 상세히 적혀 있다. "2일 토요일, 더핀스 씨의 진료소, 블랙히스 동네에서 온 세 살짜리 소녀에게 클로로포름을 처방, 더핀스 씨가 아이의 엄지발가락을 중족골과 함께 절단하는 수술을 했음. 4일 월요일, 카트라이트 씨 진료소에서 치아 두 개(어느 치아)를 뽑는 숙녀에게 클로로포름을 처방했음. 6일 수요일, 에지웨어 로드의 포목상 제너 씨에게 클로로포름을 처방하고, 새먼 씨가 봉합사로 치질 수술을 했음. 환자는 이전의 출혈로 인해 안색이 극도로 창백했고, 맥박도 불안정했음. 클로로포름 때문에 기절하거나 기능이 저하되지는 않았음. 하노버 스퀘어 16번지에서 A. 로저스 씨가 치아 두 개를 뽑았을 때 클로로포름을 처방했음. 7일 목요일, 킹 가 코벤트 가든에서 에드워즈 씨의 환자인 한 신사에게 클로로포름을 처방했으며, 패트리지 씨는 치질을 수술했음. 메스꺼움 등의 증상 없음. 8일 금요일, 위그모어 가 46번지에서 새먼 씨가 치루를 수술하는 동안 클로로포름을 처방했음. 이상 증상 없음." Snow and Ellis, pp. 342~343.

111 이 시나리오를 귀띔해준 하버드 대학교의 존 메칼라노스 박사에게

감사한다.

112 Richardson, p. xix.

113 *Lancet*, September 16, 1854, p. 244.

114 이 의견 교환에 대한 스노의 기록은 무덤덤하다. "9월 7일 목요일 저녁에 세인트제임스 교구 구빈 위원회 사람들과 만남을 갖고, 위의 상황을 그들에게 설명해주었다. 나의 진술에 따라 다음날 펌프 손잡이가 제거되었다." 마지막 문장은 오늘날 존 스노 협회 회원들이 꽂는 장식핀에 새겨져 기억되고 있다. Snow 1855a.

115 *Globe*, September 8, 1854, p. 3.

116 *Globe*, September 9, 1854, p. 3.

117 펌프 손잡이 제거가 질병 종말의 유일한 원인이라는 이야기를 퍼지게 한 것은 리처드슨일 것이다. 리처드슨은 의기양양하게 선언했다. "펌프 손잡이가 제거되고 역병은 진압되었다." 브로드 가 사건에 대한 글들은 통례적으로 이런 식의 감동적인 줄거리이다. 스노가 침입자를 확인하고 그 공포의 통치에 즉각 종언을 고했다는 것이다. 내가 찾아본 결과 간략하게 사건을 설명하는 글 중 절반 가까이가 이런 식으로 이야기를 풀고 있었다. 스노는 손잡이를 제거함으로써 펌프와 콜레라의 연관을 증명한 것이 아니었다. 스노는 가가호호 방문하여 얻은 자료를 통계학적으로 분석함으로써 연관을 증명했다. 펌프는 동네의 유일한 급수원이 아니라 가장 인기 있는 우물일 뿐이었다. 스노의 입장에서는 다른 급수원들이 존재하니까 펌프 손잡이 제거를 주장할 수 있었을 것이다. 좌우간 가장 흔하고 큰 왜곡은 펌프 폐쇄 결정 자체가 사건을 끝냈다는 식의 생각이다. 아무리 따져보아도 펌프 폐쇄는 질병의 진행에 그리 큰 영향을 미치지 않았다. 스노가 손잡이를 제거할 무렵에는 이미 새로운 발병 사례가 줄어들기 시작한 시점이었다. 사람들이 무슨 일이라도 해보자고 나선 시점에 이미 우물물의 위험물질이 사라진 상태였을 수도 있다.
브로드 가 사건에 대한 최종 통계를 보면, 펌프 손잡이 제거는 질병의 궁극적 궤적에 아주 작은 영향만 미친 것 같다. 사망자 수가 극적으로 줄어든 것은 9월 4일과 5일 사이였고, 두 번째 극적으로 줄어든 것은 10일과 12일 사이였다. 사망자가 아닌 발병자의 수는 주초에 극적으로 증가했다가 서서히 낮아져 안정되는 추이를 보였다. 새로운 발병자의 수가 이웃 동네들과 비교해 통계상 정상 수준으로 내려온 것은 12일이 되어서였다. 콜레라균을 섭취한 후 24시간에서 48시간 정도의 잠복기가 지나고서야 첫 증상이 나타난다고 할 때, 브로드 가 펌프를 폐쇄한 일은 질병이 남긴 잔불을 확실히 끄는 정도의 영향을 미쳤을 것이다. 다 타고 무너진 건물에서 마지막 불씨를 찾아 끄는 소방관처럼 말이다. 스노의 개입으로 전염병이 진압되었다고 말할 수는 있지만 어차피 질병은 마지막 단계였다. 하지만 이 장 뒷부분에서 이야기하는 바와 같이 스노가 교구 이사회를 설득해 펌프를 닫게 하지 않았다면, 존 루이스가 콜레라에 걸린 이후 다시 전염병의 불씨가 살아났을 가능성도 있다.

118 Committee for Scientific Inquiries, pp. 138~164.

119 Whitehead 1854, p. 4.

120 Whitehead 1854, p. 6.

121 Whitehead 1854, p. 14.

122 Cholera Inquiry Committee, p. v.

123 화이트헤드는 스노의 이론에 대한 자신의 첫 반응을 이렇게 묘사했다. 1865년 출간된 회고록의 문장이다. "처음 그 이야기를 들었을 때, 나는 의료에 종사하는 한 친구와 대화를 하면서 찬찬히 조사하면 그 이론을 반박할 수 있으리라 믿는다고 내 의견을 밝혔다. 쓰러진 후 브로드 가 물을 줄기차게 마신 환자들이, 그 덕분에는 아닐지라도, 최소한 그럼에도 불구하고 회복한 사례가 많이 있다는 것이야말로 이론의 부정확성에 대한 한 증거라고 주장했다. 나는 브로드 가 주민들을 무척 잘 알고, 매일 수많은 시간을 그들 사이에서 보냈으므로 필요한 조사를 하는 데 그다지 어려움이 없을 것이라는 점도 덧붙였다. 그 말대로 나는 조사에 착수했고, 결국에는 몹시 공을 들이게 되었다. 조사의 초기 단계를 밟고 있던 어느 날 나는 그 친구를 다시 만났다. 친구는 나에게 펌프의 누명을 벗기는 일이 얼마나 진척되었느냐고 물었다. 그런데 나는 그 문제에 관한 내 의견이 처음 대화했을 때만큼 굳건하지 못하다는 사실을 밝힐 수밖에 없었다." Whitehead 1865, p. 116.

124 Whitehead 1865, p. 116.

125 Whitehead 1865, p. 121.

126 Rawnsley, p. 206.

127 Cholera Inquiry Committee, p. 55.

128 Committee for Scientific Inquiries, p. 51.

129   Committee for Scientific Inquiries, p. 52.

130   Committee for Scientific Inquiries, p. iv.

131   Committee for Scientific Inquiries, p. 52.

132   Koch, pp. 106~108.

133   Koch, pp. 75~101. Vinten-Johansen et al.의 책에도 스노의 지도 제작이 남긴 유산에 대해 이런 주제를 잘 다룬 재미있는 장이 있다.

134   Koch, p. 100.

135   스노의 지도를 다시 그려 실은 최초의 책은 세지윅의 공중보건 교과서 1911년판이다. 브로드 가 지도의 굴곡 많은 역사에 대해서 꼼꼼하게 추적한 기록은 다음 책을 참고하라. Koch, pp. 129~153.

136   "저는 오늘에야 비로소 이달 2일자 〈랜싯〉에 실린 J. K. 셔틀워스 준남작의 중요하고도 흥미로운 연설문을 읽었습니다. 준남작은 콜레라 전파에 관한 저의 결론을 타이르슈 박사와 페텐코퍼 박사의 제안을 통해 수정한 형태로 받아들여 지지하는 발언으로 논증을 펼치고 있습니다. 하지만 그런 형태의 견해에 대한 우선권을 W. 버드 박사에게로 잘못 돌리고 있습니다. … W. 버드 박사는 1849년에 콜레라에 대한 저의 첫 에세이가 나오고 나서 몇 주 뒤에 이 주제에 대한 소책자를 발간했고, 그 속에 제 견해를 채택하면서 무척 감사하게도 제 우선권에 대해 인정한 일이 있습니다." *Lancet*, February 16, 1856, p. 184.

137   *Lancet*, June 23, 1855, p. 635.

138   Quoted in Halliday 1999, p. 82.

139   *Lancet*, June 26, 1858, p. 635.

140   Quoted in Halliday 1999, p. 183.

141   이스트런던 사건에 대한 기록은 대부분 다음에서 가져왔다. Halliday 1999, pp. 137~143.

142   Parliamentary Papers, 1867~1868, vol. 27, pp. 79~82.

143   http://www.sewerhistory.org/chronos/new_amer_roots.htm.

144   Neuwirth, pp. 1~11.

145   http://www.istm.org/geosentinel/main.html.

146   Jacobs 1969, pp. 146~147. 이런 트렌드를 일컫는 최근의 전문용어로 '롱테일' 경제학이라는 게 있다. 온라인 사업은 큰 히트작에만 배타적으로 집중하기보다 변덕스런 고객들이 이루는 '롱테일'을 대상으로 할 수 있다는

것이다. 과거의 경제학 모델에 따르면 하나의 앨범을 100만 장 파는 것이 늘 나은 선택이었다. 하지만 디지털 시대에는 1,000가지 앨범을 100장씩 파는 것도 그만큼 수지가 맞을 수 있다. 도시 정보 지도화 시스템도 롱테일 이론에 흥미로운 대상이 될 수 있을 것이다. 기술 발전으로 보다 폭넓은 욕구를 충족시킬 수 있게 되었고, 그런 욕구가 물리적 실체로 등장할 경우 얼마든지 욕구 충족이 현실화될 수 있으므로 롱테일 논리는 인구 밀도가 낮은 공간보다는 도시 환경을 선호하게 될 것이다. 스칸디나비아 반도 출신 무명 두왑 밴드의 최신 앨범을 다운로드받는 데는 위치가 중요하지 않다. 와이오밍 한가운데든 맨해튼 한가운데든 마찬가지로 쉽게 파일을 받을 수 있다. 하지만 스칸디나비아 출신 두왑 밴드의 다른 팬들을 만나고 싶다면 맨해튼이나 런던에 있는 편이 나을 것이다. 롱테일은 히트작과 팝 슈퍼스타가 점령하던 세상을 벗어나 다양한 취향과 소규모 예술가들의 세상으로 나아가도록 한다. 또한 더 큰 도시로 우리를 이끈다.

147 "커피하우스는 런던 시민의 집이었다. 신사의 거취를 알고 싶은 사람은 그의 집이 플리트 가냐 챈서리레인이냐를 묻는 대신, 그가 그리스 커피하우스에 자주 다니느냐 레인보우 커피하우스에 자주 다니느냐를 물었다. 관심사에 따라 여러 개의 커피하우스를 드나드는 사람도 있었다. 가령 상인이라면 금융 문제의 중심지인 커피하우스와 발트 해, 서인도, 동인도 무역 소재에 대해 전문화된 커피하우스를 번갈아 다녔다. 영국 과학자 로버트 훅이 모든 부분에 관심을 가졌다는 사실은 1670년대에 런던의 60여 곳 커피하우스를 방문한 기록을 일기에 적어놓은 것만 보아도 알 수 있다. 단골들은 소문, 뉴스, 뒷얘기 등을 커피하우스에서 커피하우스로 퍼뜨렸으며, 어떤 때는 전쟁 발발이나 수상 사망 같은 중요한 소식을 전하기 위해 커피하우스에서 커피하우스로 뛰어다니는 사람까지 있었다." Standage, p. 155.

148 Quoted in Rawnsley, p. 76.

149 Rawnsley, p. 206.

150 "State of World Population 1996." http://www.unfpa.org/swp/1996/.

151 Toby Hemenway, "Cities, Peak Oil, and Sustainability." Published at http://www.patternliteracy.com/urban2.html.

152 오늘날 현대 도시의 생태 발자국이 얼마나 큰지 많은 연구에서 밝혀냈다. 생태 발자국이란 도시 인구의 에너지 소비를 계속 지탱하기 위해 필요한

토지의 넓이가 얼마나 되는지 계산하는 것이다. 예를 들어 런던의 생태 발자국은 영국 전체의 생태 발자국만큼 크다. 따라서 생태 발자국은 반도시적 환경주의를 뒷받침하는 데 사용되어왔다. 하지만 정말 화살을 겨누어야 할 대상은 도시화가 아니라 산업화이다. 현재 런던의 발자국이 아무리 크다 해도 런던 인구가 교외나 준교외 지역 밀도로 전역에 흩어질 때의 발자국과 비교해보면 틀림없이 후자가 몇 배나 클 것이다. 우리가 후기산업주의적 생활양식을 완전히 포기하지 않는 한 도시는 보다 밀도가 낮은 다른 삶의 양식보다 친환경적인 공간이다. 국제연합의 '세계환경전망' 보고서에는 이렇게 설명되어 있다. "도시의 생태 발자국이 상대적으로 큰 편이긴 하지만 어느 정도까지는 용인될 수 있다. 몇몇 부문에 대한 도시의 1인당 환경 영향은 비슷한 수의 인구가 시골에 거주할 때의 1인당 환경 영향보다 작기 때문이다. 도시는 인구를 집중시킴으로써 토지에 대한 압박을 덜어주고, 하부구조와 기반 서비스에 규모와 근접성의 경제를 제공해준다. … 그러므로 도시 지역은 지속가능한 발전의 희망이 있다. 많은 수의 인구를 수용하면서 그들이 자연 환경에 가하는 1인당 영향은 줄여주기 때문이다."

153 Jacobs 1969, pp. 447~448.

154 Owen, p. 47. 오언은 자기 가족이 맨해튼을 떠나 코네티컷 북서부 시골로 이사한 것이 어떤 환경적 영향을 미쳤는지 이렇게 설명한다. "하지만 우리 가족의 이사는 생태학적 재앙이었다. 우리가 뉴욕에 머무른 기간의 마지막 즈음에 우리의 전기 소비량은 연간 4,000킬로와트시 정도였는데, 2003년에는 거의 3만킬로와트시로 껑충 뛰었다. 우리 집에는 중앙 냉방 시설조차 없는데 말이다. 우리는 이사 직전에 차를 한 대 샀는데, 이사 후 곧 한 대를 더 샀고 10년 뒤 세 번째 차를 샀다. (교외에 살면서 여분의 차가 없으면 정비소에 맡긴 첫 번째 차를 찾아올 방도가 없다. 세 번째 차는 가벼운 중년의 위기의 산물로 구입한 것이었지만 곧 없어서는 안 될 존재로 자리 잡았다.) 아내와 나는 둘 다 집에서 일한다. 그런데도 연간 약 4만 8,280킬로미터를 운전하는데, 대개 일상적인 잔일을 보기 위해서이다. 집 밖에서 하는 일은 대부분 차가 있어야 한다. 비디오를 빌려 보고 돌려주는 일만 해도 휘발유를 거의 9리터쯤 소비한다. 가까운 대여점이 16킬로미터나 떨어져 있고, 하나를 빌려 볼 때마다 두 번 왕복해야 하기 때문이다. 뉴욕에 살 때는 우리 아파트에서 나온 열기가 위층 집을 덥히는 데 도움이 되었다.

지금은 극도로 효율적인 최신식 기름 난로에서 발생하는 대부분의 열량이
200년 된 지붕을 뚫고 나가 반짝이는 별이 가득한 겨울 하늘로 사라진다."

155 이 문제에 대한 '제3의 길'은 중세 수준의 밀도 분포를 채택하는 것이다.
이탈리아 북부 언덕 도시들은 지금도 그렇다. 규모가 제한된 채 조밀한
다용도의 집중점들을 망으로 구축하고, 그 사이사이는 밀도가 낮은
포도밭이나 농장으로 채우는 것이다. 이것은 에지 시티식 밀도 분산과는
다르다. 중세의 도시들은 현대 도시의 도심지보다 조밀하지 않고
경제적으로도 다양하지 않으며, 전체 성장 규모에 한계가 있었다. 한계는
보통 도시 경계를 규정하는 성벽에 의한 것이었다. 우리는 9·11 참사 뒤의
대안적 도시를 그와 비슷하게 지을 수 있을지 모른다. 인구 5만 명에서
10만 명 정도로 제한된 분산형 집중점들을 기존의 대도시 공간 밀도로
설계하고, 그 사이사이는 밀도가 낮은 지역으로 넓게 채우는 것이다.
자연보전 구역이나 운동 시설, 기후가 허락한다면 포도밭도 좋을 것이다.
그런 모델은 미국 건축가 옴스테드가 구상했던 도시 온실을 거꾸로
뒤집어놓은 모습이다. 방대한 도시 한가운데 공원을 집어넣기보다 도심의
가장자리에 자연 공간을 보전하는 것이다. 중앙공원이 아닌 외곽공원이
된다. 중세에는 성벽이 도시 인구를 보호해주었다. 새로운 이론적
주거지에서는 집중점 사이사이의 공지가 도시를 안전하게 지켜줄 것이다.
인구 200만 명인 도시가 20개의 집중점에 나뉘어 있다고 상상해보자.
최악의 경우 천연두 무기를 장착한 테러리스트가 하나의 집중점에 막대한
해를 입혀 수만 명을 죽일 수는 있다. 하지만 수백만 명을 죽이지는 못할
것이다. 다른 집중점들은 대체로 영향을 받지 않기 때문이다. 이제는 흔한
기술이 되다시피 한 알파넷의 손상 노드 둘러가기 기술을 떠올려보자
(인터넷이 한두 개의 교차점, 즉 노드가 손상되더라도 다른 경로로 쉽게 정보를
전달하는 기술을 말한다). 크게 다르지 않다. 쌍둥이 빌딩 같은 것에 대한
공격은 여전히 큰 피해를 입힐 수 있지만, 중앙집중된 상징적 공략 대상이
될 집중점은 없을 것이다. 그런 도시 복합체의 삶은 어느 모로 보나 교외의
삶과는 다를 것이다. 거리 문화와 높은 밀도의 자생적 힘은 지금처럼
보전될 것이다. 어쩌면 더 강화될지도 모른다.

156 "Asian Shots Are Proposed as Flu Fighter," *New York Times*, October
13, 2005.

157 Mekalanos et al., pp. 241~248.

158 나는 〈와이어드〉 2002년 11월자에 실린 '느슨한 핵 위협 막아내기'라는 에세이에서 방사능 탐지에 대한 최근 기술 발전을 소개하고, 어떻게 그 기술들이 핵 테러리즘 시에 대도시 지역을 방호하는 데 쓰일 수 있는지도 소개했다.

159 그러한 어두운 미래를 막기 위해 당장 우리가 할 수 있는 일은 전 세계에 보관되어 있는 핵무기를 완전히 없애지는 못한다 해도 최소한 급격히 감축하는 것이다. 미국의 무기고에만도 1만 개가량의 핵무기가 있다. 상호 확증파괴 전략이 무의미한 비대칭 전쟁의 시대에 이것은 미친 짓이다. (물론 냉전 시대에도 미친 짓이었지만 이유가 다르다.) 만약 모든 핵 보유국이 국가당 10개 이상의 무기를 보유하지 못하도록 협정한다면, 전 세계 2만 개의 핵무기가 100개 미만으로 줄 것이고, 우리는 무기가 악당의 손에 들어갈 위험 규모를 한 단위 이상 줄일 수 있을 것이다. 핵무기 10개만 해도 여전히 인구 1억 명을 죽이고 환경에 이루 헤아릴 수 없는 해악을 미칠 능력을 보유하는 셈이지만, 최소한 핵무기 확산의 위협은 어느 정도 막을 수 있을 것이다. 물론 기념비적인 작업이 되겠지만, 역사를 보면 인류는 이런 규모의 사업을 많이 수행한 바 있다. 물론 우리가 기꺼이 나설 때 말이다. 인류는 야생에서 천연두를 쓸어버렸다. 바이러스들의 미시 세계도 없앨 수 있는 판국이므로 트레일러 달린 트랙터만 한 무기들은 얼마든지 없앨 수 있다. 눈앞에 닥친 위협을 현실적으로 바라보라고 종용하는 '테러와의 전쟁'식 감언이설도 많다. 연민이나 바보 같은 이상주의에 기대지 말고 제대로 위협을 바라보라고 종용하는 목소리들이다. 그들은 선택적 전쟁이나 불법 도청이 판치는 것도 테러와의 전쟁 때문에 어쩔 수 없다고 말한다. 현실주의자가 되려면 감내해야 한다고 말한다. 하지만 전쟁이나 도청 테이프에 대해 찬성하든 찬성하지 않든, 핵무기를 1만 개 쌓아놓고 있는 것이야말로 현실주의의 반댓말임을 알아야 한다. 그것이야말로 깊은 몽상에 빠진 사람들의 이상주의이다. 모두 폭발할 경우 지구상의 모든 생명체를 멸절시킬 무기를 유지하는 데 수십억 달러를 쓰는 게 낫다고 하는 것이야말로 이상일 뿐이다. 지금 인류는 베개 아래에 총을 놓고 잠을 자는 사람과 마찬가지이다. 손 닿는 곳에 총기가 있다는 게 안전하게 느껴질지 몰라도 언젠가는 그 총이 베개 아래에서 발포될지도 모른다.

160 "앙골라는 10년 만에 찾아온 최악의 콜레라로 신음하고 있다. '국경 없는

의사회'에 따르면 두 달 만에 554명의 사망자와 1만 2052명의 환자가 발생했다. 아프리카는 콜레라가 흔하고 통제도 어려운 지역임을 감안하더라도, 이번 콜레라는 보통 이상으로 빠르게 진행하고 있다는 것이 '국경 없는 의사회' 실무 담당자 슈테판 괴테부에르의 말이다. '국경 없는 의사회'는 환자들을 치료하기 위해 앙골라에 여덟 개의 진료소를 세웠으며, 앞으로도 더 세울 계획이다." "Angola Is Hit by Outbreak of Cholera," *New York Times*, April 20, 2006.

참고문헌

Ackroyd, Peter. *London: The Biography*. Anchor, New York, 2000.

Barry, John M. *The Great Influenza: The Epic Story of the Deadliest Plague in History*. New York: Penguin, 2005.

Benjamin, Walter. *Illuminations*. New York: Schocken, 1986.

Bingham, P., N. O. Verlander, and M. J. Cheal. "John Snow, William Farr and the 1849 Outbreak of Cholera That Affected London: A Reworking of the Data Highlights the Importance of the Water Supply." *Public Health* 118(2004), pp. 387~394.

Brand, Stewart, "City Planet." http://www.strategy-business.com/press/16635507/06109.

Brody, H., et al. "John Snow Revisited: Getting a Handle on the Broad Street Pump." *Pharos Alpha Omega Alpha Honor Med. Soc.* 62(1999): pp. 2~8.

Beuchner, Jay S., Herbert Constantine, and Annie Gjelsvik. "John Snow and the Broad Street Pump: 150 Years of Epidemiology." *Medicine & Health Rhode Island* 87 (2004), pp. 314~315.

Cadbury, Deborah. *Dreams of Iron and Steel: Seven Wonders of the Nineteenth Century, from the Building of the London Sewers to the Panama Canal*. New York: Fourth Estate, 2004.

Chadwick, Edwin. *Report on the Sanitary Condition of the Labouring*

Population of Great Britain: A Supplementary Report on the Results of a Special Inquiry into the Practice of Interment in Towns. London, 1843.

The Challenge of Slums: Global Report on Human Settlements, 2003. Sterling, VA: Earthscan, 2003.

Cholera Inquiry Committee. *Report on the Cholera Outbreak in the Parish of St. James, Westminster, during the Autumn of 1854.* London, 1855.

Committee for Scientific Inquiries. *Report of the Committee for Scientific Inquiries in Relation to the Cholera-Epidemic of 1854.* London: HMSO, 1855.

Cooper, Edmund. "Report on an Enquiry and Examination into the State of the Drainage of the Houses Situate in That Part of the Parish of St. James, Westminster···" September 22, 1854.

Creaton, Heather. *Victorian Diaries: The Daily Lives of Victorian Men and Women.* London: Mitchell Beazley, 2001.

De Landa, Manuel. *A Thousand Years of Nonlinear History.* New York: Zone, 1997.

Dickens, Charles. *Bleak House.* London: Penguin, 1996.

_____, *Our Mutual Friend.* New York: Penguin, 1997.

Engels, Friedrich. 《영국 노동자 계급의 상태》, *The Condition of the Working Class in England.* Palo Alto, CA: Stanford University Press, 1968.

Eyler, J. M. "The Changing Assessments of John Snow's and William Farr's Cholera Studies," *Sozial-und Präventivmedizin* 46(2001), pp. 225~232.

Farr, William. "Report on the Cholera Epidemic of 1866 in England." In U.K. Parliament, Sessional Papers, 1867~1868, vol. 37.

Faruque, S. M., M. J. Albert, and J. J. Mekalanos. "Epidemiology, Genetics, and Ecology of Toxigenic *Vibrio cholerae.*" *Microbiology and Molecular Biology Reviews* 62(1998), pp. 1301~1314.

Faruque, Shah M., et al. "Self-Limiting Nature of Seasonal Cholera Epidemics: Role of Host-Mediated Amplification of Phage." *Proceedings of the National Acardemy of Science U.S.A.* 102(2005), pp. 6119~6124.

Finer, S. E. *The Life and Times of Sir Edwin Chadwick.* New York: Barnes & Noble, 1970.

Garrett, Laurie. *The Coming Plague: Newly Emerging Diseases in a World out of Balance*. New York: Farrar, Straus & Giroux, 1994.

_____, *Betrayal of Trust: The Collapse of Global Health*. New York: Oxford University Press, 2001.

Gould, Stephen Jay. 《풀 하우스》, *Full House: The Spread of Excellence from Plato to Darwin*. New York: Harmony, 1996.

Halliday, Stephen. *The Great Stink of London: Sir Joseph Bazalgette and the Cleansing of the Victorian Metropolis*. Phoenix Mill, England: Sutton, 1999.

_____, "William Farr: Campaigning Statistician." *Journal of Medical Biography* 8(2000), pp. 220~227.

Häse, C. C., and J. J. Mekalanos. "TcpP Protein Is a Positive Regulator of Virulence Gene Expression in Vibrio cholerae." *Proceedings of the National Academy of Science U.S.A.* 95(1998), pp. 730~734.

Hippocrates. *Hippocrates on Airs, Waters, and Places*. Translated by Emile Littré and Janus Cornarius and Johannes Antonides van der Linden and Francis Adams. London, 1881.

Hohenberg, Paul M., and Lynn Hollen Lees. *The Making of Urban Europe, 1000~1994*. Cambridge, MA: Harvard University Press, 1995.

Iberall, Arthur S. "A Physics for Studies of Civilization." *Self-Organizing Systems: The Emergence of Order*, ed. F. Eugene Yates. New York and London: Plenum Press, 1987.

Jacobs, Jane. *The Economy of Cities*. New York: Random House, 1969.

_____, *The Death and Life of Great American Cities*. New York: Vintage, 1992.

_____, *The Nature of Economics*. New York: Modern Library, 2000.

Kelly, John. 《흑사병 시대의 재구성》, *The Great Mortality: An Intimate History of the Black Death, the Most Devastating Plague of All Time*. New York: HarperCollins, 2005.

Koch, Tom. *Cartographies of Disease: Maps, Mapping, and Medicine*. Redlands, CA: ESRI Press, 2005.

Kostof, Spiro. *The City Shaped: Urban Patterns and Meanings Through History*. Boston: Little, Brown, 1991.

Lilienfeld, A. M., and D. E. Lilienfeld. "John Snow, the Broad Street Pump and Modern Epidemiology." *International Journal of Epidemiology*, 1984.

Lilienfeld, D. E. "John Snow: The First Hired Gun?" *American Journal of Epidemiology* 152(2000), pp. 4~9.

McLeod, K. S. "Our Sense of Snow: The Myth of John Snow in Medical Geography." *Social Science in Medicine* 50(2000), pp. 923~935.

McNeil, William Hardy. 《전염병의 세계사》, *Plagues and Peoples*. New York: Anchor Press, 1976.

Marcus, Steven. *Engels, Manchester, and the Working Class*. New York: Norton, 1985.

Margulis, Lynn, with Dorion Sagan. 《마이크로 코스모스》, *Microcosmos: Four Billion Years of Evolution from Our Microbial Ancestors*. Berkeley: University of California Press, 1997.

Mayhew, Henry. *London Labour and the London Poor*. New York: Penguin, 1985.

Mekalanos, J. J., E. J. Rubin, and M. K. Waldor, "Cholera: Molecular Basis for Emergence and Pathogenesis." *FEMS Immunol.Med.Microbiol.* 18(1997), pp. 241~248.

Mumford, Lewis. 《역사 속의 도시》, *The City in History: Its Origins, Its Transformations and Its Prospects*. New York and London: Harcourt Brace Jovanovich, 1961.

Neuwirth, Robert. *Shadow Cities: A Billion Squatters, a New Urban World*. New York: Routledge, 2005.

Nightingale, Florence. *Notes on Nursing: What It Is, and What It Is Not*. Philadelphia: Lippincott, 1992.

Owen, David. "Green Manhattan." *The New Yorker*, October 18, 2004.

Paneth, Nigel. "Assessing the Contributions of John Snow to Epidemiology: 150 Years After Removal of the Broad Street Pump Handle." *Epidemiology* 15(2004), pp. 514~516.

Picard, Liza. *Victorian London: The Life of a City, 1840-1870*. New York: St. Martin's, 2006.

Porter, Roy. *London: A Social History*. Cambridge: Harvard University Press, 1995.

Rathje, William L., and Cullen Murphy. *Rubbish! The Archaeology of Garbage.* Tucson: University of Arizona Press, 2001.

Rawnsley, Hardwicke D. *Henry Whitehead. 1825-1896: A Memorial Sketch.* Glasgow, 1898.

Richardson, Benjamin W. "The Life of John Snow." In John Snow, *On Chloroform and Other Anaesthetics,* ed. B. W. Richardson. London, 1858.

Ridley, Matt. 《게놈: 23장에 담긴 인간의 자서전》, *Genome: The Autobiography of a Species in 23 Chapters.* New York: HarperCollins, 1999.

Rogers, Richard. 《도시 르네상스》, *Cities for a Small Planet.* Boulder, CO: Westview, 1998.

Rosenberg, Charles E. *The Cholera Years: The United States in 1832, 1849, and 1866.* Chicago: University of Chicago Press, 1987.

_____, *Explaining Epidemics and Other Studies in the History of Medicine.* New York: Cambridge University Press, 1992.

Royet, Jean-P., et al. "fMRI of Emotional Responses to Odors: Influence of Hedonic Valence and Judgement, Handedness, and Gender." *Neuroimage* 20(2003), pp. 713~728.

Schonfeld, Erick. "Segway Creator Unveils His Next Act." *Business 2.0,* February 16, 2006.

Sedgwick, W. T. *Principles of Sanitary Science and the Public Health with Special Reference to the Causation and Prevention of Infectious Diseases.* New York, 1902.

Shephard, David A. E. *John Snow: Anaesthetist to a Queen and Epidemiologist to a Nation: A Biography.* Cornwall, Prince Edward Island: York Point, 1995.

Smith, George Davey. "Commentary: Behind the Broad Street Pump: Aetiology, Epidemiology and Prevention of Cholera in Mid-19th Century Britain." *International Journal of Epidemiology* 31(2002), pp. 920~932.

Snow, John. "The Principles on Which the Treatment of Cholera Should Be Based." *Medical Times and Gazette* 8(1854a), pp. 180~182.

_____, "Communication of Cholera by Thames Water." *Medical Times and Gazette* 9(1854b), pp. 247~248.

_____, "The Cholera Near Golden-square, and at Deptford." *Medical Times and Gazette* 9(1854c), pp. 321~322.

_____, "On the Communication of Cholera by Impure Thames Water." *Medical Times and Gazette* 9(1854d), pp. 365~366.

_____, *On the Mode of Communication of Cholera.* 2nd ed. London: Churchill; 1855a.

_____, "Further Remarks on the Mode of Communication of Cholera; Including Some Comments on the Recent Reports on Cholera by the General Board of Health." *Medical Times and Gazette* 11(1855b), pp. 31~35, 84~88.

_____, "On the Supposed Influence of Offensive Trades on Mortality." *Lancet* 2(1856), pp. 95~97.

_____, "On Continuous Molecular Changes, More Particularly in Their Relation to Epidemic Diseases." London: Churchill, 1853. *In Snow on Cholera,* ed. Wade Hampton Frost. New York: Hafner, 1965.

Snow, John, and Richard H. Ellis. *The Case Books of Dr. John Snow.* London: Wellcome Institute for the History of Medicine, 1994.

Snow, John, Wade Hampton Frost, and Benjamin Ward Richardson. *Snow on Cholera: Being a Reprint of Two Papers.* New York: The Commonwealth Fund, 1965.

Specter, Michael, "Nature's Bioterrorist." *The New Yorker,* February 28(2005), pp. 50~62.

Standage, Tom. 《역사 한잔 하실까요?: 여섯 가지 음료로 읽는 세계사 이야기》, *A History of the World in Six Glasses.* New York: Holtzbrinck, 2005.

Stanwell-Smith, R. "The Making of an Epidemiologist." *Communicable Disease and Public Health*(2002), pp. 269~270.

Sullivan, John. "Surgery Before Anesthesia." *ASA Newsletter* 60.

Summers, Judith. *Soho: A History of London's Most Colourful Neighbourhood.* London: Bloomsbury, 1989.

Tufte, Edward R. *The Visual Display of Quantitative Information.* Cheshire, CT: Graphics Press, 1983.

____, *Envisioning Information*. Cheshire, CT: Graphics Press, 1990.

____, *Visual Explanations: Image and Quantities, Evidence and Narrative*. Cheshire, CT: Graphics Press, 1997.

United Kingdom General Board of Health. "Report on the Committee for Scientific Inquiries in Relation to the Cholera-Epidemic of 1854." London: HMSO, 1855.

Vandenbroucke, J. P. "Snow and the Broad Street Pump: A Rediscovery." *Lancet*, November 11(2000), pp. 64~68.

Vandenbroucke, J. P., H. M. Eelkman Rooda, and H. Beukers. "Who Made John Snow a Hero?" *American Journal of Epidemiology* 133, no. 10(1991), pp. 967~973.

Vinten-Johansen, Peter, et al. *Cholera, Chloroform, and the Science of Medicine: A Life of John Snow*. New York: Oxford University Press, 2003.

White, G. L. "Epidemiologic Adventure: The Broad Street Pump." *South. Med. J.* 92(1999), pp. 961~962.

Whitehead,   Henry. *The Cholera in Berwick Street*, 2nd ed. London: Hope & Co., 1854.

_____, "The Broad Street Pump: An Episode in the Cholera Epidemic of 1854." *Macmillan's Magazine*(1865), pp. 113~122.

_____, "The Influence of Impure Water on the Spread of Cholera." *Macmillan's Magazine*(1866), pp. 182~190.

Williams, Raymond. *The Country and the City*. New York: Oxford University Press, 1973.

Zimmer, Carl. 《기생충 제국》, *Parasite Rex: Inside the Bizarre World of Nature's Most Dangerous Creatures*. New York: Free Press, 2000.

Zinsser, Hans. *Rats, Lice, and History*. New York: Black Dog & Leventhal, 1996.

찾아보기

인명

정기간행물

단행본·논문

사항·용어

ㄱ